护理健康教育与健康促进

主　编　包家明

副主编　何国平　张镇静　杨　芳

编　委　（以姓氏笔画为序）

王翠丽　（山东大学）

王撬撬　（浙江大学城市学院）（兼秘书）

包家明　（浙江大学城市学院）

何国平　（中南大学）

李　燕　（南京医科大学）

张镇静　（南京医科大学）

杨　芳　（杭州师范大学）

林晓云　（福建医科大学）

人民卫生出版社

图书在版编目（CIP）数据

护理健康教育与健康促进/包家明主编. —北京：
人民卫生出版社，2014

ISBN 978-7-117-18783-1

Ⅰ.①护… Ⅱ.①包… Ⅲ.①健康教育学–医学
院校–教材 Ⅳ.①R193

中国版本图书馆CIP数据核字（2014）第101482号

人卫智网 **www.ipmph.com**	医学教育、学术、考试、健康， 购书智慧智能综合服务平台	
人卫官网 **www.pmph.com**	人卫官方资讯发布平台	

护理健康教育与健康促进

主　　编：包家明
出版发行：人民卫生出版社（中继线 010-59780011）
地　　址：北京市朝阳区潘家园南里 19 号
邮　　编：100021
E - mail：pmph @ pmph.com
购书热线：010-59787592　010-59787584　010-65264830
印　　刷：北京铭成印刷有限公司
经　　销：新华书店
开　　本：710×1000　1/16　印张：17
字　　数：314 千字
版　　次：2014 年 8 月第 1 版　2019 年 4 月第 1 版第 9 次印刷
标准书号：ISBN 978-7-117-18783-1/R·18784
定　　价：38.00 元

打击盗版举报电话：**010-59787491　E-mail: WQ @ pmph.com**
（凡属印装质量问题请与本社市场营销中心联系退换）

前　言

　　社会的竞争归根到底是人的智力和体力的竞争。在我国社会经济快速发展的今天，提高全民的健康水平已经成为我国的一项重要国策。随着我国护理学科的发展，护理范围不断扩大，护理工作已从疾病护理向促进健康、预防疾病、恢复健康、减轻病痛转变。我国第一部《护士条例》中明确规定健康教育是护士应尽的义务。由此，护理健康教育与健康促进在我国得到快速发展，并受到医学界及社会的关注。

　　国外的经验告诉我们，高质量的健康教育与健康促进首先要有基本的理论支持。理论不但指导临床实践活动，而且是深化研究的基础。为了满足我国广大护理人员对护理健康教育与健康促进理论知识的需求，我们组织国内高等护理院校具有多年健康教育与健康促进教学、研究及临床经验的教师，以及省级医院临床一线护理人员共同编写了《护理健康教育与健康促进》一书，为护理院校开设健康教育与健康促进提供教材。

　　本书系统地阐述了护理健康教育与健康促进的基本理论、基本原理和基本方法，在编写中力求突出护理学科的专业特点，反映当前护理健康教育与健康促进的发展状况，同时参照和吸取国内外相关教材中先进的内容和编写方法，注重理论联系实践。每章节除理论知识外，还编写了学习目标、案例学习、小结、复习题、参考文献、参考网址等内容，使教材更趋于完整，便于学生掌握课程内容、复习和查找资料。本书可作为护理专业多层次教学用书，也适合继续护理教育培训使用。

　　《护理健康教育与健康促进》内容广泛，涉及众多学科。鉴于我们学识有限，书中难免有疏漏和不足之处，恳请专家、同仁和广大师生不吝赐教并予以指正，以便再版时加以改进。

包家明

2014年6月

目 录

第一章 绪论

第二章 健康相关行为

第三章　护理健康教育与健康促进信息传播

第四章　护理健康教育与健康促进规划设计

第五章　病人健康教育程序

第六章 医院护理健康教育与健康促进

第七章　社区护理健康教育与健康促进

第八章　不同生命周期的护理健康教育与健康促进

第九章　心理障碍与护理健康教育及健康促进

第十章　高血压护理健康教育与健康促进

第十一章　糖尿病与护理健康教育及健康促进

第十二章　肿瘤与护理健康教育及健康促进

第一章

绪论

【学习目标】完成本章学习后，学生应该能够

识记：1. 说出健康教育与健康促进的概念。
　　　2. 简述护理健康教育与健康促进的作用。
　　　3. 阐述影响健康的因素及健康教育相关学科。

理解：1. 区别健康教育与健康促进的不同点。
　　　2. 解释护理健康教育及健康促进的目的和任务。
　　　3. 辨别健康、健康教育、健康促进的标准。

运用：1. 在护理病人过程中能运用护理健康教育概念，为病人、家属、社会人群提供健康帮助。
　　　2. 在优质护理实践中贯穿护理健康教育与健康促进活动。

　　健康教育与健康促进是全民素质教育的重要内容，是解决社会主要公共卫生问题的重要手段，也是"21世纪人人享有卫生保健"目标的战略性策略。通过健康教育与健康促进，营造有益于健康的环境，提高广大人民群众的健康意识和自我保健能力，对于减少和消除健康危险因素、预防和控制重大疾病及突发公共卫生事件、保护和增进人民健康以及提高人口健康素质具有重要的意义。

　　护士是实行健康教育与健康促进重要的、基本的及可靠的力量。护士熟悉和掌握健康、健康教育、健康促进的概念，熟悉护理学与健康教育与健康促进的关系，了解护理健康教育与健康促进特征及相关学科，能探索和发展护理健康教育与健康促进，实现护理"减轻痛苦、维持健康、恢复健康、促进健康"的目标任务，全面推进病人及社会人群的健康水平。本章主要介绍健康、健康教育、健康促进以及护理健康教育与健康促进的概念、目的、任务、标准等内容。

第一节　健康教育与健康促进的基本概念

一、健康

　　21世纪是一个大健康（health）时代，人类将追求生理、心理（精神）

及社会的完全健康。富裕起来的中国百姓，面对生活水平的迅速提升，越来越意识到现代社会的竞争归根到底是健康的竞争，认识到健康是人生最宝贵的财富之一。健康是人类生活质量的基础，是生命存在的最佳状态，有着丰富深蕴的内涵。

（一）健康的概念

1948 年，世界卫生组织（WHO）在其宪章中明确提出："健康不仅是没有疾病或衰弱，还是保持躯体、精神和社会各方面的完美状态。"1978 年在国际初级保健大会上发表的《阿拉木图宣言》进一步提出："健康是基本人权。达到尽可能的健康水平，是世界范围内的一项最重要的社会性目标。"1990 年，WHO 把"道德健康"列入健康范畴，即从道德的观念出发，每个人不仅对个人健康负有责任，同时也应对社会健康承担义务，如减少吸烟、保护环境、协助社会克服危害健康的行为和因素等。1994 年 WHO 提出以"健康新地平线"战略来迎接 21 世纪。其中明确提出，未来医学和卫生工作的重点应该是"以人为中心，以健康为中心，而不是以疾病为中心。"随着社会环境的变化，人类对健康的研究和认识仍在继续。

（二）健康的标准

根据 WHO 对健康的定义，人的健康标准（health standard）概括为三条：躯体健康、心理健康和社会适应性良好。

1. 躯体健康（physical health）躯体健康指人在生物学方面的健康，即机体完整和功能完善，同时还要能够对健康障碍及时采取合理的预防、治疗和康复措施，了解相关的知识。

2. 心理健康（mental health）心理健康指人的内心世界丰富充实，处世态度和谐安宁。它包括两层含义：一是自我人格完整，即心理平衡，有较好的自控能力；二是有正确的人生目标，即不断追求和进取，对未来充满信心。

3. 社会适应性良好（good social adaptability）社会适应性良好指一个人的外显行为和内在行为都能适应复杂的社会环境变化，能为他人所理解，为社会所接受，与他人保持正常的人际关系。

符合以上人类健康三个条件的状态，是理想的健康状态。其中，躯体健康是基础，心理健康是促进躯体健康的必要条件，良好的社会适应性则可以调整和平衡人与自然、社会环境之间的关系，进一步促进人的躯体和心理健康。

为了具体衡量一个人的健康水平，WHO 于 1999 年提出了身心健康的八项新标准，即"五快"（机体健康）和"三良好"（精神健康），它是围绕健康新概念，归纳和总结了人群实践的经验"。"五快"是指：①吃得快，即消化功能好，食欲好，不挑食，不厌食，不偏食，不狼吞虎咽；②拉得快，即吸收功能好，一旦有便意，能很快排泄，感觉轻松；③走得快，即运动功能及神经协调功能良好，步履轻盈，行走自如；④说得快，即思维敏捷，反应迅速，口齿伶俐；⑤睡得快，即神经系统兴奋 – 抑制过程协调好，上床很快入睡，睡得沉，醒后精神饱满，头脑清醒。"三良好"是指：①良好的个性人格，即情绪稳定，性格温和，意志坚强，感情丰富，胸怀坦荡，豁达乐观；②良好的处世能力，即观察问题敏锐，具有较好自控能力，能适应复杂的社会环境；③良好的人际关系，即乐于助人，与人为善，对人际关系充满热情。

（三）亚健康的概念

亚健康（subhealth）是指人的机体虽无明显疾病，但呈现"一多三少"的表现，即疲劳多、活力减退、反应能力减退、适应力减退的一种生理状态。亚健康虽然不是疾病，但会引起人体种种不舒适的感觉，是介于健康与疾病之间的一种生理功能低下的状态。根据 WHO 的一项调查表明：全球符合健康标准者约占 5%，患有疾病者约占 20%，处在亚健康状态者约占 75%，并指出 21 世纪的医学不应该继续以疾病为主要研究领域，而应该把人类的健康作为医学的主要研究方向。

WHO 指出以下四个方面的亚健康标准：①躯体亚健康，主要表现为不明原因或排除疾病原因的体力疲劳、虚弱、周身不适、性功能下降和月经周期紊乱等；②心理亚健康，主要表现为不明原因的脑力疲劳、情感障碍、思维紊乱、恐慌、焦虑、自卑以及神经质、冷漠、孤独、轻率，甚至产生自杀念头等；③社会适应性亚健康，突出表现为对工作、生活、学习等环境难以适应，对人际关系难以协调，即角色错位和不适应是社会适应性亚健康的集中表现；④道德方面的亚健康，主要表现为世界观、人生观和价值观上存在着明显损人害己的偏差。

（四）影响健康与亚健康的因素

人类健康受到多种因素的影响（factors affecting health）。WHO 通过长期的研究还发现，影响健康与亚健康的因素，是人体外因和内因交互作用而形成的，内因（即遗传因素）占 15%，外因占 85%。归纳起来主要有以下四类：

1. 行为和生活方式因素　行为和生活方式因素是指因自身不良行为和生活方式，直接或间接给健康带来的不利影响，如糖尿病、高血压、冠心病、结肠癌、前列腺癌、乳腺癌、肥胖症、性传播疾病和艾滋病、精神性疾病、自杀等均与行为和生活方式有关。

（1）行为因素（behavior factor）：行为是影响健康的重要因素，几乎所有影响健康因素的作用都与行为有关。例如：吸烟与肺癌、慢性阻塞性肺疾病、缺血性心脏病及其他心血管疾病密切相关；酗酒、吸毒、婚外性行为等不良行为也严重危害人类健康。

（2）生活方式（life style）：生活方式是一种特定的行为模式，这种行为模式受个体特征和社会关系所制约。它是在一定的社会经济条件和环境等多种因素相互作用下形成的，如由于生活方式和不良行为导致的慢性非传染性疾病及性病、艾滋病的迅速增加。有研究证明，良好的生活方式可减少55%高血压疾病的发病率，减少75%已有高血压的病人发生脑卒中，减少50%糖尿病的发病率，减少1/3的癌症发生，减少50%以上的传染病的发生。

2. 环境因素 环境有内部环境和外部环境之分，前者指机体的生理（内部）环境，后者指自然环境和社会环境。内部环境与外部环境相互影响，相互作用，推动着人的心理和生理的发展。

（1）自然环境（natural environment）：包括阳光、空气、水、气候、地理等，是人类生存的物质基础，保持自然环境与人类的和谐，对维护、促进健康有着十分重要的意义。

（2）社会环境（social environment）：又称文化—社会环境，包括社会制度、法律、经济、文化、教育、人口、民族、职业等。社会制度确定了与健康相关的政策和资源保障；法律、法规确定了对人健康权利的维护；经济决定着与健康密切相关的衣、食、住、行；文化决定着人的健康观及与健康相关的风俗、道德、习惯。社会环境还包括人际关系、社会状态等。

3. 生物学因素 生物学因素对健康的影响包括生物性因素、遗传因素、心理因素三个方面。

（1）生物性因素：生物性致病因素是指感染致病菌、病毒、螺旋体、立克次体、衣原体、支原体或寄生虫等病原微生物而引起的疾病。

（2）遗传因素：已知人类遗传性缺陷和遗传性疾病有近3000种（约占人类各种疾病的1/5）。它分为遗传性疾病和体质遗传两个方面。前者是指遗传缺陷性疾病如血友病、白化病和有遗传倾向的高血压、糖尿病及某些肿瘤等；后者是指体质功能，如胖瘦、心脏功能天生低下等，它是可以通过后天营养和运动等加以改变的。有遗传倾向疾病可以通过改良生活方式及行为达到预防或延缓发病年龄的目的。

（3）心理因素：随着市场经济飞速发展给现代人带来的压力增加，心理因素的致病作用越来越被人们所认识和重视。心理性问题和精神疾病对人类健康的危害将会进一步显现。

4. 健康服务因素 健康服务又称卫生保健服务。1977年WHO提出了"人人享有卫生保健"的战略目标，得到了国际社会的认可。2008 年世界卫生主题报告指出"初级卫生保健：过去重要，现在更重要"，呼吁回归初级卫生保健制度。我国卫生体制改革提出的社区卫生服务就是体现以群众为基础，以健康为中心，实现公平、平等和人人享有卫生保健宏伟目标的重要措施。

上述四个方面的影响因素相互依存，其中行为、生活方式对健康起着主要影响作用，其次是环境因素。生物遗传因素虽占较小的地位，但其导致的通常是不可逆转的终身伤残。

WHO 通过长期的研究还发现，影响健康与亚健康的因素，是人体外因和内因交互作用而形成的，内因（即遗传因素）占 15%；外因占 85%，即：①环境因素占 17%。包括社会环境、自然环境。社会环境包括社会制度、法律、经济、文化、教育、人口、民族、职业等。自然环境即生态系统，包括阳光、空气、水、气候、地质、环境污染等。②生活方式和行为因素占 60%，包括日常健康行为（合理营养、平衡膳食、积极锻炼、睡眠适量等）、保健行为、避免有害环境行为、戒除不良嗜好、合理的求医和遵医行为等。③卫生服务因素占 8%。包括医疗、预防、康复等机构的服务、医疗设施、制度。

二、健康教育

健康教育（health education）是卫生保健的首要内容，也是一项极为经济实惠、见效快、效果好的医疗预防保健措施，在预防疾病发生、提高人群健康水平中起到不可估量的重要作用。有关健康教育的概念、特征、研究领域等诸多问题正处于不断探讨、发展完善之中。

（一）健康教育的概念

健康教育是通过有计划、有组织、有系统的社会教育活动，使人们自觉地采纳有益于健康的行为和生活方式，消除或减轻影响健康的危险因素，预防疾病，促进健康，提高生活质量，并对教育效果作出评价。健康教育的核心是帮助人们树立健康意识、促使人们改变不健康的行为生活方式，养成良好的行为方式及习惯，以降低或消除影响健康的危险因素。通过健康教育，帮助人们了解哪些行为是影响健康的，并能自觉地选择有益于健康的行为生活方式。

（二）健康教育的目的

健康教育的目的是通过健康教育的过程，达到改善、维持和促进个体及社会的健康状况，即通过健康教育手段普及医药科学知识，教育和引导群众摒弃陋习，积极参加全民健康活动，促进合理营养，养成良好的卫生习惯和文明的生活方式，培养健康的心理素质，提高健康水平。其最根本的目的是引导群众摒弃陋习，养成良好的行为和生活方式，消除或降低影响健康的危险因素。

三、健康促进

健康促进（health promotion）是健康教育事业发展的必然结果。有关政治的、经济的、社会的、文化的、环境的、行为的和生物的因素，都有可能促进健康或危害健康。尽管人们已经认识到健康教育的重要性，但是未必能达到预期的效果，只有把健康教育同强有力的政府承诺和支持相结合，才能收到显著的效果。

（一）健康促进的概念

健康促进是指运用行政的或组织的手段，广泛协调社会各相关部门以及社区、家庭和个人，使其履行各自对健康的责任，共同维护和促进健康的一种社会行为和社会战略。主要内涵：①健康促进涉及整个人群的健康和人们生活的各个方面，而不仅仅是针对某些疾病或者某些疾病的危险因素；②健康促进主要是直接作用于影响健康的健康史或危险因素的活动或行动；③健康促进不仅作用于卫生领域，而且还作用于社会各个领域，健康促进指导下的疾病控制已非单纯的医疗卫生服务，而应采取多部门、多学科、多专业的广泛合作；④健康促进特别强调个体与组织的有效、积极参与。

（二）健康促进的基本特征

健康促进的基本特征包括：①健康促进是在组织、政治、经济、法律上提供支持环境，对行为改变的作用比较持久，并且带有约束性；②健康促进涉及整个人群和人们社会生活的各个方面，不仅局限于某一部分人群，而且还针对某一疾病的危险因素；③在疾病的三级预防中，健康促进强调一级预防甚至更早阶段，即避免暴露于各种行为、心理、社会环境的危险因素之中；④健康促进将客观的支持和主观参与融为一体，因而不仅包括了健康教育的行为干预内容，而且还强调了行为改变所需的组织、政策、经济、法律支持等各项策略。这就表明健康工程不仅是卫生部门的事业，而且还是社会参与和多部门合作的社会系统工程。

（三）健康促进与健康教育的区别

健康促进是健康教育以及能促使行为与环境改变的政策、法规、组织的结合体，是影响、教育人们健康的一切活动的全部过程。健康教育是健康促进的组成要素之一。政策、法规、组织以及其他环境的支持都是健康促进的组成部分，但它需要与健康教育相结合。没有健康教育，健康促进将成为徒有虚名的概念。另外，如果健康教育得不到有效的环境（包括政治、社会、经济、自然环境）支持，健康教育尽管能成功地帮助个体为改变某些行为作出努力，但明显是软弱无力的。健康促进与健康教育之间的区别见表1-1。

表1-1 健康教育与健康促进的区别

	健康教育	健康促进
内涵本质	教育→参与→行为改变	行为改变→可持续性环境支持
主要方法	传播结合教育，以教育为主	多因素全方位整合性，强调组织行为和支持性环境的营造
工作特点	以行为改变为核心，以"知-信-行"转变为近期目标，以防病、保健为远期目标	社会参与，多部门合作；以健康教育为先导，以行政措施为保证，以环境支持为后盾
效果	近期防病、保健效果不明显，远期效果和效益明显	近期效果明显，远期效果持久

四、护理健康教育与健康促进

（一）护理健康教育概述

1. 护理健康教育概念　护理健康教育（health education in nursing）是护理学与健康教育学相结合的一门新兴的综合性应用学科，是健康教育大系统中的一个重要分支，是由护士进行的，针对病人、家属及健康人群开展的具有护理专业特色的健康教育活动，是实现整体护理的重要措施，是现代护理为满足病人健康需求而赋予护士的重要职责。目前，护理健康教育在多地区不断开展，已经越来越多地受到行业和社会的广泛关注。

2. 护理健康教育目的　护理健康教育目的是以病人、家属及社会人群为研究对象，利用护理学与健康教育学的基本理论和方法，通过对病人、家属及社会人群有目的、有计划、有评价的教育活动，帮助他们提高促进健康、恢复健康、预防疾病、减轻痛苦的能力，以达到健康行为的建立和健康水平提高的目的。

3. 护士在健康教育与健康促进中的作用　护理学（nursing）赋予护士的根本任务是"帮助病人恢复健康，并帮助健康人提高健康水平。"根据这一任务，护士不仅要担负促进病人康复的照护义务，而且应承担起病人及健康人群的健康教育义务。护士在健康教育作用主要体现在三个方面：

（1）桥梁作用：健康教育是一种特殊的教学活动，护士作为教育者不同于一般意义上的教师。学校教师关心的是教育，其职责是将知识传授给学生；而护士关心的则是提供教育服务，其职责不仅在于传授知识，而且还要关注学习者的行为。护理健康教育的目的是帮助病人建立健康行为，因此护士的作用是按健康教育的知－信－行模式，在不健康行为与健康行为之间架起一座传授知识和矫正态度的桥梁。这种桥梁作用要求护士必须把教学重点放在帮助病人及健康人群建立健康行为上。

（2）组织作用：护士是护理健康教育与健康促进的具体组织者和实施者。计划的制订，教育内容、教育方法的选择和教学进度的调控都应由护士来策划和决定。因此，护士必须掌握护理健康教育与健康促进的基本原则和基本技能，创造性地做好对病人及健康人群护理健康教育与健康促进的组织工作。

（3）协调作用：护理健康教育与健康促进是一个完整的系统。虽然护理健康教育与健康促进计划由护士来制订，但在实施过程中需要各类人员的密切配合。护士在与各类人员的组织协调中处于十分重要的位置，扮演着举足轻重的角色。护士作为联络者应担负起与医生、专职教育人员、营养师、物理治疗师等相关人员的协调作用，以满足不同教育对象对健康教育的需求。

（二）护理健康促进概述

护理健康促进（health promotion in nursing）是促使病人及社会群体的生活方式和生活环境向有益于健康方面转变的人们主观力量和社会客观力量相结合的统一体，其根本着眼点是：①以健康教育为先导；②以个人和社会对健康责任感为动力；③以行政、经济、政策、法规等手段为保证；④以良好的自然和社会环境作为后盾。它强调个人和社会对各自健康所负责任、动员卫生部门与非卫生部门以及全体社会人群的力量，干预和改变危害健康的生活方式和生活环境，促使消除危及健康的有害因素，形成有益于健康的生活方式和生活环境，不断提高人们的健康水平和生命质量。

（三）护理健康教育与健康促进的场所

护理作为保护和促进人类健康的重要手段，其服务范围与功能已不仅仅局限于医院和减轻病人的病痛，学校、工矿、社区、家庭，凡是有人群的地方，都需要护理工作者为其提供健康教育服务。目前，我国护理健康教育与健康促进主要场所有：

1. 医院（hospital） 医院是目前护理健康教育与健康促进的主要场所，其对象主要包括病人、家属以及医护人员自身。开展医院护理健康教育与健康促进，既是医院工作的需要，同时也培养护理健康教育与健康促进人才，与其他医疗领域共同开展健康教育与健康促进工作。

2. 社区（community） 社区是社会的单元，开展社区护理健康教育与健康促进是提高社会人群生活与健康质量的重要措施，特别是对预防疾病的发生和发展、健康行为的建立具有重要意义。

3. 家庭（family） 家庭是社会的细胞，家庭成员之间具有与其他社会人群之间无法比拟的凝聚力和亲和力，彼此之间更加重视生活和健康质量。开展家庭护理健康教育与健康促进可以有效地改变家庭成员的健康观念和健康行为，增加社会的稳定性。

4. 学校（school） 学校健康教育与健康促进是通过学校、家长及医护人员的共同努力，给学生提供完整的、积极的健康知识，包括设置正式的和非正式的健康教育课程，创造健康安全的学习环境，提供合适的健康服务，促进学生身心健康。

5. 工厂或企业 工厂或企业是产业工人劳动的场所，可能造成一定的环境污染。通过护理健康教育与健康促进，提高产业工人的健康观念和劳动保护意识，对于提高劳动生产率，保护环境具有重要意义。

除以上场所之外，一些公共场所，如商场、集市、影剧院以及机关、公司等，都适宜广泛开展护理健康教育与健康促进活动。护理工作者可以因地制宜，扩大护理健康教育与健康促进范围，提高全民族的健康水平。

第二节 护理健康教育与健康促进的学科发展

一、护理健康教育与健康促进学科的确立

随着社会的进步和科学的发展，护理知识体系的完善和扩展，护理教育水平的提高，护理研究领域的深入，以及护理实践复杂性的增加，推动了护理学成为一门独立的学科。护理健康教育与健康促进也随着护理学科的发展而成为一门新兴的、多交叉学科的基础学科。

（一）护理健康教育与健康促进学科的发展

早在 100 多年前，英国杰出的护理学家、国际近代护理学创始人南丁格尔曾有"护士应当同时也是卫生导师和宣传教育家"的科学论断。20 世纪 70 年代，美国的一些护理学家在创建护理学理论模式中，也阐明"护理是一种教育手段"的观点，要求现代护士应具有为病人提供保持健康的生活方式、良好的功能状态和心理健康方法的能力。美国要求注册护士把为病人提供必要的医疗知识，指导其促进康复和预防疾病复发作为主要任务之一。一些发达国家在护理法规中明确规定："护士有教育病人的责任和义务"。我国 1997 年颁布的第一部《护士注册法》中明确规定健康教育是护士应尽的义务。

护理健康教育与健康促进是护理事业发展的必然趋势，它推进了护理学科的发展。近年来，我国护理学领域正在实现三个重要突破：一是护理观念的创新，即由以疾病为中心护理向以病人为中心护理发展。二是护理模式

的转变，即由传统功能制护理模式转变为以病人为中心的整体护理模式，推行优质护理。三是护理健康教育与健康促进的产生，即将护理工作与健康教育与健康促进紧密结合，形成完整的护理健康教育与健康促进体系，为优质护理的深化提供了基础。同时，随着我国护理学科成为一级学科，护理健康教育与健康促进也将成为学科发展的重要分支。

（二）护理与健康教育和健康促进相互渗透

1980 年美国护士协会将护理定义为："护理是诊断和处理人类对存在的或潜在的健康问题的反应"，并指出护理的任务是"减轻痛苦、维持健康、恢复健康、促进健康。"1993 年，我国卫生部颁布的《护士管理办法》中规定了护士作为护理专业技术人员，在执业中"应当正确执行医嘱，观察病人的身心状况，对病人进行科学的护理"，同时指出，"护士有承担预防保健工作、宣传防病治病知识、进行康复指导、开展健康教育、提供卫生咨询的义务。"

（三）护理健康教育与健康促进学科建设的意义

随着社会人群健康意识的提升，优质护理服务是当今我国深化医药卫生体制改革、落实科学发展观的重要举措，也是我国护理向高水平、高质量、高效益发展的必经之路。护士的角色发生重大改变，护士不仅是一个照顾者、治疗者，同时还是健康的维护者、教育者、咨询者。护理健康教育与健康促进学科建设是实现优质护理为满足病人及社会人群健康需求而赋予护士的重要职责，学科建设的意义体现在以下几个方面：

1. 是实现初级卫生保健的先导 《阿拉木图宣言》把健康教育列为初级卫生保健各项任务之首，指出健康教育是所有卫生问题、疾病预防方法及控制中最为重要的。它是实现初级卫生保健任务的关键，在实现所有健康目标、社会目标和经济目标中具有重要的地位和价值。

2. 是护理事业发展的必然趋势 现代科学的飞速发展带动了护理学科的极大进步。近年来，我国护理学领域正在实现着三个重要突破：一是护理观念的创新，即由以疾病为中心向以病人为中心的发展；二是护理模式的转变，即由传统的功能制护理模式转变为以病人为中心的优质护理模式；三是护理健康教育与健康促进的产生，即将护理工作与健康教育与健康促进紧密结合，形成完整的护理健康教育与健康促进体系，为优质护理的深化提供了基础。

3. 是一项低投入、高产出、高效益的保健措施 护理健康教育与健康促进引导病人、家属和社会人群自愿放弃不良的行为和生活方式，减少疾病发生的危险，追求健康的目标，从成本-效益的角度上看是一项投入少、产出高、效益大的健康保健措施，它所产生的成本效益，远远大于医疗费用高昂投入所产生的效益。

4. 是提高社会人群自我保健意识的重要渠道　自我保健是指人们为维护和增进健康，为预防、发现和治疗疾病，自己采取的健康行为以及作出的与健康有关的决定。只有健康教育和健康促进才能提高人们的自我保健意识和能力，增强其自觉性和主动性，达到躯体上的自我保护、心理上的自我调节、行为生活方式上的自我控制、人际关系上的自我调整，提高人口健康素质。

（四）护理健康教育与健康促进的特征和优势

护理是医疗服务中的主要力量，护理健康教育与健康促进根据其自身的专业特色有诸多特点。归结起来，其主要特征和优势包括以下几个方面：

1. 护士与病人及社会人群广泛接触　护士分布在医疗卫生系统的各个专业领域。所有的专业医务人员中，护士与病人及社会人群有广泛接触的机会。护士与病人接触最密切，接触时间也最长。

2. 护士数量大、分布广，教育人力资源丰富　截至 2013 年底，全国注册护士总数为 249.7 万人，比 2005 年增加了 115 万人，而且随着医疗卫生保健事业的发展，护士人数每年都以较快的速度增长。在医院里，护士的分布几乎涉及医院的所有科室，丰富的人力资源为护理健康教育与健康促进实施提供了保障。

3. 护士开展护理健康教育的适宜性　专业的特点决定了我国绝大部分临床护士为女性，她们具有从事教育工作的先天有利条件，细致、耐心、体贴和认真负责的品质将使病人和健康人群更愿意接受她们的教育指导。系统的专业培训、大量的临床实践使护士积累了丰富的疾病护理经验，特别是近年来护理教育制度的改革，大批高学历护士充实到临床，加之整体护理的开展，使护理专业范围不断扩大，学科专业知识进一步丰富，为开展护理健康教育与健康促进活动奠定了基础。

二、护理健康教育与健康促进相关学科

护理健康教育与健康促进是一项复杂的系统工程，需要综合应用预防医学、护理学、教育学、传播学、行为学、心理学、社会学、科普学、统计学、美学等学科领域的相关知识。在诸多的学科中，预防医学、社会医学、教育学、传播学、健康心理学、健康行为学为主要的基础学科，它们也是护士开展护理健康教育与健康促进必须掌握的基本理论。

1. 预防医学　预防医学是以群体为研究对象，应用基础医学、环境医学等相关学科的理论和流行病学、统计学、毒理学等方法，研究自然和社会因素对健康和疾病的影响及作用的规律，采用卫生措施以达到预防疾病、促

进健康、延长寿命的科学。

2. 社会医学 社会医学是一门医学和社会科学相结合的边缘学科。它主要研究社会因素和健康之间的相互作用规律，以制订社会保障措施，保护和增进人群的身心健康。健康教育和健康促进借鉴社会医学研究医学问题时所侧重的战略性、理论性、方向性和思维观念，从社会学角度研究和分析人群的主要健康问题，制订宏观与微观相结合的不同层次的干预措施，提高人群的生活质量。

3. 教育学 健康教育是健康与教育学的有机的结合。人群从接受健康信息到行为改变，是一个教育过程。护士必须熟悉教育对象的需求，熟练掌握针对不同教育对象的文化水平设计教育课程，安排教学内容，运用不同的教学方法，实施因材施教，并进行效果评价。

4. 健康传播学 传播学是指导护理健康教育与健康促进实践的理论基础，是研究人类一切传播活动，以及人与人之间分享信息关系的一门科学。健康传播学主要研究健康信息传播活动发生和发展的规律，以及影响传播效果的因素，传播策略的选择与拓展。

5. 健康行为学 行为科学是开展护理健康教育与健康促进的重要基础理论。健康教育与健康促进着眼于个人、群体乃至组织行为的改变。因此，健康行为学是护理健康教育和健康促进的基础学科。

6. 健康心理学 健康心理学是在行为医学的基础上发展起来的一门新的心理学分支。健康心理学研究心理 – 社会因素对健康的影响，在提供心理保健的理论、策略、具体措施和方法方面发挥其特殊的功能。

三、国内外护理健康教育与健康促进的发展

（一）国内外健康教育与健康促进的发展

1. 我国健康教育与健康促进的发展概况 健康教育在我国具有悠久的历史。我国古代的政治家和医学家，不仅非常重视疾病的预防和养生保健，而且还提出了许多有关健康教育的思想和论述。20 世纪 20 年代后，健康教育理论开始引进我国。1909 年成立的中华护士会以及相继于 1915 年成立的中华医学会、1930 年成立的中华健康教育学会，对推动我国的健康教育发展发挥了积极的作用。1931 年中央大学教育学院培养四年制健康教育学士。20 世纪 50 年代，全国有条件的省、市、自治区相继成立了健康教育所。50年代后期至 70 年代，整个健康教育事业却处于了低潮时期。1978 年以来，我国的健康教育事业得到了迅速的恢复和发展。2006 年 12 月，中国健康促进基金会在北京成立了，中国健康教育和健康促进事业得到进一步的推动和发展，为全面提高国民健康水平提供了社会环境。

我国医院健康教育的发展经历了一个由卫生宣传到健康教育、健康促进逐步发展的过程：20世纪50年代，一般多为简单的卫生知识宣传；70年代开始针对病人的需求开展门诊、候诊教育活动；80年代医院健康教育逐步走上规范化轨道；90年代后医院健康教育全面发展。2012年9月，第五届中国健康教育与健康促进大会中国健康教育中心主任毛群安提出"医院是健康教育的主阵地，医务人员是健康教育的主力军。"

2. 国外健康教育与健康促进的发展概况　健康教育与健康促进作为保护和促进人类健康的手段，受到世界各国的普遍重视。1971年，美国设立了健康教育总统委员会，并在联邦卫生福利部建立了健康教育局，成立了全国健康教育指导中心；英国于1972年成立了全国健康教育委员会；德国于1976年成立了健康教育协会。近年来，西太平洋地区的健康教育进展较快，如新加坡把健康教育计划纳入全国卫生规划；中国香港的"遥距健康网络"提供一系列以个人为中心，以家庭为单位的一站式健康服务。2010年7月在日内瓦召开的第二十届世界健康促进与健康教育大会，以"健康人生、健康环境、健康公平与可持续发展"为主题，探讨公共卫生的发展新天地，研讨如何推动世界各国的健康教育、健康管理、健康促进。

纵观国际健康教育与健康促进的发展，越来越多的国家和国际组织认识到健康教育与健康促进在保护和促进人类健康中的重要作用，并采取强有力的行为，推进健康教育与健康促进策略的实施，以保证人类以更加健康和科学的行为方式进入21世纪。

（二）我国护理健康教育与健康促进的产生与发展

1. 我国护理健康教育与健康促进的产生　20世纪90年代以来，我国护理界不断接受国际先进护理知识的传输。特别是1994年后，美国乔治梅森大学护理与健康科学院教授袁剑云博士来华讲学，提出了系统化整体护理（holistic nursing）的概念，强调把病人的健康教育与护理理念、模式病房建设、护理程序等护理过程环环相扣，形成系统的整体护理。1997年5月，中华护理学会邀请美国罗马琳达大学健康教育专家来华讲学，首次将"护理健康教育"概念引入我国，并连续3年在国内不同省市多次举办了此项内容的培训，同时成立了护理健康教育研究学术组，指导各医院开展护理健康教育工作。1998年卫生部医政司在北京举办了"世纪健康行总动员"，全国各省市卫生行政部门负责人以及各大医院护理部主任参加会议。会议倡导全国各大型医院护士参与健康教育工作。1999年护理健康教育在我国卫生部的倡导下应运而生，《健康教育与健康促进》作为护理专业的一门新兴课程也逐渐在全国高等护理院校开设；2007年健康教育工作被卫生部列入全国医院等级护理评审考核指标；2010年健康教育内容被列入全国执业护士考证范围。

2. 我国护理健康教育与健康促进的发展　近10年我国护理健康教育发展迅速，在全体护士的共同努力下，确立了护士在健康教育中的地位和作用。护理健康教育知识体系不断完善，这标志着我国护理健康教育工作向国际化水平迈出了坚实一步，也为我国全方位开展护理健康教育与健康促进奠定了坚实的基础。

1997年8月，湖南医科大学湘雅医院率先总结并编写了《病人健康教育指导》一书，系统总结了各科常见疾病的知识宣教内容，并提出了病人健康教育的方式、方法、过程、技巧及质量控制措施。2000年1月，沈阳军区总医院黄津芳、刘玉莹主编了《护理健康教育学》一书，提出了病人的学习原理以及教育程序。2006年6月，美国Janice A主编、北京大学公共卫生学院王培玉主译的《护理健康促进》一书，系统地阐述了护理健康促进理论、策略与干预方法。2008年浙江大学城市学院包家明主编的《护理健康教育与健康促进》一书，系统阐述了护理健康教育的理论、方法和策略，特别对护理健康的教育程序及教育方法进行了详细的阐述。除此之外，近年出版的许多护理图书也把护理健康教育列为重要内容。各级护理期刊也大量刊登了护理健康教育论文。我国护理健康教育理论和实践得到快速发展，主要体现在以下几个方面：

（1）地位和作用：随着我国以病人为中心、以人的健康为中心的整体护理广泛开展，进一步强化了护理健康教育的重要地位和作用。护理健康教育在临床护理工作中的重要性得到人们的普遍认识和接受。

（2）健康教育形式转变：护理健康教育模式由过去单纯的"卫生宣教"转变为传播与教育并重的护理健康教育；健康教育目标从以疾病为中心的卫生知识传播转变为行为危险因素及不良生活方式的干预；健康教育策略从单纯信息传播转变为传播与教育并重；健康教育方法从单纯的传播材料制作转变为材料制作与指导、评价并重；健康教育范围从面向医院转变为与面向社区、社会相结合，从单纯对患病者的服务转变为面向病人、家属及社会人群，体现了点面结合、普及与提高并重的特点。

（3）护理健康教育管理规范化：近年来，随着全民健康教育工作的迅速开展，护理健康教育与健康促进管理走上了规范化、法制化建设的轨道。各地广泛开展护理健康教育的系列化培训，并向综合、有序的方向发展。护理健康教育活动越来越强调严密的设计和有力的干预，使护理健康教育成果更具科学性和指导性。护理健康教育管理的多元化则表现在各部门、各系统都开始重视健康教育，并逐步建立起健康教育网络。

（三）国外护理健康教育和健康促进的经验

国外护理健康教育的发展并不平衡，发达国家起步较早，而发展中国家起步较晚。20 世纪 70 年代以后，美国等发达国家对健康教育给予了较大的投入，取得了重大进步。早在 20 世纪 50 年代，美国医院及保险业意识到"医院是指导病人建立积极健康行为的最好场所"。具体表现了以下三大特点：

1. 护理健康教育目标

（1）帮助病人提高自我保健意识：对首次入院和因生活方式不当致病的病人，帮助其认识生活行为与疾病的关系，提高自我保健意识。

（2）帮助病人提高自我保健能力：对经常住院的慢性病病人和手术病人，教给病人自我护理技巧，帮助病人学会伤口换药、皮肤护理、血糖监测、自我注射、功能锻炼及并发症预防等实用护理技术。例如为鼓励病人下床活动，美国医院普遍采用带扶手和脚轮的输液架，病人可手扶输液架上厕所或散步。

（3）帮助病人建立健康行为，提高生活质量：在医院及社区为心血管病、糖尿病、哮喘或肿瘤等特殊疾病病人定期举办各种专题讲座，让病人及健康人群了解疾病常识，掌握控制疾病发展、预防并发症和减轻不适的方法，为病人及健康人群提供教育资料、回答健康咨询问题、指导病人用药及饮食、生活方面的问题。

2. 教育组织严密　美国多数医院设有"健康教育部"，由获得健康教育学位的专业人员组成。"健康教育部"负责制订医院健康教育政策，协调和改进"教育组"的教育计划，评价教育效果，编制教育资料，购置并协调各病区教育器材的使用。"教育组"是医院健康教育的基层组织，成员由专职健康教育人员、临床护士、理疗师、营养师、社会工作者等组成。"教育组"定期在科室召开教育评估讨论会，研究制订教育计划，适时调配教育人员到病人床边开展教育工作。例如心脏术后病人撤离呼吸机时，健康教育人员及时为病人讲解保护伤口、进行有效咳痰的要领，并借助玩具熊，边讲边演示，使病人爱听易懂。医院设有"健康教育室"，配有必要的图片、资料、仪器等，方便开展健康教育工作。

我国护理健康教育与健康促进起步较晚，美国及发达国家的许多经验值得我们学习和借鉴。其关键是转变观念，真正把护理健康教育与健康促进列为一项重要的临床护理活动，配备必要的人员，投入必要的资金和设备，发挥健康教育与健康促进这一无形资产的重要作用，尽快缩短与发达国家之间的差距。

四、护理健康教育与优质护理实践的一体化建设

护理健康教育与健康促进是社会发展和医学进步的产物。尽管我国护理健康教育工作起步较晚，但近年来发展较快，在短时间内取得了显著成绩。随着整体护理及优质护理工作的广泛开展，护理健康教育及健康促进作为优质护理的重要组成部分也随之推广起来，并纳入到临床护理工作的惯性运行之中。

（一）护理健康教育与健康促进在护理实践中的突破

护理健康教育与健康促进在我国护理领域实现了三个突破。

1. 突破了传统的护理观念　传统的生物医学模式及功能制护理是以疾病为中心的，注重的是疾病的发生、发展和转归。护理工作的目的主要是治疗和护理疾病，而护理健康教育与健康促进的着眼点不仅仅是病人的疾病，还包括其心理—社会状况，即病人的整体健康状态。因此，它是实现护理观念和护理模式转变的必然结果。

2. 突破了传统的护理领域　传统的护理工作其范围局限于病房和门诊，其功能局限于解除病人痛苦与恢复生理健康，而护理健康教育与健康促进的开展把护理工作的领域由医院扩大到家庭和社区，使护理服务功能由护病到护人。保护和促进人群健康成为护理工作的重要职能。

3. 突破了传统的护理工作性质　我国护理部门长期处于医疗的附属地位。护士只是医嘱的执行者。护理健康教育与健康促进的开展，使护理工作由被动变主动，针对病人或健康人的实际情况，独立地开展健康教育活动。

（二）优质护理为护理健康教育与健康促进创造了实践的环境

优质护理服务是继我国 80 年代责任制护理、90 年代整体护理后的又一项全面推进中国护理质量提升，造福于社会的重大举措。护理健康教育与健康促进之所以成为当前护理实践领域中一个备受关注的重要课题，正是取决于它在优质护理中的独特地位和作用。

1. 护理健康教育与健康促进实践环境　传统的功能制护理目标是单纯的生理功能恢复，没有整体健康的目标。即使护士希望为病人提供健康指导，也缺乏制度上的保证和措施上的支持。只有提供整体护理环境，健康教育与健康促进才得以实现。因此，把该项工作融入护理工作是护理学科发展的一个重要成果，使护理领域得到扩展，护理功能得以完善，护理质量进一步提高，为护理健康教育与健康促进的实施提供了环境。

2. 护理健康教育与健康促进是优质护理实践的重要组成部分　优质护理服务目标是通过活动实现"病人满意、社会满意、政府满意"，其中活动的核心是要让护士真正能为病人提供主动、优质的护理服务，使病人感受到

护理服务的改善。护士对病人及健康人群进行身心护理的同时，只有贯穿护理健康教育与健康促进内容，才能真正实现优质护理的目标。

3. 护理健康教育与健康促进是落实优质护理的重要措施　护理健康教育与健康促进是实现"病人满意、社会满意、政府满意"的优质护理模式的产物。要实现优质护理目标，必须全面落实优质护理不可缺少的重要措施。因此，在制订护理计划的同时，必须制订护理健康教育与健康促进计划，并按照护理健康教育程序的步骤加以实施。

4. 护理健康教育与健康促进使优质护理向纵深发展　护理健康教育与健康促进作为优质护理的重要组成部分，对促进优质护理向纵深发展具有十分重要意义。随着优质护理在国内的深入开展，不断探索和研究护理健康教育与健康促进，可以使优质护理的优越性得以充分体现，从而进一步促进优质护理向纵深发展。

本 章 小 结

健康不仅是没有疾病或衰弱，而且是保持躯体、精神和社会各方面的完美状态。亚健康指人的机体虽然无明显疾病，但呈现疲劳多、活力减退、适应力减退等生理改变。亚健康人群占人口总数的75%。为了提高社会人群的健康水平，WHO明确提出21世纪的医学和卫生工作的重点应该是"以人为中心，以健康为中心，而不是以疾病为中心"。通过健康教育和健康促进帮助人们建立健康行为和生活方式，改变不良的生活和社会环境，降低生物学因素对健康的影响，为广大群众提供良好的健康服务。

健康教育是通过有计划、有组织、系统的教育活动，促使人们自愿地采取有利于健康的行为和生活方式。它是一门影响个体和群体行为、消除危险因素、预防疾病及促进健康的学科。健康促进包括健康教育及能促使行为与环境有益于健康改变的相关政策、法规、组织。健康促进的核心是社会动员，采取一系列综合策略，寻求社会的全面支持以达到良好的健康教育效果。本节阐述了健康与亚健康的概念、标准及影响因素；健康教育、健康促进、护理健康教育与健康促进的概念、目的、任务及评价指标。

护理健康教育与健康促进是健康教育与健康促进大系统中的一个分支，是由护士进行的，针对病人、家属及社会人群开展的具有护理专业特色的健康教育与健康促进活动。国际护士会和我国《护士注册法》中明确规定，"健康教育是护士应尽的义务"。以病人健康为中心，提供以病人满意、社会满意、政府满意的优质护理充分体现了护理健康教育与健康促进的内涵。护士是进行健康教育与健康促进的一支最重要、最基本、最可靠的力量，应掌握预防医学、社会医学、教育学、传播学、健康心理学、健康行为学等基础学科。

健康教育在我国具有悠久的历史，健康教育与健康促进工作在我国公共卫生领域中得到了较好的发展。我国护理健康教育工作起步较晚，但近年来发展较快，在短时间内取得了显著成绩。随着整体护理及优质护理工作的深入开展，护理健康教育与健康促进有机地融入了护理实践。本节阐述了护理健康教育与健康促进的意义、目的、任务、相关学科、发展趋势，以及优质护理实践的一体化发展。

（包家明）

边 学 边 练

近年来，随着生活水平的提高，人们所处的环境和生活的方式发生了巨大的变化。女性乳腺癌的患病率有明显的增加趋势，成为威胁城市女性健康的第一大杀手。中国抗癌协会的最新数据显示，我国主要城市10年来乳腺癌发病率增长了37%，死亡率增长了38.9%；农村死亡率增长了39.7%，而且乳腺癌患者向年轻化发展，因此，需要护士积极投入到健康教育与健康促进活动中去。

一、护士参与健康教育与健康促进活动

粉红丝带对于全世界的女性来说，已经化身为一种温婉的警示，提醒女性朋友随时关注自己的乳房健康。某医院年轻护士组成志愿队，在10月——国际乳癌防治月，针对在校女大学生开展乳腺癌预防健康教育与健康促进活动。

1. 资源利用　活动小组充分利用学校环境的支持和教学资源。

2. 设计调查问卷表　根据实际情况为在校女大学生设计了《粉红丝带——关注女性健康》调查问卷，并进行资料收集、整理和统计。

3. 宣传形式　在学校各个女生寝室楼下放置乳腺癌防治知识的宣传展板。

4. 举行讲座　在健康教育讲座上指导女大学生如何做乳房自检、合理饮食和正确佩戴文胸的方法。

二、护士在乳腺癌预防健康教育和健康促进中的作用

1. 提高大学生防治意识　在学校学工办和学生会的大力支持下通过一系列的活动，女大学生对乳房的保养、乳腺癌的防治有了一定的认识，并引起了对乳腺癌的关注和对自我健康的重视，使本次健康教育与健康促进活动取得了圆满的成功。

2. 护士的作用、地位　本次活动充分体现了护士在健康教育与健康促

进活动中的作用、地位和实践效果。

练 习 题

【简答题】

1. 健康教育与健康促进的不同点是什么?
2. 影响健康与亚健康的因素包括哪些?
3. 阐述护理健康教育及健康促进的意义及任务。
4. 优质护理中如何贯穿护理健康教育与健康促进活动?

【选择题】

1. 根据 WHO 对健康的定义,人的理想健康状态是指
   A. 生理健康　　　B. 心理健康　　　C. 社会适应健康
   D. 智力健康　　　E. 以上均是

2. 健康教育最根本目的是帮助教育对象
   A. 接受健康指导　　B. 树立健康观念　　C. 保持健康生活方式
   D. 预防疾病　　　　E. 形成有益的生活方式

3. 健康促进活动形式主要由三方面组成,即
   A. 行为矫正、行政手段、组织行为
   B. 健康教育、系统管理、治疗措施
   C. 健康教育、目标管理、明确诊疗
   D. 健康教育、环境因素、行政手段
   E. 疾病预防、健康指导、系统教育

4. 护士以优质护理为目标开展护理健康教育活动,其对象是
   A. 病人　　　　　B. 家属　　　　　C. 社会人群
   D. 医务人员　　　E. 以上均是

5. 护士以优质护理为目标开展护理健康教育活动,其正确的描述是
   A. 有医学专业特色
   B. 有预防专业特色
   C. 有护理专业特色
   D. 有教育专业特色
   E. 有传播专业特色

第二章

健康相关行为

【学习目标】完成本章学习后，学生应该能够

识记：1. 熟记行为、健康相关行为的定义。

2. 说出促进健康行为、危害健康行为的定义及分类。

3. 说明影响健康行为的三大因素。

4. 简述行为科学理论的知－信－行模式和健康信念模式的概念。

5. 陈述行为改变阶段理论及其阶段的划分。

理解：1. 领会行为与健康的关系。

2. 解释行为的影响因素。

3. 描述促进健康行为、危害健康行为的特点。

4. 分析个体行为矫正的三要素。

5. 阐述知－信－行模式和健康信念模式行为改变的理论框架。

运用：1. 识别与分析促进或危害健康的行为。

2. 运用行为矫正技术改变个体不良行为。

3. 采用综合干预策略改变群体行为。

4. 依据行为改变的阶段理论，实现健康促进项目的问题解决。

　　健康教育的目的是通过一系列教育与干预活动，鼓励人们采用和坚持符合健康要求的生活方式，能够做出决策来改变自己的不利于健康的行为和环境，从而提高健康水平和生活质量。因此，健康教育的核心是行为改变。为了达到通过健康教育使人们改变行为的目的，专业人员必须对人们的健康相关行为进行诊断、分析与干预。

　　行为诊断是确定影响健康的行为，即确定行为与疾病和健康问题的关系，并描述行为的流行病学特征。例如确定吸烟与肺癌的关系，吸烟行为在各人群、地区、时间上的分布情况。

　　行为分析是指确定健康相关行为的形成因素与影响因素，即健康相关行为的倾向、促成和强化因素。例如青少年开始吸烟的原因及影响因素，包括个体对吸烟有害健康的知识掌握情况和对吸烟的态度；家长、老师、同学关于吸烟的态度和行为；社会对吸烟行为的接受情况以及限制的政策与法规。

行为干预是在行为诊断和分析的基础上，根据行为改变的理论与方法，对行为实施综合干预。例如在控制青少年吸烟的过程中，对青少年进行知识教育，督促家长、老师戒烟，制订政策法规等。

在改变健康相关行为的过程中，应遵循健康教育的"知－信－行"模式。知识和信息是基础，信念和态度是动力。

第一节　人类行为概述

一、行为的概念

行为（behavior）是有机体在内外环境刺激下所引起的生理、心理变化的反应。

关于人类行为，美国心理学家伍德渥斯（Woodworth）提出了著名的S–O–R模式（图2-1）。

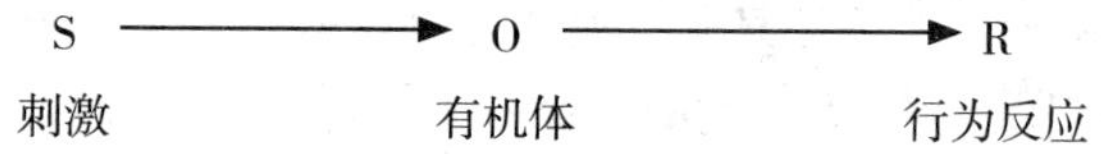

$$S \longrightarrow O \longrightarrow R$$

刺激　　　　　　有机体　　　　　　行为反应

图2-1　S–O–R模式

其中：S代表内外环境中的刺激源，O代表有机体，即行为主体——人，R代表人的行为反应。

由于人类具有认知、思维、情感、意志的心理活动，对内外环境因素做出的反应可能是外显的，能被他人直接观察到；也可能是内隐的，不能被直接观察，但可以通过测量和观察外显行为来间接了解。人类的行为错综复杂，同一个体在不同的环境条件下有不同的行为表现。另外，由于个体先天遗传因素以及后天教育和社会文化熏陶的差异，不同个体在同一环境条件下也表现出不同的行为。但不管怎样，人类为了维持个体的生存和种族的延续，总是在适应不断变化的环境做出许多行为反应，这种行为反应具有一定的规律性。它包括三层含义：第一，行为表现为一种活动过程；第二，行为表示某人当时的状态；第三，行为表示该人具有的某种行为特征。例如某吸烟者接过别人敬的烟开始吸烟，这个行为不仅表明他是个吸烟者，正处于吸烟状态中，而且还提示吸烟是他的生活习惯，他具备吸烟者通常具有的一些行为特征。

人类行为由五个基本要素构成：行为主体、行为客体、行为环境、行为手段、行为结果。

行为主体：指人。

行为客体：指人的行为指向目标，可以是人也可以是物。

行为环境：指行为主体和行为客体发生联系的客观环境。

行为手段：指行为主体作用于行为客体时所用的工具或使用的方法。

行为结果：指行为主体和行为客体发生联系的产物。

二、行为的分类

根据人类具有生物和社会双重属性，将人类行为划分为本能行为和社会行为。

（一）本能行为

人的本能行为由人类的生物属性决定，是人的生物遗传信息作用的结果。其行为特征主要是对环境的适应。得到人类公认的三种本能行为是：

1. 与基本生存有关的本能行为，如摄食行为和睡眠行为。

2. 与种族保存有关的本能行为，典型的表现是性行为。

3. 攻击与自我防御行为，表现为对外来威胁的反抗、妥协和逃避。

另有学者认为，人类还具有探究和追求刺激的本能行为。

值得一提的是，人类的本能行为由于受到文化、心理、社会诸多因素的制约和影响，与动物的本能行为有本质的区别。人的本能行为受个人主体意识的支配，人对其本行为具有自我调控能力，如人在疲倦的情况下会产生睡眠行为，但是如果受到时间、地点、环境甚至纪律的限制，人会主动抑制这种行为，以适应当时的情况；再如摄食行为受到大脑认识活动的控制，人会定时进食和讲究营养；性行为受到社会法律、舆论与道德的约束。人的本能行为一旦失控，超越正常范围，就会带来危害，如药物滥用、冒险行为、性乱等。

（二）社会行为

人类的社会性是人与动物最本质的区别。人类不仅能够适应环境，更能够通过劳动改造和维护环境，包括自然环境和社会环境。人类的社会属性决定人类的社会性行为。人类个体通过与他人的交往、模仿、学习、教育、工作等形成了得到社会认可、符合社会道德准则、符合行为规范和价值观念的人类社会行为，如教师有被社会认可的角色内涵、道德准则、行为规范。这里我们主要介绍与人类健康有关的社会行为，它的涵盖面非常广，概括起来包含以下四个方面：

1. 科技行为　首先科技行为的过程，如化工业、能源开采以及产生的废弃物，会造成环境污染，可引发人体恶性肿瘤；其次科技行为的重要领域——现代化的交通工具，已成为各种疾病最方便、最快捷的传播途径。任何一种致命的病原微生物随着飞机只要几小时便可以从东半球传至西半球。

另外，近些年交通事故也成为威胁人类生命的一大杀手。

2. 经贸行为　一方面人员及商品在出入境流动过程中会造成病原微生物的广泛传播；另一方面大规模的经济开发引起生态平衡的破坏，使原本寄生在动物身上的病原微生物转而感染人，如艾滋病病毒、非典型肺炎病毒的传播与蔓延。

3. 职业安全行为　从行为医学角度讲，不注意职业安全卫生行为仅指职工本身不注意职业安全卫生的行为。例如粉尘作业工人不戴口罩、驾驶员不系安全带、工人进入工地不戴安全帽等，以及农业劳动者使用农药时不注意操作规程、使用农业机械不注意安全等。脑力劳动者同样也应该注意职业卫生，尽量减小工作压力，防止发生高血压、神经症和疲劳。职业安全卫生行为是与个人安全卫生知识及安全意识高度相关的。

4. 业余活动行为　业余时间指的是吃饭、睡眠和工作之外的时间。人们合理利用业余或闲暇时间，容易消除身体疲劳，有益于健康。有些人通宵达旦地玩麻将、打扑克，以致脑卒中发作倒在桌上；有些人违反交通安全规定，横穿马路，无证或酒后驾驶而引起车祸；更有甚者聚众赌博，导致偷盗、抢劫、凶杀、离婚等；至于在业余时间吸毒、嫖娼，这更是毒害身心健康的行为。教育水平和文化素质决定了人们业余活动行为对健康的影响。

我们将人在社会化过程中形成的，主要由社会情境决定的行为看作社会行为。实际上，很多行为既有本能的成分，又有社会因素的作用。满足解除饥饿的摄食行为是本能行为，社交情境下的过食则为社会行为。有时候两者常常同时存在，过多贪食行为模式往往与社会塑造和满足口欲有关。

三、行为的发展

行为的发展是指个体在其生命周期中行为形成与发展的过程，即在个体出生以后，随着生理的发育、心理的成熟以及社会交往范围的不断扩大，个体行为不断变化和发展的过程。

行为发展最根本的实质是日趋完善，体现为：①对认识活动的深刻化和复杂化，透过事物的表面现象看到实质，由感性认识上升到理性认识；②与环境的关系，由被动适应到主动改造。在人的整个生命周期中，其行为发展可分为四个发展阶段：被动发展阶段、主动发展阶段、自主发展阶段、巩固发展阶段。

1. 被动发展阶段（0~3岁）　通过遗传、本能力量的驱使，以及无意识的模仿来发展行为，多种动作、简单语言、基本情绪及部分社会行为初步形成。例如，婴儿一生下来就会吸吮、抓握，有各种保护自己的神经反射，会用啼哭来表达各种需要。随着生长发育过程的进展，人的各种本能需要迅速扩大和发展。与此同时，肢体的粗大动作（坐、爬、站、走、跑等）、手的精细动作、语言和思维能力也得到快速发展。这个阶段的行为虽大都是被动发展的，但是人的社会化最基本的准备，而且很容易被训练及培养出一些基本行为。

2. 主动发展阶段（3~12岁） 行为发展带有明显的主动性，如总爱说"不"，不停地提出"是什么？""为什么？"等问题，爱探究，好攻击，喜欢自我表现，也容易受激惹。在主动行为大量出现的同时，人对各种本能冲动的克制能力也在迅速提高。但是，由于主动发展受环境的影响很大，人与人之间这种克制能力的差异很大。例如面对商店里琳琅满目的玩具，家境贫寒的孩子只是看看，可能不会提出买的要求；另一个被骄纵惯养的孩子却可能提出要买，不买就会躺在地下无休止地吵闹，直到达到目的。

3. 自主发展阶段（12岁~成年） 人们开始通过对自己、他人、环境、社会进行综合认识，调整自己的行为发展。本阶段有两大关键性特征：一是这种自我行为调控主要是通过个体的社会化进程和不断的适应来逐步实现；二是在自己的成长过程中发展起来的行为大都已经定型。

4. 巩固发展阶段（成年以后） 人的行为定式已经形成，行为发展主要体现在巩固、完善、适当调整几个方面。尽管此时人已逐步建立起各种与周围相适应的行为，有些已定型，但是时代、环境、社会和个人状况（如年龄、身体状况、社会地位、家庭角色等）都在不断改变。因此，人们的行为也必须不停地加以调整、完善、充实和提高。对过去建立的不正确行为（如吸烟）要改正；对过去从没有过的行为（如信息时代的人际交流）则要新建。总之，此阶段人们通过对行为的不断调整实现对自己和周围环境的最佳适应。

四、影响行为发展的因素

影响和决定行为的因素很多，总的来说有以下三个方面：

（一）遗传因素

许多动物实验和跨文化人类学研究成果证实，人的行为是有遗传基础的。基因不但是行为的影响因素，而且还是行为的决定因素之一，能决定人一系列行为的性状和趋势。基因的可传递性和稳定性，使人类在长期种族进化中获得的优点得以继承，并能代代延续。同时，遗传基因又在不断地突变、选择和整合。这种基因的复杂性导致人类行为的多样性，使人类行为得以不断发展和延伸。

（二）环境因素

环境是围绕着人类的外部世界，是人类赖以生存和发展的社会、物质条件的总和。人的一切行为均诱发自某种程度的环境刺激；反过来，这些行为都发生在环境中，并对环境造成影响。所以，环境既是行为的激发者，又是其接受者。

决定人类行为的环境因素主要包括内部环境因素和外部环境因素。内部环境主要是指机体的内环境；外部环境包括自然环境与社会环境。外部环境对人类行为的作用程度和作用方式各不相同。知识与态度、技术与能力、亲友的态度等与个体关系密切，影响作用直接，而机体对这些因素的控制能力和影响程度也很大；生态环境、人文地理、医疗卫生、风俗习惯、宗教信仰、教育环境、法律制度、经济基础、事物的发展规律和意外事件等，是人类行为发展的外在大环境，对人类行为的影响是间接的，有的呈潜在性。这些因素受到人类行为的反作用也是相对不明显的。

环境因素对人类行为的形成和促进作用需要有足够的强度和持续时间。同时，环境因素对个体也有选择性，其选择性主要是由社会文化性决定的。具有良好行为方式的人容易迅速获得各种社会团体的认同，在爱情、成就、人际关系方面也就更容易取得成功。

（三）学习因素

人类的各种行为都是后天习得的，学习是行为发展的促进条件。学习的方式有两大阶段：第一阶段以模仿为主，分为无意模仿、有意模仿和强迫模仿。无意模仿大多是日常生活行为，如儿童在公共场所看到别人随地吐痰，他在无意中就学习模仿，养成不爱护环境卫生的习惯。有意模仿带有主动性，被模仿的大多是自己崇拜或钦佩的行为，如名人的举手投足、模特的行为举止等。强迫模仿是指按照规定的行为模式学习，如队列训练等。现代教育学认为，人类在儿童青少年时代，上述阶段的学习是必要的。但在行为发展进入自主发展阶段后，尤其当学习一些复杂、专门的高级行为时，仅仅靠模仿是远远不够的，必须通过系列教育和强化教育，即第二、第三阶段的学习方式来实现。大致过程是，先在教育者的启发下，全面认识和理解目标行为，从理性上感受到自身对它的需要，再去实现和学习该行为，并在各种促成和强化因素的作用下得以强化和巩固。很明显，通过健康教育改变不良行为和培养新的健康行为的过程大多依靠这种形式，其中通过自己的独立思考来学习的成分居多。

五、行为与健康

人的行为既是健康状态的反映，同时又对人的健康产生巨大的影响。良好的行为可以增进健康、预防疾病；不良的行为则严重危害健康。

随着人类社会的发展，医疗卫生条件的改善和人们生活水平的提高，人类的疾病谱和死亡谱已经发生或正在发生根本性的变化。过去一直为人类主要死因的营养不良和传染病已被或正在被肿瘤、心脑血管病等慢性疾病所替代，而这些慢性疾病的健康史很复杂，主要是吸烟、酗酒、饮食等行为方式因素。1982年，我国社会医学研究也表明：影响健康的四类因素中，行为或生活方式占三成以上，且有不断上升的趋势（表2-1）。由此可见，改变人们的健康行为是十分重要的。

表2-1 中国人主要死因与影响健康四类因素的关系（%）

死　因	行为或生活方式	环境因素	保健因素	生物学因素
心脏疾病	47.6	18.1	5.7	28.6
脑血管疾病	43.2	14.8	6.0	36.1
恶性肿瘤	45.2	7.0	2.6	45.2
意外死亡	18.8	67.6	10.3	3.4
呼吸系统疾病	39.1	17.2	13.3	30.5
传染性疾病	15.9	18.9	50.5	8.8
合计	37.3	19.7	10.9	32.1

第二节　健康相关行为

行为科学作为一门独立的学科，是在20世纪40年代末50年代初形成的。这一学科的产生与发展对企业管理的科学化和现代化产生重大影响，并很快被应用于其他领域，形成众多分支学科。健康行为学即是其中之一。

健康行为（health behavior）学是研究健康相关行为发生、发展规律的科学。它应用行为科学的理论和方法，研究人类个体和群体与健康和疾病有关的行为，探讨其动因、影响因素及其内在机制，为健康教育与健康促进策略和方法提供科学依据，从而服务于维护和促进人类健康。

健康行为学不同于行为医学。行为医学是将行为科学的理论与技术用于临床治疗、康复及预防领域，注重特定疾病的行为表现及其生理、病理、诊断和治疗；健康行为学则立足于通过行为理论和方法的应用，促使人们保持并形成有益于健康的行为，改变不利于健康的行为，强调与疾病发生发展有关的行为问题，着眼于通过解决这些行为问题来维护和增进健康。

一、健康行为与健康相关行为概念

健康相关行为（health related behavior）指的是人类个体和群体与健康和疾病有关的行为。按其对行为者自身和他人健康状况的影响，分为促进健康的行为（health promoted behavior）和危害健康的行为（health risky behavior）。

严格地说，健康行为是健康行为学的概念，但国外在实际应用中普遍将此与健康相关行为等同。目前的文献中已很少见到"health related behavior"的字眼，原因在于"health behavior"替代了它。国内有人对健康行为下了另一个定义，即健康行为是指人体在身体、心理、社会各方面都处于良好状态时的行为表现。它带有明显的理想色彩，即现实生活中像这样行为十全十美的人几乎是没有的，人们只能以渐进的方式去接近它。况且伴随着时空的变化，人在新的环境中还会不断有新的心理冲突和社会适应问题产生，故健康行为的内涵也会有变化。所以，这个定义实际应用意义不大。在健康行为学的实践中，健康行为主要被当作"导航灯塔"，健康相关行为才是重点。

二、促进健康的行为

（一）概念

促进健康的行为指个体或群体表现出的、客观上有利于自身和他人健康的一组行为。日常生活中的各种促进健康的行为，主要有以下五项基本特征：

1. 有利性　行为表现有益于自己、他人和全社会，如不吸烟、不酗酒。
2. 规律性　行为表现有恒常的规律，如定时、定量进餐。
3. 和谐性　个体的行为表现出自己的鲜明个性（如选择运动项目），又能根据整体环境随时调节自身行为，使个体或团体行为有益于自身、他人的健康。
4. 一致性　行为本身具有外显性，但它与内在的心理情绪是协调一致的，没有"冲突"或"表里不一"的表现。
5. 适宜性　行为强度受理性控制，个体行为能表现出忍耐和适应，无明显冲动表现，且该强度对健康是有利的。

（二）分类

根据以上特点，我们可将促进健康的行为细分为：

1. 日常健康行为　指合理的营养、平衡膳食、适量睡眠、积极锻炼等。
2. 保健行为　指定期体检、预防接种等合理应用医疗保健服务，以维护自身健康的行为。
3. 避开有害环境行为　这里的环境危害是广义的，包括人们生活和工作的自然环境与心理生活环境中对健康有害的各种因素。主动地以积极或消极的方式避开这些环境危害也属于健康行为，如离开污染的环境、采取措施减轻环境污染、积极应对引起人们心理应激的紧张生活事件等。

4. 戒除不良嗜好　不良嗜好是日常生活中对健康有害的个人偏好，如吸烟、酗酒与滥用药品等。戒烟、不酗酒与不滥用药品属于此类健康行为。

5. 预警行为　指预防事故发生和事故发生以后正确处置的行为，如乘坐飞机、汽车时系安全带，溺水、车祸、火灾等意外事故发生后的自救和他救。

6. 求医行为（health seeking behavior）　指人察觉到自己有某种疾病时，寻求科学、可靠的医疗帮助的行为，如主动求医、真实提供病史和叙述症状等。

7. 遵医行为（compliance behavior）　已知自己患病后，积极配合医护人员工作、服从治疗的一系列行为。就医方式、对医生的满意程度、期望与结果的一致性、对医嘱的理解、治疗方式等对之皆有影响。

8. 病人角色行为（sick role behavior）　有多层含义，患后及时解决原有角色职责，转而接受医疗和社会服务；在身体条件允许的情况下发挥"余热"；伤病致残后，身残志坚，积极康复；以正确的人生价值观和归宿感对待病残和死亡。

根据三级预防的原则，可将"健康"和"疾病（或死亡）"看成一个过程的两端，上述八类行为根据其发生时间可分成三个阶段。前五类量最大、牵涉面最广，发生在健康、无疾病征兆的人身上，是个体为预防疾病、促进健康采取的主动行为，故通称"预防保护性行为"（preventive and protective behavior），属一级预防。第六类发生在自觉有病但尚未确诊时，是寻求适当手段及早发现病患的行为措施，通称"求医行为"或"患病行为"（illness behavior），属二级预防。第七、第八类是已被确诊的病人采取的促进健康行为，通称"疾病角色行为"，属三级预防。由此可见，促进健康的行为在任何时期、任何健康状况下都是可以采用的。

美国行为学家 Breslow 等人对 7000 名加利福尼亚人进行了为期五年半的行为追踪干预研究，以简练的方式推出 7 项健康的行为：①每晚睡眠 7~8h；②每天吃早餐；③定时规律进餐，不吃零食；④维持正常体重；⑤每周锻炼 2~3 次（每次 35 分钟以上）；⑥不饮酒或少饮酒；⑦不吸烟。结果发现，采纳这 7 项行为中的小于或等于 3 项、5 项和 6~7 项的三组成员，在现有平均年龄的基础上，其平均预期寿命分别为 22 年、28 年、33 年。由此可见，即便是少量的、简单的促进健康的行为，对人的健康也是有明显促进作用的。

三、危害健康的行为

（一）概念

危害健康的行为是个体或群体在偏离个人、他人乃至社会的健康期望方向而表现出的一组行为。其主要特点是：

1. 该行为对人、对己、对整个社会的健康有直接或间接的、明显或潜在的危害作用。

2. 该行为对健康的危害有相对的稳定性，即对健康的影响具有一定的作用强度和持续时间。

3. 该行为是个体在后天生活经历中习得的，故又被称为"自我创造的危险因素"。

（二）分类

危害健康的行为通常分为四类：

1. 不良生活方式与习惯　生活方式（life style）是指作为社会主体的人，为生存和发展而进行的系列日常活动行为。生活方式一旦形成就有其动力定型，即行为者不必消耗很多的心智和体力就能自然而然地完成的日常活动。不良生活方式则是一组习以为常的、对健康有害的行为习惯，能导致各种成年期慢性退行性病变（如肥胖、糖尿病、心血管疾病）、早衰、癌症等，其主要表现为：饮食过度、暴饮暴食；高脂、高糖、高盐、低纤维素饮食；偏食、挑食和吃零食过多；嗜好含致癌物的食品，如油煎油炸、烟熏火烤、腌制的食物，其蛋白质易变性，可产生多种具有强突变性的杂环胺类；不良饮食习惯，如进食过冷、过热、过酸、过硬的食物，会对食管产生机械性刺激，在长期反复擦伤情况下易诱发食管癌；饮食不规律、进食过快会使食物消化吸收不良，唾液、胃酸等也无法发挥对黄曲霉毒素、亚硝基化合物等致癌物质的自然减灭毒素作用；久坐、缺乏体育锻炼等。

2. 致病性行为模式（disease producing pattern，DPP）　致病性行为模式是导致特异性疾病发生的行为模式，国内外研究较多的是 A 型行为模式和 C 型行为模式。

（1）A 型行为模式：是一种与冠心病密切相关的行为模式，又称"冠心病易发行为"，其核心表现为不耐烦和敌意。有此行为模式的人常因别人的微小失误或无心得罪而大发雷霆。产生该行为的根本原因是过强的自尊和严重的不安全感。A 型行为者还有一些重要的外部体征，如语言带有突发性敌意、前额口唇汗液津津、常匆忙打断别人讲话、眼周有色素沉着等等。其体内通常有去甲肾上腺素、ACTH、睾酮和血清胆固醇的异常升高，由此通过心理途径，全面激活大脑皮层 – 垂体 – 肾上腺轴，使肾素、血管紧张素持续、大量释放，导致血压升高、冠状动脉收缩、血管内脂质沉着加快、粥样硬化斑块过早脱落等。所以，A 型行为者的冠心病发病率、复发率和致死率均比正常人高 2~4 倍。

（2）C 型行为模式：是一种与肿瘤发生有关的行为模式，又称"肿瘤易发行为"，其核心表现是情绪压抑、性格易自我克制。C 型行为模式的人表面上处处依顺、谦和忍让，而内心却是强压怒火，爱生闷气。C型行为者体内神经体液水平长期紊乱，导致免疫功能全面下降。研究表明：C型行为者宫颈癌、胃癌、食管癌、结肠癌、肝癌、恶性黑色素瘤的发生率比正常人高3倍左右。

3. 不良疾病行为　疾病行为（disease behavior）指个体从感知到自身有病到疾病康复全过程所表现出来的一系列行为。不良疾病行为可能发生在上述过程的任何阶段，常见的表现形式为：与"求医行为"相对的有瞒病行为、恐惧行为、自暴自弃行为等；与"遵医行为"相对的有"角色行为超前"（即把身体疲劳和生理不适错当为疾病）、"角色行为缺如"（如已肯定有病，但有意拖延不进入病人角色）和"角色心理冲突"（如求医与工作不能两全），以及悲观绝望等心理状态和求神拜佛等迷信行为。

4. 日常危害健康的行为　日常危害健康的行为主要包括吸烟、酗酒、吸毒、性乱。

吸烟（smoking）、酗酒（alcohol abuse）和吸毒（drug abuse）都是典型的成瘾行为（habit forming behavior），亦称药物依赖行为，对人类健康造成极大的危害。长期大量吸烟可引发肺癌、支气管炎、肺气肿、缺血性心脏病、胃和十二指肠溃疡等。过量的、无节制的饮酒称为酗酒，对健康的影响分急、慢性两类。急性者引致乙醇中毒、损伤、车祸、斗殴和意外死亡等；慢性的有乙醇慢性中毒综合征、肝硬化、心血管病和神经精神疾患等。长期酗酒引起的酒精性肝硬化、脑血管疾病，以及酗酒同时大量吸烟的协同性致癌作用，都是成年期死亡的重要原因。吸毒属于滥用药物，是指不在医生指导下随意或不适当使用心理激动（致幻）剂，直至产生成瘾或有成瘾趋势的一类行为。常用的毒品有海洛因、可卡因、鸦片、吗啡、大麻、巴比妥类、安非他明、二乙胺等。其中，海洛因、可卡因等可使人出现异常的精神亢奋；其他毒品则有致幻作用。吸毒对健康的危害呈综合性：精神颓废、人格缺损、心智功能紊乱、身体素质下降，直至衰竭死亡。致幻剂对免疫系统有直接抑制作用，且不少吸毒者（包括静脉注射）往往同时又是同性恋或性淫乱者，所以吸毒人群中艾滋病高发。我国现有的90%的艾滋病病毒（HIV）感染者是因静脉注射毒品（共用注射器）感染的。

吸烟、酗酒不仅使本人受害，还危及他人及全社会的健康。孕妇吸烟、酗酒可导致胎儿长期处于低氧致病环境，智力体格发育受阻，流产、早产、死产、死胎增加。一些与吸烟者共同生活的女性，患肺癌的概率比常人多出6倍。吸烟、酗酒又是导致火灾、社会治安恶化、家庭离异、交通事故的重要原因。目前，全球共有11亿吸烟者，每年因吸烟导致近500万例本可避免的死亡。我国目前约有3.5亿吸烟者，每年死于吸烟相关疾病的人数近

100 万。据推算，我国遭受被动吸烟危害的人数高达 5.4 亿，其中 15 岁以下儿童有 1.8 亿。每年死于被动吸烟的人数超过 10 万。

性乱，包括卖淫、嫖娼、同性恋和异性滥交等在性生活方面的紊乱行为。性乱导致各种性传播疾病的高发，尤其是引发艾滋病流行。

四、健康行为的影响因素

（一）倾向因素

倾向因素（predisposing factor）通常先于行为，是产生某种行为的动机或愿望，或是诱发产生某行为的因素，主要包括知识、态度、信念及价值观。一般可把倾向因素看作个人的偏爱，在教育过程中可能出现在一个人或一组人身上。这种偏爱不是趋向于有利的健康行为，就是趋向于不利的健康行为。

1. 知识（knowledge） 对人类形成健康的行为十分重要。知识是产生行为改变的重要条件，特别是患者在医院接受健康教育，对疾病的康就更重要。

2. 信念（belief） 是指自己对某一现象或某一物体的存在是确信无疑的，也就是自己认为可确信的看法。健康方面的信念，如"我确信酗酒和吸烟是有害的"，会促使人们采取科学生活方式；如"我确信术后早期下床活动有利于康复"，这种信念就会促使病人术后进行早期活动。

3. 态度（attitude） 是指个体对人对事所采取的一种具有持久性而又一致性的行为倾向，代表信念的集合。态度通常以好与坏、积极与消极加以评价。

4. 价值观（value） 是指人们认为最重要的信念和标准。个人的价值观和行为选择是紧密联系在一起的，然而自相冲突的价值观是相当普遍的。例如绝大多数人希望有良好的健康及不愿生病，希望长寿，但有些人不愿为了保持健康长寿采取科学生活方式；糖尿病病人希望能消除症状，预防各种并发症，维护健康和劳动力，可是有些病人不愿做饮食治疗和尿糖测定。因此，帮助人们解决健康价值观的冲突是健康教育的一种重要技术。

所以，倾向因素是产生行为的"引子"或"促动力"，即动机直接地影响行为的发生、发展。健康教育的重要任务就是促进个体或群体形成动机，自愿地改变不健康行为。

（二）促成因素

促成因素（enabling factor）是指行为动机或愿望得以实现的因素，即实现或达到某行为必需的技术和资源。促成因素包括保健设施、医务人员、诊所及任何类似的资源、医疗费用、诊所距离、交通工具、个人保健技术、行政的重视与支持及法律、政策等。在教育过程中如不考虑促成因素，行为目标就可能达不到。人群的健康行为与当地医疗服务资源的可得性和方便性有很大的关系，因此除了教育之外，还应为目标人群提供卫生服务，并创造行为改变必需的条件。

（三）强化因素

强化因素（reinforcing factor）是指存在于行为后的强化（或减弱）某种行为的因素，如奖励或惩罚以便使某种行为得以巩固或增强、淡化或消除。强化因素多指与个体和行为有直接影响的人，如有关的保健者、教师、长辈、父母、领导者。强化因素的积极与否取决于重要人物的态度和行为。大量研究表明，青少年的吸烟行为、病人的自我照顾行为受其密友和父母的态度及行为影响最明显。

任何特定的健康行为都受以上三种因素的共同作用。由于行为具有多面性，所以教育策略宜采用综合性手段。任何改变行为的教育计划都要注意这三类因素。教育者的任务应发扬积极因素，克服消极因素。

第三节　健康相关行为改变的理论

人类的健康相关行为是一种受生理、心理、社会、文化、精神等诸多因素影响的复杂活动。因此，健康相关行为的改变是一个相对复杂和漫长的过程。一些学者专家以医学、社会学、心理学、行为科学、传播学、科普学、统计学、美学等学科为基础，提出诸多的行为改变理论，期望通过改变人们的健康相关行为，促进人类的健康。本节着重介绍几个较为成熟并且应用较多的行为改变理论模式。

一、知－信－行模式

知－信－行模式（knowledge, attitude, belief, and practice, KABP 或 KAP）亦称为认知模式（图 2-2），是行为改变较为成熟的模式，其本质是认知理论在健康教育领域中的应用。知－信－行是知识、信念和行为的简称，其中知识和学习是基础，信念和态度是动力，行为是目标。知－信－行理论认为：在了解卫生保健知识和正面信息的基础上，建立积极、正确的信念和态度，并以此为动力，进而主动形成有益于健康的行为或者改变危害健康的行为。

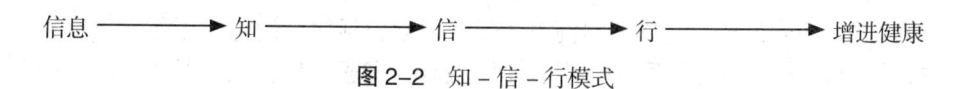

信息 ⟶ 知 ⟶ 信 ⟶ 行 ⟶ 增进健康

图 2-2　知－信－行模式

以吸烟有害健康为例。吸烟作为一种危害健康的行为存在多年并已形成定式。要改变吸烟行为达到戒烟的目的，健康教育工作者需通过多种方法和途径把吸烟有害健康、吸烟引发的疾病以及与吸烟有关的死亡因素等知识传授给吸烟者。吸烟者接受知识，通过思考，加强了吸烟有害健康的观念，肩负着保护自己和他人健康的责任，形成信念。在这种信念支配下，吸烟者对戒烟持积极的态度，逐步建立起不吸烟的健康行为。

但是，要人们从接受知识转化到行为的改变是一个漫长而复杂的过程，其中两个关键步骤是信念的确立和态度的转变。知识、信念与态度是行为产生的必要条件，但是必要条件并不代表一定能产生希望的后果，即在信念确立之后，如果没有坚定的态度转变，实现行为的改变只能是空中楼阁。因此，态度转变是行为转变的前提。健康教育者应学会促进人群态度转变的方法，及时有效地减弱和消除不利的影响，创造有利于行为改变的环境，最终达到期望的行为改变目标。

知-信-行理论指出：从接受信息到改变行为的过程分成十个阶段，即信息传播→观察信息→引起兴趣→认真思考→相信信息→产生动机→尝试行动→坚持行为→行为的确立。针对不同的阶段，健康教育者可以运用以下一些有针对性的方法促进人们态度的转变，从而达到最终的行为改变目标。

1. 增强信息的权威性和传播效能　当人们对信息的权威性产生信赖并产生兴趣、自觉需要时，便会主动进行思考、选择和决定。教育者不应仅仅关注于人们的知识多少，而且还应注重知识的有效性以帮助其形成某一信念，最后产生与此信念相关的行为改变。

2. 利用信息接受者身边的实例　现身说法往往能起到较好的效果，活生生的例子对那些半信半疑或者信心不足的人群最有说服力。

3. 针对具体原因强化干预措施　对那些"明知故犯，知而不行"的人群可以采取有针对性的强化干预措施，如借助政策、法律、经济、公众舆论等手段。

4. 凯子曼阶段理论　利用凯子曼（1961）提出的阶段理论（服从—同化—内化的态度改变过程），对社会危害性大的行为采取强制措施。例如在戒毒所，强制戒毒者开始并不心甘情愿"服从"，一段时间后开始自愿服从与其他同伴的戒毒生活，即"同化"阶段；此后，戒毒者从内心深处真正接受吸毒有害的观念，树立必须戒毒的信念，并以此信念贯穿在此后的戒毒治疗过程中，成为改变行为的内在标准，此即"内化"过程。

二、健康信念模式

健康信念模式（health belief model，HBM）是运用社会心理学方法解释健康相关行为的重要理论模式。它以心理学为基础，由刺激理论和认知理论综合而成。此模式最早由美国社会心理学家在 20 世纪五六十年代提出，在预防医学领域中得到应用和发展，用于解释人们的预防保健行为，尤其适用于分析依从性行为的影响因素。

健康信念模式遵循认知理论原则，首先强调期望、信念对行为的主导作用，认为主观心理过程是人们采纳有利于健康的行为的基础。因此，如果人们具有正确的健康信念，就会接受劝导从而改变不良行为，采纳正确的健康促进行为，如图 2-3 所示。

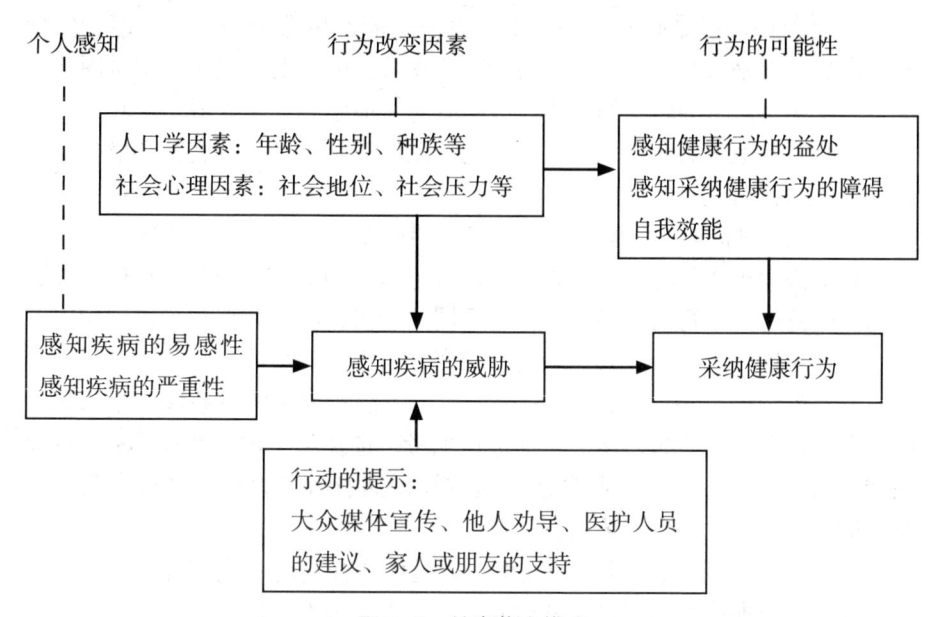

图 2-3 健康信念模式

健康信念模式中影响健康行为的因素有：

（一）知觉到威胁和严重性

知觉到威胁和严重性（perceived threat and severity）是从疾病的易感性和严重性入手，通过疾病的高发病率和可能引起的疼痛、致残甚至死亡的严重后果进行指导，让人们认识到疾病对健康的威胁；以疾病可能引起的对工作、生活以及社会活动的广泛影响的角度，让人们认识到后果的严重性，从而对目前的行为方式感到害怕和恐惧。此步骤的感知度越高则对目前行为的恐惧越大，是促使人们产生行为改变的直接原因，也是健康教育成败的关键。

（二）知觉到效益和障碍

知觉到效益和障碍（perceived benefits and barriers of action）是让人们仅仅感知到危害性和严重性还远远不够，只有当人们意识到采纳健康行为后带来的益处才会采取行动。人们认为采纳健康行为带来的益处越多，越有可能改变行为，并制订明确的行为方式和路线。同时，也要提醒人们改变行为所面临的困难和障碍。人们对困难的认识是使行为巩固持久的必要前提。美国心理学家罗森斯托克（Rosenstock）说过："知觉到易感性和严重性，确实为行动提供了能量和力量，但只有让公众知觉到效益，并能先了解所有困难再决心克服之，才算是（真正）找到了行为的道路。"但是对障碍的程度不能夸大，感知障碍太多，会阻碍人们采纳健康行为。

总之，要让人们充分认识到健康行为的益处，同时也要适度估计面临的困难，促使人们能改变过去的行为，采纳健康行为。

（三）自我效能

自我效能（self efficacy）是对自我的能力有正确的评价和判断，相信自己有能力控制内外因素，执行一个导致期望结果的健康行为。自我效能高即自信心强，采纳建议、采取健康行为的可能性就大。

（四）人口学、社会心理学因素

年龄、性别、种族等人口学因素，个性、社会地位、社会压力等社会心理学因素，以及人群所具有的关于疾病的知识和以往的经验，都会对个体是否采纳健康行为产生影响。

（五）提示因素

提示因素（cues to action）是指诱发健康行为发生的因素，如社会大规模对疾病的宣传活动、来自他人的劝告、医生的暗示和建议、朋友或家庭成员的支持以及报纸杂志和网络上的文章等都有可能诱发个体采取健康行为。提示因素越多，个体采取健康行为的可能性就越大。

健康信念模式在产生促进健康行为的实践中遵循以下步骤：

1. 充分让人们对他们目前的行为方式感到害怕。

2. 让人们坚信一旦改变不良行为会得到非常有价值的健康效益，同时让他们清醒地认识到行为改变中可能出现的困难。

3. 使人们感到有信心、有能力通过努力可以改变不良的行为。

三、理性行动模式

理性行动理论（theory of reasoned action，TRA）是 1967 年由 Fishbein 提出的（图 2-4）。该理论首次建立了信念、态度、意向和行为之间的联系，并把人们对与健康行为有关的态度分为对最终目标的态度和对行为本身的态度。

理性行动理论认为：行为发生与否的最重要影响因素是人们的行为意向，即是否有意图或打算采取行动。行为意向则由两个基本因素所决定，即个体对行为的态度和主观行为准则。

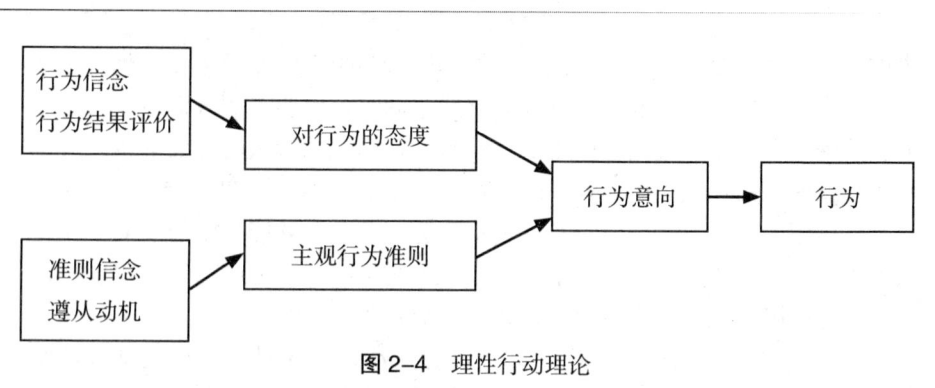

图 2-4 理性行动理论

1. 行为的态度 对行为的态度（attitude towards behavior）是表示个体所要采取的行为是持积极的态度，还是持消极的态度。例如酗酒者是否对戒酒持有积极的态度，包括对个体的行为信念和行为结果的评价。

（1）行为信念：指个体是否相信某行为能对健康造成危害。例如酗酒行为所带来的一切后果：酗酒可以造成人体肝脏、心脏、脑及肌肉的病变，甚至可能导致能力丧失与死亡；还包括消化性溃疡、食管出血、胃癌、急慢性胰脏发炎等消化系统疾病。

（2）行为结果评价：指个体对上述行为结果重要性的评价，如对戒酒产生效果的重要评价。

2. 主观行为准则 是指个体对促使其采纳某行为的社会压力的主观感受，包括准则信念和遵从动机。

（1）准则信念：指个体对特定的个人或群体对其是否应采纳某行为的信念，是对行为者有重要影响的个体或群体的态度判断，如自己是否认为应该戒酒、家人是否认为自己应该戒酒、医护人员是否认为自己应该戒酒等。

（2）遵从动机：指个体是否愿意遵从上述特定个人和群体的想法，如自己是否愿意按照医生、家人和同伴的意愿去做事。

四、行为分阶段改变理论

行为分阶段改变理论模式（the trans theoretical model and stages of change，TTM）是由心理学家 James Prochaska 在 20 世纪 80 年代初提出来的，目前在国际上已成为十分广泛的行为分阶段理论模型之一。该理论最突出的特点是强调根据个人或群体的需求来确定行为干预的策略，根据不同阶段的行为特点采用的转化策略不尽相同。

行为改变并不是一朝一夕就能完成的，必须经历一个漫长而复杂的过程。每个作出行为转变的人都有不同的需求和动机。在此干预中，行为转变成功的只占少数，而大多数是失败的或是半途而废的，尤其是成瘾性行为（addiction behavior），如吸烟、酗酒（alcohol abuse）和药物滥用（drug abuse），原因就是没有认识到人群中所处的行为转变阶段是不同的。James Prochaska 和 Carlos DiClemente 博士通过大量的研究，提出了行为改变阶段理论，把行为转变分为五个阶段。

1. 无意图阶段（pre-contemplation）　在这一阶段，人们没有改变行为的意向，即对行为转变毫无思想准备，通常是指在未来 6 个月。人们之所以处于这一阶段，是因为他们不知道或没意识到自己的行为结果存在不健康行为的危害性，对于行为转变没有兴趣，如"我不可能有问题"。

在这一阶段的应对策略是：提高认识，推荐有关读物，提供建议，消除负面情绪，只有对象认为有需要时再提供具体的帮助。

2. 犹豫不决阶段（contemplation）　处于这一阶段的人们开始意识到问题存在的严重性，考虑转变行为但仍犹豫不决，如"我知道吸烟有害健康，以后我再戒烟""锻炼确实对身体有好处，但是我现在还不想"。通常是指在未来 6 个月。

在这一阶段的应对策略是：进行自我再评价，帮助拟订行为转变计划，提供专题文章或参加专题报告会，提供转变行为的技能指导（方法和步骤）。

以上两个阶段合称为准备前阶段。

3. 准备阶段（preparation）　处于这一阶段的人们开始作出行为转变的承诺（向朋友或家属宣布行为转变的决定，承诺还应包括建立必胜的信念）并有所行动，如向他人咨询有关转变某行为的事宜，购买自我帮助的书籍，制订行为转变时间表等。

在这一阶段的应对策略是：提供规范性行为转变指南，确定切实可行的目标；采取逐步转变行为的步骤；寻求社会支持，包括家属、朋友和同事等社会关系，确定倾向因素、促成因素；克服可能出现的困难。

4. 行动阶段（action）　处于这一阶段的人们已经开始采取行动，如"我已经开始锻炼""我已经开始戒烟"。此阶段需要注意的问题是：多数人没有计划、没有具体目标、没有他人帮助的安排，往往最后导致行动的失败。

在这一阶段的应对策略是：争取社会支持和环境支持（如移走烟灰缸、张贴警示标志等）；替代方法（饭后散步替代吸烟、无钠盐替代钠盐等）；请成功转变行为者现身说法；激励政策等。

5. 维持阶段（maintenance）　处于这一阶段的人们已经取得行为转变的成果并加以巩固。此阶段需得到本人的长期承诺，并密切监测，以防止复发。复发的原因往往是由于过分自信、经不起诱惑、精神或情绪困扰等。

在这一阶段的应对策略是：需要做取得行为转变成功的一切工作，创造支持性环境和建立互助组等。

行为的干预首先要确定人群所处的阶段，然后用相应的干预措施才能收到事半功倍的效果。例如吸烟者感到吸烟是愉快的事情而不认为有害健康，如此时给予过多的干预，不但无法得到较好的效果，甚至可能会令其产生逆反心理。此时只需给予最简单的信息，并在需要时再提供帮助。

第四节　健康相关行为的干预与矫正

我们已经知道，健康相关行为分为促进健康的行为和危害健康的行为两大类。健康教育与健康促进的目的就是通过行为的干预与矫正，使人们形成并保持符合健康、增进健康的行为，改变已养成的危害健康的不良行为和生活方式。

一、健康相关行为转变的步骤

健康教育工作中行为转变的成功，取决于教育者和受教育者两方面的努力。行为转变成功的步骤包括：

1. 明确行为是促进健康的行为还是危害健康的行为　教育者和受教育者对促进健康的行为和危害健康的行为有明确的认识，即确认哪些行为有益于健康，哪些行为对健康有害。

2. 确定促进健康行为的益处和危害健康行为的害处　教育者和受教育者了解健康行为对健康有哪些好处，益处有多大；危害健康行为对健康有哪些害处，危害程度如何。

3. 教育者鼓励行为转变和受教育者愿意转变　教育者提倡、鼓励人们采纳促进健康的行为、改变危险行为；受教育者有采纳健康行为、改变危险行为的愿望，并决心采取行动。

4. 教育者向受教育者传授行为转变的方法　教育者向受教育者传授行为转变的方法和技能；受教育者明确目标，按照行为转变的方法去做，教育者指导其行为转变。

5. 教育者督促强化行为转变和受教育者巩固行为　教育者加强对健康行为的强化和督促；受教育者巩固和发展有益于健康的行为。

二、群体行为干预

在促使某一特定人群形成健康行为、改变危险行为的过程中，群体行为的综合干预是通常使用的手段，具体的干预机制包括：

（一）开发领导

领导对健康相关行为的干预目的、意义的理解与支持是目标人群行为干预的重要环节之一，其作用不仅在于领导自身的行为可以成为人群的榜样，更重要的是领导具有决策倾向性。领导对健康相关行为干预的理解和赞同，会使行为干预得到组织、资源、舆论等方面的倾斜与支持。可见，开发领导、转变领导的思想观念，使其认识和理解健康教育与健康促进的必要性、重要性和可行性，对在人群中开展健康教育与健康促进，实施群体行为综合干预非常重要。

（二）目标人群行为干预

目标人群行为的改变是健康教育与健康促进中行为干预的落脚点，因此通过各种方法促使目标人群中的每一个个体采纳健康行为、改变危险行为是健康相关行为干预的根本所在。通常采用的人群干预方法有：

1. 动员群众参与　动员各种舆论和传播手段，如利用大众媒体、培训与讲座、分发宣传材料等方法，向目标人群传播有关行为生活方式与健康、改变行为的方法等信息；动员和发动每一名成员积极参与群体促进健康的目标行为。

2. 培养骨干　群体骨干与群体中的成员关系密切，在群体中具有一定的威望，可发挥示范作用，也可能起传播作用，还能对群体成员的行为进行监督与评价。注重骨干培养、为群体成员树立典型，就能以点带面、以局部带动整体，可达到事半功倍的效果。

3. 利用舆论和规范的力量　群体的舆论与规范，约束群体内每一成员，使全体成员目标一致、行为一致，达到共同的利益；社会的舆论与规范，给群体一种外来压力，使群众利益符合社会整体利益。健康教育、健康促进工作应充分利用舆论、规范的力量，对危害社会、他人健康的行为加以制止、纠正或予以惩罚。

4. 应用竞争机制　群体成员具有群体的归属感和集体荣誉感，群体间开展的竞争可使群体成员感到一种来自群体外部的威胁与压力。增强群体目标的一致性和凝聚力、增强群体成员的主人翁意识、激发群体的强大力量、增进内部驱动力，有利于群体促进健康行为的形成与巩固。群体间的竞争有益于群体的发展；同样，群体内引入竞争机制可激发群体成员奋勇争先，推动群体整体发展。

5. 评价和激励　评价也是一种干预手段，通过评价工作可总结成功经验，给予奖励与推广，并能及时发现问题并给予纠正、解决，推动健康教育工作不断向更高层次发展。

（三）环境改善

这里所说的环境既包括物质环境条件，又包括社会环境条件。

1. 改善物质环境条件　环境条件的改善是行为干预中必须考虑的因素

之一。如果没有环境条件的支持，即使人们已经做出了改变行为的决定，也会由于环境条件的制约而无法实施。例如当人们知晓患病后及时就诊的意义，打算采取行动时，医院离家却特别远，给就诊带来了极大的不便，人们就可能放弃及时就诊这样一种健康行为。

2. 社会支持与制约 通过社会舆论的倡导，支持促进健康的行为，反对危害健康的行为；通过有关法规的制订，约束既不利于自身健康，又对他人健康造成损害的行为。

三、个体行为矫正

（一）行为矫正的基本概念

行为矫正（behavior modification）是按照一定的期望，在一定的条件下，采用一定的措施，促使矫正对象改变自身特定行为的行为干预过程。行为矫正是一种超越了行为限制的方法，更注重人们在行为改变过程中的自觉投入。矫正对象是行为改变的参与者和核心，而不是消极行为受限者。

行为矫正有三大构成要素：对象、环境和过程。

1. 行为矫正对象 行为矫正对象根据其对行为指导的态度可分为三类：

（1）需要型：对自身不良行为已有认识，感到"已非改正不可"，并在积极寻求转变途径和方法。对这类行为矫正对象应着重促使他们从需要到动机的转化，提供适宜的环境条件，适时提供目标、方法和方向。

（2）冷漠型：对不良行为有认识，但没有转变的信心，也没有接受行为指导的愿望。对这类行为矫正对象的关键指导原则是强化"恐惧"心理、促进态度转变。而且这些人的"从众心理"特别明显，加强团体行为干预力度十分必要。

（3）无需要型：对自身问题全无认识，或完全不承认这是"问题"。对这类行为矫正对象关键是要激发他们对行为改变的迫切需要感。提供更多健康信息，寻求家庭和团体、亲友的配合，借助社会、政策、法律、经济等方面的压力也很重要。

2. 行为矫正环境 行为矫正活动必须在一定的环境下进行，这一环境称为矫正环境，由指导者、矫正场所、矫正时机三大要素组成。

（1）指导者："指导者"是个相对概念，既可能是健康教育者，也可能是老师、医生、护士或矫正对象的亲友、同事。当矫正对象属于需要型时，"指导者"甚至可以是对象本人或（有同一行为的）伙伴。

指导者的任务是：观察记录对象的行为，确定目标行为的基线和矫正的阶段性目标，制订实施计划，选择矫正的方法，为矫正对象提供行为转变必要的支持，评估矫正效果，进一步修订矫正计划。

（2）矫正场所：矫正场所可以不固定，如吸烟等行为会不拘场合、随处可以发生，所以矫正可在与场所无依赖关系的地点进行。但是，大多数矫正场所是相对固定的，如教室、居室、办公室等，因为目标行为只有在这些场所、有特定人物在场时才发生。固定的场所还便于对行为进行观察、记录和效果评价，而且在缺乏丰富经验的情况下也能使矫正措施得到最大限度的有效实施。

（3）矫正时机：矫正时机也应精心选择，因为许多行为都以特定的时间为提示因素，如有些人只在喜庆时才饮酒、某些人在写作时才吸烟、不少人在神经过度紧张时易发生滥用药物现象。对这些行为的矫正若选择在易诱发行为表现的一定时机下进行可取得最佳矫正效果。

3. 行为矫正过程　行为矫正过程就是行为矫正技术的选择和实施过程，其核心是如何针对具体对象的具体行为来应用具体方法。行为矫正的实施过程一般包括确定行为目标、目标行为分析、矫正策略的选择和实施、矫正效果的评价等一系列活动。

（二）目标行为的确定

健康相关行为的矫正从确定目标行为开始，而且该行为必须与健康教育项目要解决的健康问题相吻合。以下以儿童行为问题为例，说明对目标行为确定过程中必须遵循的几个原则和基本步骤。

首先，通过调查研究发现，儿童多动症在3~6岁儿童中发生率高，对儿童健康成长影响大，家长有强烈要求，对此症进行行为矫正符合本地健康促进计划的总目标。因此，将"儿童多动症"列为备选的目标行为。

其次，分析矫正的可行性。通常根据健康教育实施单位的条件、是否需要外部资源支援和投入收益比，将其分为高可能性、中可能性和低可能性三类。本地具备技术条件、不需大量外援、投入不多而收益明显的行为矫正属于高可能性，可正式确定为目标行为。本例中以"儿童多动症"作行为矫正，分析符合该条件，故本症属"高可能性"，可正式确定为目标行为。

再者，根据行为观察，发现多动症儿童的偏常行为表现主要有：在座位上扭屁股、听课注意力不集中、眼看别处、小动作多等，据此确定目标行为的四项子（靶）行为。对其他表现更复杂的行为还可根据频度和程度进一步把靶行为划分成单元，做好数据化处理。

无论是确定目标行为还是其子（靶）行为，其界定必须符合客观、明确、完整三项标准。客观是指界定的内容应能充分反映出行为的外在特征；明确是指观察与测量行为的标准必须语言准确，有利于不同层次的指导者理解、复述和解释；完整是指要求界定时必须列明该目标行为所具备的反应条件，以便行为矫正实施者能对与目标行为相似的行为表现作出判断和区别。

就某一具体健康教育项目而言，一般只宜选择 1~2 种目标行为；如果超过 2 种，必须是相互关联的系列行为。同项目内目标行为过多，会直接导致干预的"泛化"，即降低矫正措施的针对性。

（三）目标行为的分析

对目标行为的发生状况进行分析有两个目的：第一，确定该行为的表现程度。其中，在行为矫正开始前对个人或群体通过大量调查研究确定的本行为基线（本底）最为重要。第二，反映目标行为的转变程度。例如在行为矫正期间定期作行为分析，再和本底进行比较，即可了解矫正的效果如何、该行为矫正措施是否有效。作为效果评价的重要手段，目标行为分析在所有直接涉及行为改变的健康教育项目的整个执行过程中，都要认真进行。

所有的行为分析都出于两个基本点：行为的发生频度与持续时间。从这两点进行量化分析，分析方法大致有五种：

1. 频度分析　适用于那些重复发生、每次发生所持续的时间相对固定，且有明显起止的行为。例如分析某人每天吸烟支数，则频度 = 表现次数 / 观察时间。频度分析的优点是记录方法简单，能用定量的方式迅速反映行为的跨时间变化。缺点是不适用于分析发生过频（难以分辨次数）的行为，也不适合多种的、复杂的行为同时进行观察。有些行为的表现主要反映在持续时间上，也不适用于频度分析方法。

2. 归类分析　大体有两种方法：一种是将某一行为反应参照行为的界定分别归入相互对立的两大类中，如"发生－未发生""适当－不适当""正确－不正确"。另一种是根据行为观察的实际结果，将行为划入一定的归类模式，如在对人的引起自杀行为的心理危机分析中，根据心理危机在不同生命发展阶段的出现，将其分成青春期危机、家庭婚姻危机、事业危机、更年期危机、老年丧偶等五类。归类分析的优点是方法可塑性大，不过分拘泥于观察时间，可用来同时观察几种互不相同的行为。

3. 计数分析　利用记录矫正对象中具有相同行为表现的人数，分析人群的行为状况及其转变。例如反映某社区居民的刷牙卫生习惯，可分为"每天刷""偶尔刷""不刷"三类，分别统计这三种行为的发生者在该人群中的比例。该方法的优点是可以用问卷形式，省时省力；利用百分比方式反映行为矫正措施（如口腔卫生行为指导）实行前后的结果比较也很直观。缺点是它反映某行为表现的人数，但不表现（尤其个体）行为表现的程度。

4. 持续时间测量　方法简单，适用于分析某种以持续时间为主要特征的行为表现，如每天体育锻炼、读书看报时间等。但要注意事先对该行为的开始、结束等有明确的界定，因为每个人的行为表现是千差万别的。例如分析读书看报时间，有的人只告诉你一段总的时间，其中连倒茶、洗手等准备活动时间和休息时间都算上，因此所反映的时间变量不一定很准确。

5. 时段抽样分析　用于分析某些表现形式多样的行为，如观察某个人的强迫行为时，该方法先通过随机抽样，确定观察总时间，再将它分成若干等量的时间小段，以这种短时抽样式的记录结果来反映总状况。应注意：小节时限需严格控制；小节内行为观察要不间断地进行；小节内只记录"＋（发生）""－（未发生）"，不计次数；跨小节的行为持续表现应在相应小节内记录。

以上介绍的五种行为分析方法均简便易行，各有优缺点，又都不能完全包含行为分析内容。所以最好是在相互合理搭配的基础上进行，以便通过效应互补，达到准确可靠的分析目的。

（四）行为矫正的技术和方法

行为矫正技术自 20 世纪 50 年代末期发展以来，用于矫正各种危害健康的行为，指导建立各种促进健康的系列性技术。迄今为止，在健康教育领域内开始得到广泛运用的矫正技术主要有脱敏法、示范法、厌恶法、强化法和消除法等几大类。

1. 脱敏法　具体如系统脱敏法、接触脱敏法、自身脱敏法等，主要用于消除个体因对某种因素过于敏感而产生的不良行为表现，如恐怖症、焦虑症、各种神经–心理超敏性反应（如紧张症）等。本方法以认知原理为基础，即在个人行为尚不成熟的阶段若碰到的新刺激太多，就会产生恐怖和紧张。但若在治疗前将该刺激尽量分解并按由小到大、由弱到强的顺序重新排列，在治疗中有目的地、循序渐进地主动提供这一刺激，适时修正个体对该刺激的错误认识，再通过反复的操作、强化，可达到消除这种过于敏感行为的目的。脱敏疗法的成败取决于矫治过程的系统性，是否有专业人员指导，是否在适当环境下进行。事先须对个体的行为表现作出诊断，查找健康史和外界影响因素，在此基础上确立矫治方案。例如极度害怕小动物的孩子，先由父母领着远远看着其他孩子逗弄笼里的小动物。随着孩子戒备心理的减弱，慢慢引导他走向笼子，同时设法移开其兴奋点。如还不出现恐怖反应，可继续走近，鼓励他也去逗小动物；如出现明显反应，可退回到恰当位置，待平静后再进行。反复多次，直到反应消除。

2. 示范法　将所要提供的健康行为分解成不同阶段或不同表现，设计相应的模拟场景，让行为矫正对象扮演其中角色或观察角色行为，身临其境模仿角色的示范，从而形成自己的行为。例如培养学龄前儿童养成良好的口腔卫生习惯，可采用示范方式，手把手教的方式最为有效。在学习正确地刷牙时，可由老师在现场首先示范，然后选 1 名小朋友模仿这些动作，老师在旁提示，讲解各注意点，最后全体小朋友进行练习，老师进行个别辅导。在重点学习该习惯的一段时间内，老师或家长每天早晚都应和儿童一起刷牙，反复纠正错误，反复进行强化。以现实生活中克服不利于健康行为的人为示范典型，鼓励和帮助矫正对象改变自身行为，也属于示范疗法。

3. **厌恶法**　在目标行为出现以后立即给予厌恶刺激，性质可以是化学的、电的、机械的、想象的、羞耻性的和疲劳性的。时间一长，在被矫治者的内心会建立该行为与厌恶刺激间的条件反射，引起内心的由衷厌恶，最后消除该行为。厌恶法常用于消除各种强迫行为、成瘾行为、恐怖症和异常癖好等。使用时一要注意持续性，否则条件反射无法建立；二要防止强度不当，反而引发新的紧张刺激；三要将治疗原理保密，以防对方产生对抗心理，使正向转化无法实现。例如，对那些初次染上酗酒、吸烟等成瘾行为的青少年，可提供羞耻性刺激，即当他自以为很潇洒地向别人敬酒、敬烟时，在场众人立即报以鄙视的目光，或处于一种令人难堪的沉默状态，使他感到极度的羞耻。此时的青少年自尊心极强，爱面子，只要事先做好在场家人、同学、伙伴、亲友的工作，共同采取行动，通常一两次即可使该少年终生难忘。对那些酗酒成性的成年人，可利用痢特灵（每日3次，每次1片，连服2~3周）或双硫醒（常规量），提供药物刺激。痢特灵主要抑制体内单胺氧化酶活性；双硫醒主要抑制乙醛脱氢酶，造成乙醛在体内堆积，引起头痛、头昏、颜面赤红、恶心呕吐、腹痛无力、呼吸急促等不适感，使饮酒人的大脑皮层内产生一喝酒就会不舒服的归因，从生理反馈中逐步戒酒。

4. **强化法**　强化法是建立在操作性条件作用的原理之上，是系统地应用强化的手段去增强某些期望行为而减弱或消除某些不期望行为，即在一种行为发生后分别提供正、负两种强化刺激。正强化是为了建立一个促进健康的行为模式，给予一个好的刺激，如运用奖励的方式，使这种行为模式重复出现，并保持下来。奖励的方式可以是物质的（如代币奖励、物质奖励），也可以是精神的（如口头表扬）。负强化通常在矫正对象表现出不利于健康的行为时给予惩罚（物质的或精神的惩罚），使其为逃避负强化而放弃不利于健康的行为。例如对于在公共场所吸烟、随地吐痰等给予罚款惩罚；孩子不讲卫生、吸吮手指给予指责等。本方法是迄今为止在帮助个体建立健康行为上最有前途的矫正手段，但它在对专业人员如何正确选择强化因素、安排强化活动、接受信息反馈等方面都有更严格的技术要求。强化首先要进行行为分析。一种不良健康行为往往涉及多方面的要素，通过分析确定其中主要的决定要素；其次要选择适当的强化物，在此基础上进行强化训练是必要的。强化应注意四个方面：①要确定所改变的行为；②确定该行为的直接后果；③设计一个新的结果代替原来的结果；④强化的实施。观察行为者的表现，当出现所需要的行为时立即给予强化。例如孩子的无理取闹是否是由于成人的过分注意强化了他的行为，如果是，在孩子无理取闹时不予理睬，而在安静时给予关心。

5. 消除法　消除法是矫正各种焦虑和恐惧行为的有效方法，其基本原理是让被矫正者真正接触原来使他产生厌恶和逃避反应的环境，设法逐步中断会使其反应得到强化的因素，由此反向地导致焦虑、紧张行为的消失。具体应用方法之一是在系统脱敏法基础上的改进，但更强调对象进入诱发环境后的放松技术。另一种称冲击法，治疗恐高症十分有效，方法是启发矫正对象想象他正处在一个相当的高度且该高度还在上升。想象的初始引起强烈的焦虑和恐怖，但在长时间诱导过程中这种情绪逐渐消退，同一种情况多次重复后，诱发与焦虑、恐怖有关的各种行为的作用将越来越小，最后完全消失。消除法也可通过消除强化事件用于减少和去除不良行为方式。在行为干预中，消除可分三步完成：第一步需确定需要消除的行为；第二步需识别保持行为的强化物；第三步中止使用的强化物。例如，每当一个人在办公室吸烟时，同事就会离开（强化事件消除），这样他在办公室吸烟就会越来越少，甚至会由此而戒烟。

本 章 小 结

健康教育的核心是行为改变。健康教育的目的、性质与任务必然与行为科学紧密相连。为达到行为改变的目的，必须对行为进行诊断、分析和干预，并通过知－信－行模式、健康信念模式和行为分阶段改变理论帮助人们建立健康的行为。

人们从接受知识转化到行为的改变是一个漫长而复杂的过程，其中两个关键步骤是信念的确立和态度的转变。知识、信念与态度是行为产生的必要条件。人的行为既是健康状态的反映，同时又对人的健康产生巨大的影响。良好的行为可以增进健康、预防疾病；不良的行为则严重危害健康。

任何特定的健康行为都受倾向因素、促成因素、强化因素这三种因素的共同作用，由于行为具有多面性，所以教育策略宜采用综合性手段。群体行为综合干预中要注意开发领导、加强信息传播、动员群众积极参与、树立典型、培养骨干、利用舆论和规范的力量、应用竞争机制、应用评价和激励手段、改善环境等。在健康教育领域内广泛运用的个体行为矫正技术主要有脱敏法、示范法、厌恶法、强化法和消除法等几大类。

（王翠丽）

边 学 边 练

吸烟是一种常见的危害健康的行为，青少年和儿童深受主动吸烟与被动吸烟的危害，如何在学校中开展控烟工作，建立健康促进学校呢？

一、开发领导

在项目学校宣传吸烟对健康危害的知识，开展控制吸烟的健康教育，倡导健康的生活方式。以吸烟控制为切入点，倡导健康促进学校理念，按照世界卫生组织健康促进学校的标准创建健康促进学校。项目学校的领导开始接受健康促进学校理念，并在项目的推动下积极为创建健康促进学校创造条件，将控烟工作纳入学校工作计划。

二、目标人群行为干预

1. 加强信息传播，利用舆论和规范的力量约束吸烟。在每年世界无烟日（5月31日）举行"学生无烟日"宣传咨询活动，主题是青少年不要吸烟、在无烟环境中成长。项目学校组织学生参加该活动，邀请市卫生局有关领导出席该活动，新闻媒介对此作相应报道。此外，新闻媒介如电视台可开设《学生健康栏目》，制作有关儿童疾病预防和吸烟控制的节目。

2. 动员教师、家长、学生积极参与，注意应用竞争机制、评价和激励手段。

（1）针对教师和家长的干预活动：教师和家长对学生的生活方式影响很大，要促进学生采取健康生活方式必须改变教师和家长的认知和理念。同时，吸烟学生的行为改变也有赖于家长的配合。针对教师和家长的干预活动包括：开设健康专栏；发放吸烟有害的科普资料；印发戒烟日历；邀请知名专家举办有关吸烟与健康的知识讲座；组织学生家长专题小组讨论；介绍抵御吸烟的技术；督促各科教师将"吸烟危害健康"的知识有机地融入到自己的教学内容中，等等。

（2）针对学生：组成"健康促进小组"，举办控烟专题讲座，放映录像《吸烟的危害》；开展有关"吸烟有害健康"有奖知识竞赛；组织参加有关社会性宣传咨询活动；寻找自身吸烟的原因，制订健康计划等。

三、改善环境

1. 学校制订控烟规章制度，并有明确的奖惩办法。
（1）任何人（包括外来人员）都不得在校园内吸烟。
（2）将"遵守学校控烟规章"作为教职工评优的一项指标。
（3）将"遵守学校控烟规章"作为"三好学生"评选的一项指标。
2. 校园内有醒目的禁烟标志。
3. 学校布告栏张贴宣传资料。
4. 禁止在校园内和学校门口销售香烟。

练 习 题

【简答题】

1. 什么是行为？行为与人类健康有何关系？
2. 解释健康相关行为的概念。
3. 什么是健康信念模式？
4. 什么是行为矫正？行为改变分哪五个阶段？
5. 举例说明个体健康行为矫正技术。

【选择题】

1. 某儿童 9 岁，爱探究，好攻击，喜欢自我表现，也容易受激惹，这是行为发展阶段的

    A. 被动发展阶段　　　B. 主动发展阶段　　C. 自主发展阶段

    D. 巩固发展阶段　　　E. 童年发展阶段

2. 研究表明，肿瘤发生与人们特定的行为模式密切相关。这种行为核心表现为情绪压抑，性格易自我克制，表面上处处依顺、谦和忍让，而内心却是强压怒火，爱生闷气。这种肿瘤易发行为即

    A. A 型行为　　　　　B. B 型行为　　　　　C. C 型行为

    D. D 型行为　　　　　E. E 型行为

3. 社区护士常进行家访，指导产妇如何正确哺乳，这是母乳喂养行为的

    A. 倾向因素　　　　　B. 前置因素　　　　　C. 促成因素

    D. 强化因素　　　　　E. 诱发因素

4. 在疾病治疗中，病人由于药物副作用感到不适而停药，在健康信念模式中应解释为

    A. 对疾病威胁的认知

    B. 对健康行为益处和障碍的认知

    C. 提示因素

    D. 疾病严重性的感知

    E. 自我效能

5. 当酗酒者酗酒时，给予能引起负性心理效应的刺激，从而帮助矫正酗酒行为，这种行为矫正方法称为

    A. 脱敏法　　　　　　B. 示范法　　　　　　C. 厌恶法

    D. 强化法　　　　　　E. 刺激法

第三章
护理健康教育与健康促进信息传播

【学习目标】完成本章学习后，学生应该能够
识记：1. 列出常用的信息传播方法种类。
　　　2. 简述各种传播方法的适用范围。
　　　3. 熟记各种传播方法的具体内容。
理解：1. 描述拉斯韦尔五因素传播模式的内涵。
　　　2. 叙述信息传播方法在健康教育工作中发挥的作用。
　　　3. 比较语言文字、实践形象及电化教育三类信息传播方法的差异。
运用：1. 选择合适的信息传播方法运用于健康教育活动中。
　　　2. 综合运用多种信息传播方法。
　　　3. 掌握向特殊人群传播信息的技巧。

　　我国健康教育与健康促进工作者在长期的实践中，创造并总结了许多行之有效的健康教育和健康促进方法。这些方法种类繁多，各具特色，在工作中发挥了作用。尤其近年来，随着我国健康教育与健康促进事业的发展和在现代科学技术中的应用，对各种健康教育与健康促进方法的可行性、有效性提出了新的观念和要求。因此，研究和总结各种健康教育与健康促进方法的分类、特点、作用、适用对象和应用范围，对提高效果具有重要的作用。本章主要讲述健康教育与健康促进信息传播的概念和各种传播方法的具体内容。

第一节　概　　述

一、传播的基本概念及要素

（一）传播和健康传播

　　传播（communication）一词源于拉丁文 communicare，意为"共同分享"。它通常是指人与人之间通过一定的符号进行的信息交流与分享，是人类普遍存在的一种社会行为。1988 年我国出版的《新闻学字典》将"传播"定义为："传播是一种社会性传递信息的行为，是个人之间、集体之间以及集体与个人之间交换、传递新闻、事实、意见的信息过程。"传播学是研究人类制作、

储存、传递和接受信息等一切传播活动，研究人们之间交流与分享信息关系一般规律的学科。

健康传播（health communication）是传播学的一个分支和部分。它是指以"人人健康"为出发点，运用各种传播媒介、渠道和方法，为维护和促进人类健康的目的而获取、制作、传递、交流、分享健康信息的过程。健康传播是一般传播行为在医学领域的具体和深化，是健康教育与健康促进的重要手段和策略，有其特点和规律。

（二）传播的要素

传播主要包括人际传播和大众传播。人际传播是指人与人之间进行直接信息沟通的一类交流活动。这类交流主要是通过语言来完成，但也可以通过非语言的方式来进行，例如动作、手势、表情、信号（包括文字和符号）等。人际传播是人类最早的、最原始的传播方式，直到今天甚至将来，人际传播也是人类的基本传播形式。大众传播是指职业性信息传播机构和人员通过广播、电视、电影、报纸、期刊、书籍等大众媒介和特定传播技术手段，向范围广泛、为数众多的社会人群传递信息的过程。

二、拉斯韦尔五因素传播模式

传播结构（communication construction）是传播关系的总和，包括从传播者一端到受传者一端之间构成的各种关系。传播模式（communication model）是指为了研究传播现象，采用简化而具体的图解模式来对复杂的传播现象、传播结构和传播过程进行描述、解释和分析，以求揭示传播结构内各因素之间的相互关系。这里将介绍具有代表意义的拉斯韦尔五因素传播模式。

拉斯韦尔五因素传播模式是由 1948 年传播学的奠基人之一，美国著名社会学家、政治学家哈罗德·拉斯韦尔（H.D.Lasswell）提出的一个被誉为"传播学研究经典的传播过程"的文字模式，即"一个描述传播行为的简便方法，就是回答下列 5 个问题：①谁（Who）？②说了什么（Say what）？③通过什么渠道（In which channel）？④对谁（To whom）？⑤取得什么效果（With what effects）？"这就是拉斯韦尔五因素传播模式，又称 5W 模式（图 3-1）。

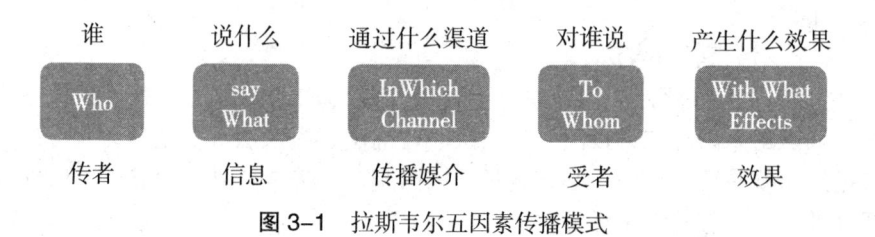

图 3-1 拉斯韦尔五因素传播模式

拉斯韦尔五因素传播模式把复杂的传播现象用五个部分高度概括，虽然不能解释和说明一切传播现象，但抓住了问题的主要方面，不但提出了一个完整的传播结构，还进一步提出了五部分的研究范围和内容，从而形成了传播学研究的五大领域，为传播学研究奠定了基础。

1. 传播者（communicator）传播者是指在传播过程中"传"的一端的个人（例如，有关领导、专家、医生、讲演者、节目主持人、教师等）或团体（例如，报社、电台、电视台等）。就此而言，传播者是信息传播的主动发出者和媒介的控制者。

2. 信息与讯息（information and message）信息泛指情报、消息、数据、信号等发布的知识；讯息是由一组相关联的信息符号所构成的一则具体信息，是信息内容的实体。信息必须转变为讯息才能传播出去，但在一般情况下，"信息"和"讯息"两者常混用，就是传播者所要传播的而受传者所要接受的内容。健康信息（health information）泛指一切有关人的健康的知识、技术、技能、观念和行为模式，例如戒烟限酒、限盐、控制体重、合理膳食、有氧运动、心理平衡等预防慢性病的健康信息。

3. 媒介渠道（media and channel）媒介渠道是讯息的载体，传递信息符号的中介、渠道，一般特指非自然的电子类、印刷类及通俗类传播媒介，例如传单、信件、书刊、杂志、电视机、计算机及互联网等都是媒介。

4. 受传者（audience）受传者是指在传播过程中"受"的一端的个人或团体，是读者、学习者、观众的总称。受传者一般被视为信息传播中的被动者，但其拥有接受或不接受信息的主动选择权。

5. 效果（effect）效果是指受传者接受健康信息后，在情感、思想、态度、行为等方面发生的反应。

三、信息传播方法类型

在健康教育与健康促进工作中，我们必须根据工作任务和要求，因时制宜、因地制宜、因人制宜，正确地选择最有作用的信息传播方法，以不断提高质量和效果。健康教育和健康促进信息传播的方法可有许多种，主要有以下几类：

（一）语言教育方法

又称口头教育方法，即通过语言的交流与沟通，讲解及宣传护理健康教育知识的方法，如讲授法、谈话法、咨询法、座谈法等。语言教育方法的特点是简便易行，一般不受客观条件的限制，不需要特殊的设备，随时随地都可进行，具有较大灵活性。

（二）文字教育方法

指通过一定的文字传播媒介和学习者的阅读能力来达到护理健康教育目标的一种方法，如读书指导法、作业法、标语法、传单法、墙报法等。它的特点是不受时间和空间条件限制，既可针对大众进行广泛宣传，又可针对个体进行个别宣传，而且学习者可以对宣传内容进行反复学习，花费上也比较经济。

（三）形象教育方法

指利用形象艺术创作健康教育宣传材料，并通过人的视觉的直观作用进行护理健康教育的方法，如美术摄影法、标准模型法等。形象教育方法要求制作者有较高的绘画、摄影、制作等技能；否则粗糙的形象会影响护理健康教育的效果。

（四）实践教育方法

指通过指导学习者的实践操作，达到掌握一定的健康护理技能，并用于自我或家庭护理的一种教育方法。例如指导糖尿病病人掌握血糖自测法，指导高血压病人掌握自测血压法等。

（五）电化教育方法

指用现代化的声、光设备，向学习者传送教育信息的教育方法，如广播录音法、幻灯投影法、电影电视法等。电化教育的特点是将形象、文字、语言、艺术、音乐等有机地结合在一起，形式新颖，形象逼真，为学习者所喜闻乐见。但是，运用电化教育方法，需要具备一定的物资设备与专业技术人员条件。

（六）综合教育方法

指将口头、文字、形象、电化、实践等多种健康教育方法适当配合、综合应用的一种健康教育方法，例如举办健康教育展览或知识竞赛等。综合方法具有广泛的宣传性，适合大型的宣传活动。

（七）健康教育处方

健康教育处方是用医嘱或护嘱形式提供的健康教育文字材料，供医护人员在随诊教育中发放使用。健康教育处方是针对某种疾病的特点，对病人进行防治知识、用药及生活方式方面的指导，使病人在药物治疗的同时更多地注重预防保健和自我护理。使用健康处方是口头教育内容的补充和完善，便于病人保存阅读，是指导病人进行自我保健和家庭护理的一种有效的辅助手段。

总之，信息传播方法多种多样。正确选择教育方法，是达到健康教育目标、提高教育效果的重要保证。图 3-2 是一张学习记忆形成效果示意图。图中学习的形式由上而下依次为：阅读→听讲→看图片→看演示、影视、参观展览→参加讨论、交流→模仿、动手去做。其学习效果，即形成记忆的可能性，依次为 10% → 20% → 30% → 50% → 70% → 90%。由此可见，不同的学习形式将产生不同的学习效果。在实施护理健康教育中，应尽量采取能更多地引起记忆可能性的方法。

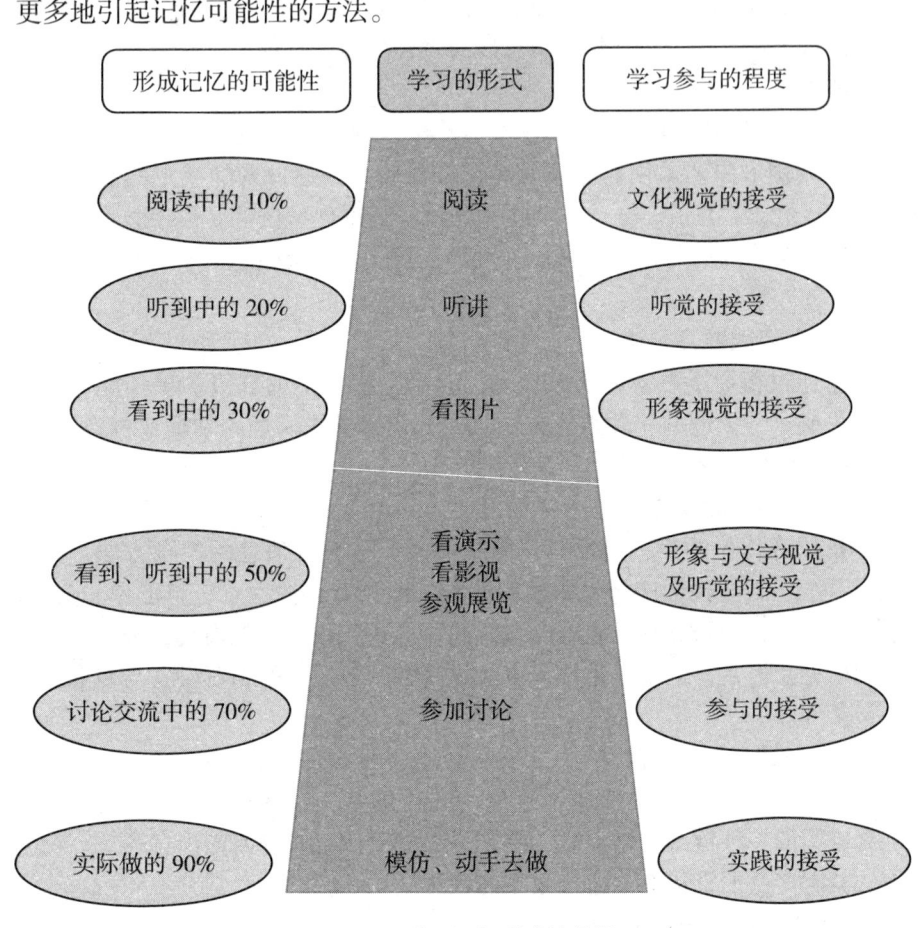

图 3-2　学习记忆形成效果图

四、健康教育中的沟通原则

（一）沟通的性质
　　健康教育中的沟通就是以健康的维持、健康促进及疾病康复为目标，护士利用书面、口头、肢体、媒体等辅助性语言，把健康知识和技能在个人或群体间进行传递，加强信息交换的过程。

（二）沟通的原则
　　1. 信息的双向传递　在健康传播中一定要注意学习者的反馈，只有双向的信息传递才是有效的沟通。

2. 态度中立不评判 护士在沟通中一定要注意保持中立的态度，不评判学习者的行为或知识欠缺，建立信任，促进形成有效沟通。

3. 尊重对方保守私密 沟通中难免会涉及一些个人的生活情况或隐私，做到尊重对方、保守私密，既是护士职业道德的要求，也是沟通中要遵循的原则。

4. 态度诚恳举止得当 护士在与学习者的沟通中要注意自己的仪表、礼仪，运用好肢体语言，以诚恳的态度对待学习者。

（三）沟通的类型

沟通根据不同的划分方法可分为不同的类型，每种类型的沟通都与护士的健康教育及健康促进活动有着密切的联系。

1. 语言沟通 语言沟通（verbal communication）是人类最基本的沟通形式，并给交流带来了极大的方便。护士与学习者的语言交流贯穿于健康教育及病人的整个住院治疗与护理过程。对护士语言的基本要求是：亲切、自然、得体。

2. 非语言沟通 非语言沟通（nonverbal communication）包括表情、体态、动作、语音、语调等方面。表情与体态是对语言交流的必要补充，有时也会产生特定的效果。例如，护士整洁的服饰、亲切自然的表情、得体的姿势，会给学习者留下良好的印象，并对护士的护理活动产生信心；相反，护士仪表不整、表情冷漠、体态不雅，会增大护患间的感情距离，并对护士工作的正确性和责任感产生怀疑。在护理工作中，护士既要注意自己的表情和体态，同时，也要特别注意病人及家属的表情和体态所传递的信息。如果学习者紧锁眉头，可能是疼痛或有其他忧虑；如果学习者眉头舒展、表情喜悦，则说明教育或护理效果良好。

触摸（touch）也是非语言沟通的一种形式。人体触摸在护患沟通与交流过程中具有特殊的价值和意义。例如，握住悲伤病人或家属的手臂，表示护士的关心；对视力障碍者，触摸可引起注意，起到加强沟通的作用；触摸老年病人，使他们感受到温暖和关爱；在儿科病房，必要的抚摸、拥抱，可使小病人减少恐惧，身心得到较好的发展。

3. 书面沟通 书面沟通（written language communication）是语言、表情和体态交流的进一步完善和发展。在护理健康教育中，书面沟通有多种多样的形式，如健康教育通信、墙报、标语、图书、展览等，都适合采用书面交流的形式。

书面沟通使不见面沟通成为可能，从而进一步扩大了交流范围和内容。但书面交流要以一定的文化作为基础，教育者和受教育者必须有相近的文化水平，才会使书面交流得以进行，并获得预期的效果。

第二节　传播方法与技巧

一、讲授与座谈法

（一）讲授法

讲授法是广泛应用于各种教育的主要教学方法，通过护士的语言系统把知识传授给学习者。护理健康教育讲授主要是针对病人或健康人群，通过集中讲授某一专题的健康内容，达到向学习者传递相关知识的目的。例如对糖尿病病人集中讲授糖尿病基础知识和自我护理方法。运用讲授法进行护理健康教育与健康促进的基本要求是：

1. 了解学习者　讲授的目的是感染、说服学习者接受教育内容。要做到这一点，护士首先必须了解学习者，包括他们是谁？背景如何？为什么来听讲？他们对主题了解多少？学习者有何需求等。对学习者了解得越多，讲授越有针对性，成效就越好。

2. 充分准备讲稿　讲稿是讲授的依据，要准备一份好的讲稿，首先要熟悉讲授的内容，拥有大量翔实的信息。一般讲稿的结构可分为前言、主体和结论三部分。经验不多的护士往往要将讲稿的全部内容详细写出来，同时列一份讲课提纲。为提高讲授效果，有时要采用幻灯、投影、图片、表格等。

3. 运用讲授技巧　讲授主要通过语言和肢体语言的表达来实现。语言表达可用速度（与听者的思维一致）、语调（调动激情）、音量（让所有的学习者听到）、吐字（清晰）、停顿（控制节奏）五个要点加以控制效果。体语是用身体的动作表示某种意义，具有替代、辅助、表露、调适的功能，可增强语言效果。体语包括姿势（稳重）、手势（适当）、活动（有目的性）、眼神与表情（与学习者保持接触）、着装（得体）五个方面。

4. 留有解答时间　讲授阶段一般是单向交流，而讲授过程往往是双向交流，即讲授过程中特别是讲授后，要留出时间给学习者答疑。答疑可采用课堂即时提问的方式，也可让学习者把问题写在纸条上交给护士，护士收纳总结后一并回答。护理健康教育知识的讲授必须特别注意语言的通俗性，讲授中遇到专业性较强的术语时，要专门加以解释或用板书说明。

（二）座谈法

座谈法是通过召开座谈会的方式，大家畅所欲言，各抒己见，就一个或多个问题展开讨论，并取得共识的一种教育方法。应用座谈法开展护理健康教育有助于及时了解多数学习者的健康状况，针对共性问题给予解答，扩大学习者之间以及护患之间的了解和认识。应用座谈法进行护理健康教育与健康促进的基本要求是：

1. 做好计划和突出主题　召开座谈会之前要拟定好计划，明确时间、地点、参加人员、座谈内容、主持人等，并将以上内容通知给每一位参加座谈的人员。座谈主题应是参加人员共同关心和感兴趣的问题。座谈会主持人在宣布座谈会开始，阐明主题后，要鼓励大家积极发言。每人发言后要作简要总结，肯定发言内容，引导其他人积极发言。发言过程中，主持人可以就有关问题进行讲解或演示，但占时不宜过多，避免喧宾夺主。

2. 过程中加以引导　当座谈偏离主题时，护士要及时给予纠正。例如大家在讨论冠心病的预防时，开始可能会出现冷场，护士可请大家分别谈谈自己的发病过程。在座谈时，学习者可能会谈及一些不利健康的话题而产生负面影响，护士要及时纠正，调整话题。

3. 结束时作出总结　座谈会的总结要简要、明确，肯定座谈的效果，指出尚未解决的问题。座谈结束前，还要注意征求与会者对护理工作及座谈会的意见和建议，以便及时改进工作。

二、谈话与咨询法

（一）谈话法

谈话法是护士根据学习者已有的知识和经验，通过提问，引导学习者对所提问题得出结论，从而获得知识并解决问题的一种教学方法。谈话法在护理健康教育中被经常应用。运用谈话法进行护理健康教育与健康促进的基本要求是：

1. 谈话前做好准备　护士要对谈话内容及谈话对象有充分的了解。例如，护士与一位肠梗阻学习者进行谈话前，首先要对该学习者的身体情况、精神状态、疾病过程、文化程度、社会背景等情况了解清楚，以便使谈话更具有针对性。

2. 谈话按计划进行　谈话前，要拟订计划和时间。例如对肠梗阻病人依次做好入院教育、住院教育、出院教育的健康教育计划，并按计划进行。

3. 注意提问技巧　提问的目的在于获得信息和反馈信息，建立了解和沟通。谈话过程一般先采用封闭式提问，后采用开放式提问。例如对肠梗阻病人首次谈话时问："您以前得过这种病吗？"（封闭式提问）"把您这次得病的过程谈一谈好吗？"（开放式提问），针对学习者提出的疑问，进一步深入谈话内容并给予恰当的回答，使谈话得以顺利进行。

4. 启发学习者　谈话过程应鼓励学习者积极思考讲授的内容和护士提出的问题，给学习者充分思考、回答问题以及让他们提出自己看法的时间。

5. 恰当地结束谈话　谈话主题完成后，要选择恰当的方式结束谈话。

谈话法的方式可分为正式交谈与非正式交谈。按教育程度进行的谈话属于正式交谈，要有谈话计划及谈话记录有时病人会临时提出一些问题和疑问，护士要根据情况给予解答；护士也可在查房、晨间护理、输液时问一些学习者的情况。这种非正式交谈是对正式交谈的必要补充，可进一步巩固教育效果并密切护患关系。

（二）咨询法

咨询是一种双向交流形式，交流双方都有共同的求知探索欲望，尤其是护理健康教育咨询，病人为了弄清自己的疾病往往急切地希望了解有关知识；而护士通过回答病人的询问，既可以密切护患关系，又能够向病人及家属传授健康知识并指导其建立健康行为。采用咨询法进行护理健康教育与健康促进的基本要求是：

1. 有针对性地回答提问　咨询的目的主要是回答咨询者的提问，要细心聆听咨询的问题，并快速思考恰当的答案，但不要急于作出结论，必要时可向咨询者提出有关问题，以丰富问题内涵，掌握更多的信息，以便准确地回答咨询。

2. 恰当地回答咨询　学习者来咨询的目的，往往希望得到正面的肯定答复。护士应给予适当的回答，对自己一时回答不了的问题要如实相告，并说明自己将想办法答复或指出获得满意答复的渠道。例如"我对这个问题不太清楚，等我查查资料，或请教别人后再答复您好吗？""这个问题，请您问一下为您做手术的大夫，会得到更好的解答。"

3. 注意咨询的场所　咨询一般是比较随意性的，可在病房、门诊、医护办公室等处进行。对一般的问题不必回避他人，但对涉及病人个人隐私及性生活等问题咨询时，则要在适当的场合进行，并注意为学习者保密。

三、小组法与劝服法

（一）小组法

小组一般是指为工作、学习等的方便而组成或划分的小集体，是开展护理健康教育的一种积极有效的形式。小组学习的过程是一种非正式的参与性学习，整个过程是护士与学习者之间的动态交流过程。因此，小组活动与传统的课堂教学相比较，具有鲜明的特点（见表3-1）。

表3-1　小组活动与传统教学的区别

	小组活动	传统教学
学习者的角色	积极参与	被动接受

	小组活动	传统教学
护士角色	组织者——引导、帮助小组成员学习、交流、研究	护士——传授知识、技能
目标	学习知识、掌握技能、改变态度	主要为提高知识水平
计划	小组成员参与选择与制订	主要由护士确定
过程	讨论、交流、相互帮助，强调合作	记忆、练习、竞争，缺乏合作
场所	灵活，可在任何地方	通常在固定的教学场所
动机	内部激励，以小组的共同兴趣和需要为基础	外部激励，以规定的学习目标为基础

采用小组法进行护理健康教育与健康促进的基本要求是：

1. 有共同的经历和意愿　患有同种疾病以及愿意参加活动者才有可能组成健康教育小组。例如，患有冠心病的一组学习者组成健康教育学习小组后，相同患病经历会使大家产生共同语言，能相互沟通信息、相互帮助。参加小组学习是一种自愿行为，不可强迫参加。

2. 教育者的角色　护士在小组活动中扮演的角色是组织者，应组织、引导、协助小组成员学习与交流，不可越俎代庖。在小组活动的初始阶段，护士可给予适当的组织协调及讲解，之后主要由小组成员自己活动。

3. 活动的组织　健康教育小组活动的时间每次以 1.5~2 小时为宜，时间太短难以奏效，长了又容易引起疲惫。活动地点应选择安静、干扰少的地方，并让参加者感到方便和舒适。小组成员的人数一般为 6~12 人，若少于 6 人，则会使参加者感到局促；若多于 12 人，则不利于每个成员的充分参与。

4. 培养小组核心人员　小组活动的组织者在小组活动的初期可根据对小组成员的了解指定小组负责人，可以是 1 人，也可以是 2~3 人。护士应对负责人给予支持和辅导。

应用小组法进行护理健康教育，不但适合于医院，也适合于社区、学校及企事业单位。有条件的医院可建立社区护理健康教育活动小组，这对于巩固医院治疗效果，保护并促进学习者健康，将起到积极的作用。

（二）劝服法

劝服法是护理健康教育的独特形式，是护士以心理学为基础，试图通过信息交流来改变他人态度和行为的一种努力。劝服的最佳形式是面对面地进行教育，具有极强的个体针对性。劝服的结果是使受劝服者根本改变或部分改变不健康的态度和行为。

　　劝服的心理学基础，是使他人形成一定的态度或改变原有态度。态度是一种复杂的心理学现象，由认知成分、情感成分和行为成分构成。这三种成分在态度的结构中是协调一致的。例如一位心血管疾病病人对健康的原有认识态度是消极的，表现为对健康的片面理解的认知成分、对工作和他人急躁的情感成分、对疾病诱发因素不加注意的行为成分。患病后，通过护士的劝服，认知、情感和行为方面得到有效的改变。劝服的常用方法有：

　　1. 恐惧唤醒法　恐吓是最古老的劝服教育方法，人生接受的最初的劝服信息可能就是父母对刚刚懂事的小孩实施的恐吓唤醒。例如"狼来了""不要你了"，等等。护理健康教育过程中应用恐惧唤醒法的目的是运用恐吓作为刺激健康动机的手段，唤醒人们对现存的及潜在的健康威胁的重视，形成健康的行为和态度，改变那些有害健康的行为。应用恐惧唤醒法时应注意为劝服对象提供解决问题的可行方法，否则不宜用此法。例如警告冠心病突发心肌梗死可导致急性猝死时，必须同时告知随身备有保健盒，并采取正确的急救措施，即可转危为安。

　　2. 论证法　劝服之所以发生，必须是劝服者与被劝服者在某个问题上观点和态度不一致。劝服者为使对方改变态度，必须以一定的理由为依据，对劝服的问题进行论证，向对方证明其真实性、正确性和必要性。例如肥胖是导致心血管疾病、高血压、糖尿病等现代文明病的重要因素，但许多学习者并不接受节制饮食的劝说，甚至认为节制饮食会有损健康。要使这些学习者改变态度，护士必须掌握有关肥胖致病的理论基础和生活实例，通过直接证明法（如节制饮食减肥效果显著者的现场展示）、间接证明法（调查统计资料显示）等论证方法，最终达到说服学习者节制饮食的目的。

　　3. 循序渐进法　转变健康态度要循序渐进，不可操之过急，否则会适得其反，欲速不达。一般来说，要劝服对象一下子改变多年的习惯不太容易，但对小的而且容易实现的要求往往很难拒绝。一旦接受了小的要求后，再接受一个更高的要求就有了继承关系，心理上就会感到顺理成章。例如劝服每天吸烟两包的人戒烟，让其立即终止吸烟是难以接受的。较适宜的办法是劝他先每天少吸 2 支，经过一段时间后再少吸 4 支、6 支，逐步递减，最终达到戒烟目的。如果在劝服中不注意循序渐进，忽视被劝服者的承受能力，贪高求快，其结果往往事倍功半，甚至事与愿违。

四、读书指导与墙报法

（一）读书指导法

读书指导法是护士指导学习者通过自学有关图书获得知识的方法，对培养学习者的学习能力和习惯有重要作用。特别对于一些文化水平较高的人，采用读书指导法，会获得比其他方法更好的教育效果。因为这些学习者有较强的求知欲望和读书习惯，为他们提供适当的健康教育或科普读物有助于他们更快、更好地接受并掌握大量的健康知识和技能。但是，读书指导法不是把书交给学习者就完事了，要针对以下几个方面给学习者以具体的指导：

1. 帮助学习者选择书籍或资料　护士要对适合学习者阅读的书籍了如指掌，并根据学习者的文化程度告诉他们应读什么书。最好能在病房备一些基本读物或帮助学习者买到应该读的书。

2. 对学习者进行读书方法指导　当护士为学习者选择了一本健康教育书籍时，要说明为什么要选择这本书，这本书有哪些特点，阅读时应注意什么，应做哪些读书笔记。同时，还要嘱咐学习者注意读书时循序渐进，不要急于求成，根据自己的身体状况，制订学习计划。

3. 及时检查效果解答疑问　任何一本书，即使针对性极强，也不可能解决学习者的全部问题。护士要及时检查学习者的读书效果，回答读书中遇到的疑问，还可以指导学习者读一些相应的参考书，以扩大读书范围和效果。

（二）墙报法

墙报是一种布置在墙上的黑板、展牌、灯箱等的宣传形式，其设备简单，形式多样，图文并茂，为群众喜闻乐见。利用墙报进行科普宣传，是医院护理健康教育的重要形式，应充分加以利用。设计和制作墙报进行护理健康教育与健康促进的基本要求是：

1. 必要的材料准备　制作墙报不需要昂贵的材料和设备，一般只需要黑板、纸张、颜料或粉笔等就可以工作。灯箱墙报是利用已制作好的灯箱橱窗，只需定期更换内容即可。

2. 培养办报人才　墙报制作不需要特殊的艺术人才，但制作者也要能书写工整，稍懂绘画知识和排版技巧，才能把墙报办得生动活泼、引人注目。病房的墙报最好一段时间内由1~2人负责，可以充分发挥和调动年轻护士的作用。

3. 墙报内容科学准确、短小精悍　不能将不确切的或正在研究中的医学或护理问题登载在墙报上，也不能登载一些可能引起读者误会或反感的内容。例如在肿瘤病房的墙报上，应刊登一些科学准确地战胜癌症的方法和实例，不宜刊登某种癌症的死亡率有多高，甚至"五年存活率很低"等内容。每篇文章一般200~300字，不可长篇大论。墙报文章形式要灵活多样，除科普短文外，还可以用诗歌、谜语、漫画、照片等多种形式，把墙报办成护理健康教育的"轻骑兵"。

4. 墙报形式要丰富多彩　墙报办得是否有人愿意看，除了内容好以外，形式也要引人入胜。要做到标题鲜明，形式活泼，版面疏密相间，配以图案、花边和色彩，做到新颖活泼，美观大方。字迹一定要大小适宜，书写端正，切忌潦草或使用不规范简化字和自造字，更不应出现错别字。

5. 注意积累墙报资料　每期墙报的文字或图像资料都十分宝贵，要及时收好备存，以积累墙报资料。墙报更换时间要适当，一般以半月一期或一月一期为宜。

五、演示与操作法

（一）演示法

演示法是护士配合讲授或谈话，将实物、标本、模型等教具展示给学习者，或向学习者作示范性实验，来说明和印证所传授的知识或所示教的技能。其作用是，能够使学习者获得感性认识，加深对知识的理解，形成正确、深刻的印象，引起兴趣和注意力，巩固所学知识。

健康教育与健康促进中可应用演示法的地方很多。例如把大量吸烟死者的肺标本与不吸烟死者的肺标本对比展示给吸烟者，说明吸烟对肺的危害，会有效地劝导其戒烟或减少吸烟量。运用演示法进行护理健康教育与健康促进的基本要求是：

1. 多方式了解演示对象　要使学习者能看到演示的对象，并尽量能够听到、嗅到、摸到。例如，指导胰岛素自我注射法，首先要让学习者看清胰岛素药瓶、注射器及包装等，可让学习者持注射器在模型人上或自己身上试扎。演示过程的每一步也要让学习者看清楚。

2. 关注主要演示内容　要使学习者注意观察演示内容的主要特征，不要使注意力分散到细枝末节上去。例如，为心血管疾病学习者演示血液循环系统的电动模型，应把重点放在心脏血液循环的现象上，告诉学习者观察什么、注意什么，同时提出问题，把学习者的注意力引导到演示的目标事物上去。

3. 观察变化情况　要提示学习者观察演示事物的变化、发展和活动情况，以便获得完整深刻的印象。例如，演示糖尿病血糖测试时，当试纸发生变化时，要及时提醒学习者注意，并掌握取出试纸的时间，与标准图谱对照。

4. 演示要适时适当　演示要与讲授、谈话配合应用，演示前要做好讲解，在使用时展示教具。过早地把教具拿出来，会分散学习者的注意力，降低学习者兴趣。每次演示的内容不宜过多。

5. 演示结束要总结　演示过程要适当配合讲授或谈话，引导学习者观察和思考。演示结束，要作出一个明确的结论。

（二）操作法

技术操作法是学习者在护士的指导下，学习并掌握一定的知识、技术的教学方法。操作法对健康教育具有特殊意义，可以帮助学习者形成自我护理能力，提高生活和护理质量。应用技术操作法进行护理健康教育与健康促进的基本要求是：

1. 明确目的、掌握知识　护士要使学习者明确操作的目的，掌握有关技术的基本知识。例如，让病人及家属了解胰岛素自我注射技术将给糖尿病学习者的生活和健康带来极大方便。操作前护士要详细讲解注射方法和注意事项，使操作者对胰岛素注射程序有清晰的认识。

2. 让学习者掌握正确的操作方法　要教会学习者胰岛素注射的方法。护士首先要详细讲解注射用品、程序、要领，同时通过示范，使学习者获得关于胰岛素注射技术的清晰表象，然后让学习者自我练习。

3. 有步骤地进行练习　根据学习者的年龄、文化程度、动手能力的不同进行操作技术指导。例如指导胰岛素自我注射时，很多人对打针有恐惧感，要在技术操作指导的同时，做好心理疏导。在学习者练习过程中，要不断地鼓励他们大胆实践，对错误的动作要给予及时纠正。

4. 强调技术规范　在学习者掌握了基本操作后，要强调技术的规范性，提高操作水平。例如学习者掌握了胰岛素注射技术后，要指导其选择手臂三角肌、腹部、大腿等部位注射，有计划、按序地更换注射部位。

第三节　特殊人群健康教育信息传播方法与技巧

一、儿童信息传播

除了儿科护士之外，其他科室的护士也免不了与孩子们打交道。在整形外科、口腔科、五官科、皮肤科，儿童学习者占有很大的比例。因此，大多数护士都需要学习与病儿及其家长交谈的技巧。护士学会语言的巧用，关心、体谅和理解小病人，无疑将得到更好的健康教育效果。以下是与儿童学习者沟通与交流的基本方法与技巧：

（一）创造欢乐友好的学习气氛

儿童诊室与病房的设计要有欢乐的特点。室内光线要明亮，装饰宜采用暖色调，配以有趣的壁画、小桌子、小椅子以及必要的玩具和游戏设备，那些"吓人"的设备（如氧气瓶），不要放在儿童诊室或病房里。护士见到孩子时，应微笑相迎，亲切地称呼孩子的名字，招呼孩子及家长坐下，面对面地开展交谈。

（二）守秘是普遍遵循的原则

为学习者保守秘密是医护人员应普遍遵循的原则，对儿童学习者也不例外。护士与儿童学习者交谈时，一般可不回避其他人，但如果认为有必要或家长提出要求，可请其他人离开。正式交谈结束后，还可进行一会儿非正式交谈，护士可以回答一些家长的提问。如果孩子有表达能力，还要听听他们的意见。

（三）家长提供的资料

病儿的大部分资料是靠家长提供的，护士对病儿的健康教育在很大程度上是通过家长实现的。因此，护士要十分注意通过家长，特别是母亲，来了解病儿的情况，有时与父亲交谈也有必要。对家长的陈述要结合客观检查作出判断，不要误入歧途。因为，有的父母常夸大病儿情况，而有的父母则将病儿情况说得很轻。护士与病儿家长交谈时，有些情况不希望孩子知道，此时应设法让孩子回避。

（四）来自病儿的资料

直接从具有表达能力的病儿那里获得疾病资料进行健康教育，比通过父母进行这些工作会更有意义。与病儿交谈时，护士的视线应与孩子的视线平齐或稍高。护士要面带微笑，声音柔和，不紧不慢，亲切地称呼孩子的名字。语言要体现平等，符合孩子年龄的要求。必要时通过适当的触摸，对孩子予以鼓励。

（五）安慰和解释

安慰和解释是医疗护理过程中最重要的一部分，对儿童学习者更是如此。大多数家长带孩子学习健康知识的目的，是希望得到真实的解释和适当的安慰。例如病儿住院后，家长迫切希望了解自己孩子的病情、病程、危险程度、疗效等情况。护士适时做出客观的解释，会令家长一颗悬着的心放下来。当然，护士的解释要有科学根据，还应注意与医生的口径保持一致。

二、老年人信息传播

老年人，无论在生理功能、精神状态，还是性格特征、生活经历上，与其他年龄层存在着巨大差异。大多数老人性情随和，易于交往，但也有一些老年人性格古怪，难以沟通。因此，护士应该了解妨碍与老年人交流的因素，掌握交流的基本技巧，以满足老年人的身心需求，维护老年人的健康。护士与老年人的交流应注意以下四个方面：

（一）尊重

老年人希望被人尊重，包括被人认可、重视，有一定的地位和尊严，给人以良好的印象和受人爱戴，得到良好的待遇等。由于老年人社会交往能力降低，心理障碍增加，甚至失去家庭的帮助，会经常感到不被尊重。护士在与老年人交流时，首先要尊重他们，主动打招呼，耐心听取他们的叙述，尽力帮助解决所提出的问题，想办法克服交流中的障碍，如语言、听力、视觉等方面，使老年人感到受重视，帮助他们树立自信心。

（二）情感

人到老年，由于各方面的变化，会产生诸多的不适应，情感也会发生改变，其中失落感是最明显的变化。与老年人的交流在一定程度上是对这种失落感的填补。在交流中，护士适当地引导老年人回忆往日的生活经历，会大大增加老年人接受健康教育的兴趣。对老年人多年生活中形成的一些习惯，如吸烟、喝酒等，不要给予严格的限制，引导其减量到不构成对健康造成严重危害的程度即可。

（三）交往

老年人的失落与孤独，很大程度上来自社会交往的减少。尽管客观因素不易改变，但运用交往的社会功能，在护理老年人的活动中，可以改善或减少老年人的生活局限。例如护士要多与老年学习者交流，并且这种交流不仅局限于正式的工作需要，而且还包括聊一些生活、社会、历史、文化的话题，这些都可能引起老年人的学习兴趣。事实上，护士特别是年轻护士在与老年人的交往中，也会学到很多有益的健康知识和经验。

（四）服务

老年人因身体功能的衰退导致生活自理能力降低，加上疾病的困扰，使他们在住院过程中需要比一般病人得到更多的照顾。为老年学习者做好基础护理及生活照料，会进一步增加护患间的理解，为沟通和交流建立良好的基础。例如家属给老人送来了苹果，但忘记带水果刀了，这时护士如果准备一把水果刀并及时送上，会使学习者感到无微不至的关怀，从而对护士产生良好的印象，并愿意与之沟通和交流。

三、临终者信息传播

在我国，仅能存活 2~3 个月的学习者，被认为是处于"临终"阶段。在此期间，对其实施的诊断及护理，称为临终关怀。其宗旨是，尽量减少学习者的痛苦，增加舒适感，消除对死亡的恐惧与焦虑，帮助关怀对象实现临终愿望，达到死者安然、生者无憾的目的。

出乎意料的是，临终学习者很少愿意谈论他们的病情，或者听医生、护士的反复解释。学习者往往以某种方式来证实自己面临死亡的事实。此时，他们将平静而体面地开始处理手头的事务，尽最大努力减轻生者的麻烦和痛苦。随着死神的临近，无论学习者年轻还是年老，都希望照料他们的医生、护士能够成为他们人生最后历程的亲密朋友。

护士与临终学习者交流的话题值得探讨。如上所述，处于临终阶段的学习者对于自己的病情，已没有太多的兴趣。医生和护士所能做到的，就是减少他们的痛苦，尽量增加其生存的舒适感。护士此时与学习者的交流内容如果还是健康知识和技能的既定目标，无疑将给学习者带来麻烦。这时，学习者如果还有交流的能力和需要，不妨谈些疾病以外的话题，而对临终者一生给予一定的肯定和赞扬，会给他们以更多的精神支持，使他们感到此生有意义，死而无憾。

临终关怀的对象不仅仅是即将走向死亡的人，还包括陪伴学习者左右的家属，特别是临终者的妻子或丈夫。对学习者而言，死亡是痛苦的结束，但对于家属，死亡却是一种陌生生活的开始，令人难以想象。因此，护士必须把关照学习者家属作为临终健康教育的一部分。经常倾听他们的诉说，允许他们倾诉其全部的内心感受，并给予积极的心理支持。可以想象，当家属从护士那里得到必要的心理支撑时，无疑会把这种支撑直接地转移给学习者，从而使学习者感到安慰和放心。

四、"性"问题信息传播

不可否认，护患沟通中可能会遇到"性"的问题，并且这往往会成为双方交流中的一个障碍。事实上，一方面性功能是人体生理功能的一部分，因为敏感，性问题又可能给人带来严重的心理问题。此外，性问题还有一定的社会因素，另一方面医护人员因为工作需要，学习者因为生理和心理需要，双方都有就性问题沟通与交流的愿望。因此，性问题在护患交往中有时是不可避免的。

（一）护理评估时的性调查

护士要通过护理评估对学习者情况作全面了解，其中涉及性问题，学习者如果有下列情况，护士则有必要就性问题做适当的询问：

1. 学习者主诉提示性问题的症状或感受。
2. 学习者主诉提示性病或生殖器官疾病。
3. 学习者患有可能导致性功能障碍的糖尿病、酒精中毒、多发性硬化症、严重的关节炎等疾病。
4. 学习者经常服用影响性功能的药物，如某些降压药、精神治疗药、利尿药等。
5. 婚姻关系不和谐或出现更年期症状。
6. 第一次妊娠或避孕措施失败。

（二）护理诊断中涉及的性问题

在 NANDA 护理诊断中，"性功能障碍"与"性生活形态改变"两项诊断，可对性问题评估获得的资料作出进一步的判断。如果问题较为严重，护理诊断可以成立，在下一步的护理健康教育计划、实施、评价中，应予以积极的考虑。

（三）采集病史时涉及的性问题

护士在采集病史谈论有关性问题时，既要委婉，又要直言不讳；要与学习者建立和谐的关系，提问题要明确，切忌含糊不清。护士的神情要专注、从容，表示出交流与关心的愿望。语言要通俗易懂，既不要太专业化，也不要流于粗俗。

（四）特殊人群的性问题

1. 未婚先孕者　在年轻的就诊者中，可能有一些未婚先孕需要流产或过度手淫请求帮助者。此类就诊者一般处于青春期向成年期过渡阶段，生理和心理尚未完全成熟，需要给予更多的关心，切不可对他们冷漠、轻视，甚至冷嘲热讽。这是与护士的职业道德相违背的，甚至可能酿成严重的后果。同时，对当事者也是严重的伤害，使护士形象受到严重损坏。

2. 性功能障碍者　对性功能障碍或性生活形态改变的学习者，护士要酌情给予治疗性交流。这种交流因为是专业性的，护士可以直言不讳，谈话的内容及建议要有充分的科学依据，对谈话对象从他人或社会游医那里获得的不正确的认识或态度，要给予必要的纠正。

总之，护患之间关于"性"问题的交流，会有一定的难度和障碍，但如果护士对谈话对象表示出真诚的关心、体贴和理解，交流时从容不迫，大多数性功能障碍或性生活形态改变者，会愿意向护士倾诉其内心痛苦的。

本 章 小 结

本章主要讲述健康教育与健康促进信息传播的概念和各种传播方法的具体内容。健康传播是健康教育与健康促进的重要手段和策略。健康教育与健康促进信息传播方法多种多样，根据不同的教育方式可分为三类，即语言与文字传播方法、实践与形象传播方法和电化传播方法。这些教育方法以"人人健康"为出发点，通过运用各种传播媒介、渠道和方法，为达到维护和促进人类健康的目的而进行健康信息的交流和传递。

语言与文字传播方法是通过语言的交流与沟通及一定的文字传播媒介达到护理健康教育与健康促进目标的一种方法，其特点是不受时间和空间条件的限制，随时随地都可以进行，具有较大的灵活性。它主要包括讲授座谈法、谈话咨询法、小组劝服法、标语传单法、读书指导法与墙报法及健康教育处方。语言与文字传播方法既可以针对大众进行广泛宣传，又可以针对个体进行个别宣传，而且学习者还可以对宣传内容进行反复学习，花费上也比较经济，因此临床用途非常广泛。

演示与操作法，是通过进行演示教学和指导学习者的实践操作进行自我或家庭护理的一种教育方法，是以锻炼学习者掌握一定的健康护理技能为目的，在护理健康教育与健康促进工作中发挥重要作用。

在特殊人群的信息传播内容中，介绍了与儿童、老年人、临终者以及性问题的信息传播与沟通，其中应该共同遵循的是尊重和保守私密的原则。

（王撬撬 包家明）

边 学 边 练

俞女士，57岁，退休工人，小学文化，因"双足麻木，视物不清6年"来院就诊（症状出现多年却未正规诊治过）。急诊血生化提示：空腹血糖10.9mmol/L；快速血糖测定：随机血糖16.7mmol/L。拟"2型糖尿病，糖尿病神经病变"收入内分泌科住院治疗。病人形体消瘦，精神萎靡，自诉双足麻木，感觉迟钝，四肢疼痛无力。病人寡居多年，信奉基督教，儿女孝顺，但均在外地工作。因初次入院，病人情绪焦虑，尤其对疾病预后表现出异常担心。护士采用怎样的信息传播方式为该病人提供健康教育知识呢？

一、参观法与展览法

1. 参观法　入院时护士陪同俞女士参观病室环境，并把同室的病友介绍她认识，减少其因环境陌生带来的焦虑情绪；因病人对糖尿病缺乏了解，护士带领病人参观病区糖尿病健康阅览室，让其加深对糖尿病的初步认识，尤其让病人观看糖尿病足部护理的图片，强调足部护理的重要性。

2. 展览法　医院每周三下午定期举办小型糖尿病护理知识展览，由护士担任讲解员，用文字、漫画、图解等形式宣传糖尿病有关知识。俞女士文化程度不高，对展览内容不太理解，护士全程陪伴，及时给予详细解答，指导病人如何进行自我护理，并通过录像方法形象地教会病人胰岛素注射及尿糖、血糖自测方法。

二、演示法与操作法

1. 演示法　护士教俞女士认识胰岛素制剂和1ml注射器等。①告知胰岛素针剂必须存放于冰箱，说明0.4ml胰岛素即相当于胰岛素1个国际单位，指导病人如何换算。②准备演示使用模型人，在模型人手臂三角肌、腹部、大腿等部位反复演示注射方法，尤其强调如何选择注射部位和进针角度、深度的把握。③考虑俞女士家庭经济不宽裕，重点介绍尿糖测试方法，讲解尿糖测试目的和测试时间，演示自测尿糖的方法，重复演示，直到病人能够掌握理解。④讲授足部护理和肢体按摩方法并反复演示，让病人明白如何才能够延缓糖尿病足等并发症发生。

2. 操作法　俞女士对演示内容理解后，指导她亲自在模型人身上进行练习。从简单到复杂，首先学会正确抽吸胰岛素和选择注射部位，然后进一步强调技术的规范性，如进针速度和进针深度，提高操作水平；对足部护理具体方法，如洗脚水温配制、鞋子正确选择、行走时间把握等，均要求俞女士反复操作练习；尤其是尿糖测试方法，需要她能够掌握，而且必须让她意识到自我护理能力的提高对保持血糖稳定和进一步延缓并发症的发生至关重要。护士亲自陪同练习，操作上出现问题给予及时纠正，直到完全掌握。

练　习　题

【简答题】

1. 拉斯韦尔五因素传播模式是如何解释复杂的传播现象的?
2. 健康教育与健康促进信息传播方法共有几种? 如何分类?
3. 如何选择最佳的信息传播方法?
4. 小组法中小组活动与传统的课堂教学有何差异及共同点?
5. 如何与儿童、老年人、临终者进行交流?

【选择题】

1. 拉斯韦尔五因素传播模式把复杂的传播现象用（　　）高度概括
   A. 传播者、信息与讯息、媒介、受传者、效果
   B. 感知、刺激、效果、媒介渠道、信息
   C. 受传者、效果、信息、资讯、媒介渠道
   D. 信息需求、欲望、内容、媒介、受众
   E. 媒介渠道、效果、信息、内容、传播者

2. 参观展览这种健康教育形式，学习者对学习内容能形成的记忆概率为
   A. 10%　　　　B. 20%　　　　C. 30%　　　　D. 50%　　　　E. 70%

3. 肿瘤科的护士小李如何为新入院的病人进行健康教育宣传? 如何像跟病人聊天一样进行宣教? 请问健康教育中信息传播的方法包括
   A. 讲授法　　B. 座谈法　　C. 谈话法
   D. 咨询法　　E. 以上均是

4. 演示法的优点在于
   A. 加深对知识的理解　　　　B. 深刻的印象
   C. 引起兴趣　　　　　　　　D. 提高注意力

E. 以上均是

5. 实习护士小刘，很勤快，平时与病人说说笑笑相处得很好，但有一次在交流中，病人老王却向她发了脾气，弄得小刘有点丈二和尚摸不着头脑。请问小刘与老王交流应特别注意

A. 倾听　　　B. 尊重　　　C. 安慰　　　D. 解释　　　E. 信息

第四章

护理健康教育与健康促进规划设计

【学习目标】完成本章学习后，学生应该能够
识记：1. 说出健康教育与健康促进规划设计的概念及原则。
    2. 简述健康教育与健康促进规划设计的 PRECEDEPROCEED
       模式。
    3. 描述规划实施的 SCOPE 模式。
理解：1. 叙述社会需求及流行病学评估的内容和方法。
    2. 举例说明制订总目标和具体目标的方法。
    3. 阐述规划设计的过程。
    4. 辨别规划评价的种类及内容。
运用：1. 运用健康教育与健康促进规划设计的程序。
    2. 设计项目规划计划书。

　　健康教育与健康促进规划设计是基于研究目标人群有关健康问题及其特征，并形成该问题的理论假设，提出解决该问题的目标以及为实现这些目标所采取的一系列具体方法、步骤和策略。它为规划的实施奠定基础，同时又为科学的评价提供量化指标。

第一节　规划设计程序

　　规划设计（planning and design）是根据实际情况，基于目标人群现有的健康问题和特征，通过科学的预测和决策，提出解决问题的假设、目标以及为实现这些目标所采取的一系列具体方法、步骤和策略等所有活动的全过程。完整的健康教育与健康促进规划（项目）包括设计、实施、评价三个过程。这是所有健康教育活动中都不可缺少的三个重要组成部分，是相互制约、相互联系、密切结合的整体。设计阶段形成问题的理论假设，提出目标，为规划的实施奠定基础；实施阶段是按照规划所规定的方法和步骤来组织具体活动，实施干预措施并产生效应；评价阶段是完成大量工作后所得的原始资料经过初步统计学处理，从中得出结论，判断规定的目标是否达到以及达到的程度，并指导规划的进一步修订。规划的三个阶段循环运转，使得

护理健康教育与健康促进得以不断深入，它在整个健康教育活动中起着重要作用。规划设计应遵循以下原则：

1. 目标明确　每一项健康教育计划设计都必须有明确的目标（objective），所要达到的目标必须是明确的和可以测量的。因此，规划设计自始至终必须坚持以正确目标为方向，干预活动紧紧围绕目标展开，最终保证目标的实现。

2. 结合实际　要根据人力、财力、物力因地制宜地制订规划。在制订规划前必须作周密细致的调查研究，不仅是健康问题，还包括社会问题、习俗、传统观念、兴趣、文化水平、经济状况，以及工作中可能遇到的困难和障碍等。

3. 群众参与　强调社区干部和群众积极参与项目的制订及其全过程，这是保证项目成功的一个重要原则。规划必须是与群众息息相关并受关注度高的内容，这样才能吸引群众参与，得到广泛的支持，收到良好的效果。

4. 留有余地　规划是面向未来的，所以在制订项目计划时，要尽可能预见到实施过程中可能遇到的或发生的情况，留有余地，并事先预定应变对策，以确保计划的顺利实施，这可谓"弹性计划"。但在没有评价反馈、没有修改计划的指征时，不能随意更改计划，这是一项重要的原则。

5. 重点突出　计划的重点必须突出，切忌面面俱到、包罗万象。否则，势必造成目标含糊不清，干预分散，使有限的资源不能集中使用，致使计划难以奏效，同时也难以进行效果评价。

一、PRECEDE-PROCEED 模式

健康教育与健康促进规划设计的模式有多种，但应用最为广泛、最具权威性的首推美国著名健康教育学家劳伦斯·格林（Lawrence W.Green）提出的 PRECEDE-PROCEED 模式，该模式于 20 世纪 80 年代引入中国。格林首先提出 PRECEDE 模式，随着健康促进的飞速发展，格林教授进一步完善形成了 PRECEDE-PROCEED 模式。该模式强调在制订规划之前，先问为什么要制订该规划，再问如何实施该规划，必须在设计干预规划前对产生结果的重要影响因素作出诊断。此外，PRECEDE-PROCEED 模式的结构考虑了影响健康的多重因素，即影响行为与环境的社会因素，强调一切个人、群体行为与环境变革是多元的，因此规划的制订者应把这些因素作为重点干预的目标，制订多层面的规划。

PRECEDE-PROCEED 模式前后相互呼应，为规划设计、执行及评价提供一个连续的步骤。它可分为两个阶段：PRECEDE 着重应用于诊断，即需求评估；PROCEED 侧重于实施过程与评价过程。

1. 诊断阶段 PRECEDE（predisposing, reinforcing and enabling constructs in educational/environmental diagnosis evaluation）或称需求评估，指在教育、环境诊断和评价中应用倾向因素、促成因素及强化因素。

2. 执行阶段 PROCEED（policy, regulatory and organizational constructs in educational and environmental development）指执行教育、环境干预中应用政策、法规和组织的手段。

根据 PRECEDE-PROCEED 模式的程序，参照国外成功的模式，结合我国健康教育实际，本土化的规划设计程序可归纳为以下几个步骤：①社区需求评估；②确定优先项目；③制订目标和指标；④确定教育（干预）策略；⑤安排项目活动日程；⑥制订监测与评价方案。

二、社会诊断及流行病学评估

在制订健康教育规划时，首先不是考虑我们主观上要解决什么问题，而是某社区需要我们解决什么问题，哪些问题可以通过健康教育干预来得到解决，目前应优先解决的健康问题是什么。因此，必须做好社区需求评估，为计划的制订提供必要的资料、数据与依据。社区需求评估包括社会诊断与流行病学评估。

（一）社会诊断

社会诊断（society diagnosis）是一个通过客观的科学方法对社会主要健康问题和影响因素，以及与这些问题有关的组织结构、政策、资源现状进行确定的过程。社会诊断的目的是了解社会的特点，确定目标人群对自己健康需求和生活质量的判断。规划制订者需要通过多方面调查，了解人群的经济水平、生产类型、人口学特征、人均收入、生活状况等。通过对以上内容的充分了解，掌握人群的特点，特别是通过与各方人士座谈，了解人群需求是什么，让人们自己确定影响生活和健康的主要问题。

1. 社会诊断内容 社会诊断主要用于评估社区群众的需求与愿望，以及他们的生活质量。诊断内容包括客观指标和主观指标。客观指标包括：①社会性指标，即失业率、教育、经济、卫生政策与卫生服务等；②环境状况指标，即居住密度、空气质量等。主观指标主要是通过调查社区成员对生活质量的判断，如对生活的适应度和对生活的满意程度。

2. 社会诊断评估方法 评估方法有以下几种：

（1）召开座谈会：通过邀请当地卫生行政部门、爱国卫生机构、预防保健机构、社区管理机构的领导、专家、技术人员以及群众代表等参加座谈讨论，集中大多数人的意见和基层群众的要求，分析、研究、确定社区的主要健康问题。

（2）特尔斐法（Delphi technique）：又称专家调查法。这是由美国兰德公司发展的一种新型专家预测方法。它通过寄发调查表的形式征求专家的意见，专家在提出意见后以不记名的方式反馈回来；组织者将得到的初步结果进行综合整理，然后反馈给各位专家，请他们重新考虑后再次提出意见；经过几轮的匿名反馈过程，专家意见基本趋向一致；组织者依此得出预测结果。

（3）分析文献资料：从当地卫生部门、统计部门公布的信息资料、专题报告或发表的调查研究文献中获取有关社区人群健康状况、健康危险因素等方面的资料，通过分析研究，找出社区存在的主要健康问题。

（4）小组工作法：小组工作法（nominal group process）是选择那些对该地区某事件（或疾病）发生发展情况较了解的人组成若干小组，每小组人数以 5~7 人为宜。由主持人提出本地区目前主要的健康问题，然后进行表决，在答案中选出他们认为最重要的事项，并按重要性进行排序。该方法简便易行，由目标人群亲自参与，所得资料真实可靠，对掌握社会或疾病问题，探讨原因均有重要作用。该方法可以获得定量和定性两种资料。

（5）流行病学调查：当缺乏相关资料或资料缺乏代表性时，可进行现场调查，如采用快速流行病学评估法、抽样调查等。

（二）流行病学评估

流行病学（epidemiological）评估可发现哪些是社区最严重、最主要的健康问题和需要优先解决的健康问题，并分析哪些行为因素和环境因素是引起这些健康问题的危险因素及其影响最大的因素是什么，特别是行为危险因素在社区人群中的分布情况，为制订干预策略提供科学依据。流行病学评估与社会诊断具有互补性，两者可结合进行。国外有学者提出具有综合性的"5D"指标，即死亡率（death rate）、发病率（disease rate）、伤残率（disability rate）、不适（discomfort）和不满意（dissatisfied），以确定健康问题的相对重要性，揭示健康问题随年龄、性别、种族、生活方式、住房条件和其他环境因素的变化而变化的规律，特别是通过对与健康相关的行为危险因素发生、分布、强度、频率等的研究所获取的信息，往往就是健康教育和健康促进项目的干预重点。流行病学评估的目的是：①确定某健康问题受累的人群、性别、年龄、种族、职业等；②确定威胁社区人群生命与健康的疾病或问题；③明确影响健康问题的因素；④可采用的干预措施；⑤可以达到的效果和效益；⑥提出完善规划目标的行为与环境问题。

三、干预框架的确定

（一）干预框架的概念

干预框架（intervention framework）是通过社会诊断和流行病学评估，明确社区的主要健康问题，然后对健康问题的行为因素和非行为因素作出诊断，综合健康问题和行为问题并确定优先项目。健康促进规划的目标在于使目标人群自愿地改变行为和环境，而干预框架的制订主要是通过教育与组织的手段以确定影响行为与环境的因素。任何一种行为都是由多种因素决定的，并对行为产生不同影响。只有全面分析这些因素后，才能确定合适的干预框架。

（二）干预框架和措施的制定

1. 确定目标人群　目标人群通常可以分为三类。

（1）一级目标人群：指规划希望这些人群将实施所建议的健康行为，目标将最终通过他们的行为来实现，他们是项目的直接受益者。

（2）二级目标人群：指对一级目标人群有重要影响，能激发和加强一级目标人群行为和信念的人。

（3）三级目标人群：指决策者、经济资助者，以及对项目成功有重要影响的人。

2. 确定目标　明确了解目标人群需要解决的问题后，需要确定项目的总目标和具体目标以解决提出的问题。

（1）总目标：总目标（total objective）是一个项目要获得成果总的概括。它一般不描述结果何时可获得，也不说明达到的程度以及结果是如何获得的。例如，减少艾滋病在静脉吸毒者、其他有静脉吸毒危险者及性伴侣中的传播。

（2）分目标：分目标（minute objective）即具体目标，是为了达到已确定的总目标，而将要取得的项目具体结果。它是一种特定的目标，是通过已有的资源和具体的活动，在规定的时间框架内达到的目标。具体目标的描述应是用"增加……、减少……、降低……"等词使目标能够被测量。在制订具体目标时越明确，就越容易实现这些目标活动的具体结果。确定具体目标的一些要点：①目标一定要明确什么将要被改变；②目标一定要明确项目的目标人群；③目标一定是能够被测量的；④目标必须是切合实际的；⑤目标将要表明何时项目将获得成果。

3. 确定干预内容　教育内容的确定要遵照教育目标的要求。行为和环境的改变是通过知识、信念、态度、价值观的改变和社会的支持而实现的。行为的改变必须是自愿而不是强迫的，因此就需要通过教育来增加人们的健康知识，使其自愿地采纳有益的健康行为。

4. 确定干预方法　人群健康状况很大一部分取决于行为和生活方式。个人的行为受到知识结构、社会背景、个人经历和遗传因素等多方面的影响，必须开展多种教育活动。干预的方法多种多样，有组织的、政策的、法规的、教育的、个别指导和团体干预等方法。为使行为发生变化，必须开展立体干预活动。每一种干预方法都要适合于特定的环境和人群，不仅要考虑受教育者人群的特点和素质，还要考虑到教育工作者的交流能力。

5. 教育资源　教育资料主要有两大类：一类是视听资料，包括电影、电视、录像和录音磁带；另一类是阅读资料。无论哪一类资料都必须强调科学性、针对性、通俗性、趣味性。对资料来源、经费，资料的品种、数量、发放渠道，宣传器材设备等在设计书中都应有所规划，有所准备。

6. 队伍建设和能力培养　依靠什么力量开展项目活动，这是个关键问题。除广大医务人员、保健工作者和基层卫生骨干力量作基本力量外，广泛利用传播媒介，积极使宣传部门参与群众的健康促进和健康教育工作，支持社区健康规划。另一项很重要的工作是依靠社会力量，如工会、妇联、共青团、红十字会及科普协会等单位发动群众、组织群众。

健康教育的目标主要是通过受教育者的行为实现的，因此应指导工作人员如何影响受教育者的行为。培训目的有：①充分认识教育的目的及自己的职责；②培训传播的技能，提高教育、指导的能力；③培训工作人员如何处理那些与受教育者联系时所遇到的问题；④如何收集反馈信息、及时修改教育方法。

通过有效的培训，形成项目的技术队伍，增强项目人员对项目执行和管理的能力。

7. 确定具体活动日程　对各项活动进行的时间、负责人、所需经费等作出具体的安排，即作出具体的行动计划。行动计划一般以年为单位，可以用工作日程表的形式列出该年的行动计划。工作日程表中应包括活动内容、活动执行时间、负责人和所需经费等内容。

8. 质量控制　建立健全各级项目执行机构、人员的落实。建立系统、完善的质量控制与监测体系，及时发现计划、材料、策略及实施中的问题并进行调整。

四、撰写规划计划和评价方案

依据上述过程，撰写项目计划书以及评价方案，将项目过程落实于书面（见表4-1）。

表4-1　健康教育与健康促进项目计划书

内容	备注
1. 封面	项目名称、申请者、所在单位、邮政编码、通讯地址、电话、传真、电子邮件、申请日期等
2. 摘要	必须覆盖项目实施计划的全部基本要点
3. 背景分析	包括一般的背景情况以及需求分析
4. 总目标和具体目标	目的明确、具体可行、可测量
5. 策略和活动	具体写出活动时间、地点、内容、方式
6. 实施计划	包括实施计划、项目人员（单位）组成及分工等
7. 对技术支持的要求	项目需要的技术支持，如聘请专家等
8. 督导与评价	对项目过程进行指导、督查，并进行评价
9. 与其他项目的联系	
10. 推广应用	
11. 预算	
12. 项目人员	①项目主要成员共多少人、来自多少个单位，其中高级职称、中级职称者各有多少；②主要工作人员简历；③项目申请单位简介

规划评价是规划设计的重要组成部分。评价贯穿于规划设计、执行、评价的全过程，因此在规划设计书中必须明确各项评价内容、指标或标准、评价时间和评价方法、评价规划实施效率、评价各种教育活动是否按规划的预期程序实施及实施的效果。因此，在规划计划书中应详细列举各项活动的要求、预期目标、监察与登记详细内容，评估影响规划实施的因素，有利于对实施过程中存在的问题做出及时的调整。采用内部评价还是外部评价也应做出明确的规定。

五、项目预算

项目预算是一个财务计划，它详细地说明项目实施所需要的资源。在项目实施计划书第一部分摘要中，应简要说明项目预算。一个详细的预算在计划书的最后一部分将系统地计算需要投入和活动的预计费用。制订一个项目预算应注意以下几个方面：

（1）项目所有活动需要的经费都应被包括。

（2）项目实施人员应参与预算的制订，他们最了解哪些资源是必需的。

（3）当不能十分准确地确定经费时，一定要做出估算。

（4）在总的经费下，对所有具体的支出应分类详细计算。

（5）经费估计要切合实际，但切记预算只是一个预先的计划，并不是最后的费用和价格。

经费预算在项目活动计划中十分重要。正如美国学者格林在 PRECEDE 模式中所说："精确制订预算既是一种技巧，也是一门艺术。"既要保证各项活动有必需的经费，又要做到经费的合理分配和有效使用，尽量避免出现有的活动经费过于充足，而有的活动经费又短缺不足的情况。再精确的预算也只是一种估算，与实际的开支总会有一定的差距。因此，实际经费开支与预算之间存在一定幅度的差距是允许的，但做得好的预算应该使这个幅度不超过 10%。

编制经费预算要考虑多种因素，如活动内容、所需人力、所需工作日、所需设备物件、传播材料制作、活动发生地点等，与地点有关的是旅费和当地物价。还有一些因素也要考虑进去，如物价上涨在一个时间跨度大的项目中也应该是被考虑的重要因素之一。在对实施的过程进行评估时，经费执行率也是反映实施工作进展情况的一个指标。

经费执行率 =（按期使用的经费数额 / 预算的经费数额）× 100%

第二节　规划的实施与效果评价

规划实施是按照规划书的要求去开展健康教育与健康促进活动，实现规划目标，获得效果的过程，也是体现规划根本思想的具体活动和行动。没有有效的实施工作，再好的规划也只能是一纸空文。因此，规划实施是项目的主体工作部分，也是重点和关键。

效果评价是客观实际与预期目标的比较。规划评价是一个系统收集、分析、表达资料的过程，旨在确定健康教育与健康促进计划的价值，帮助决策的制订，是衡量一项规划是否成功和科学的重要标志。同时，评价对于改善正在执行的规划和着手新的规划，以及促进专业人员水平的提高都具有十分重要的意义。

一、规划实施的 SCOPE 模式

实施健康教育计划的过程是复杂的，包括的内容很多，涉及的方面也很多。虽然实施工作是实践性很强的工作，但也必须在理论的指导下进行。只有在理论指导下的实践才不会是盲目的实践，才能保证实施工作各个步骤的科学性。

健康教育与健康促进计划实施的 SCOPE 模式就是对实施工作的理论性总结。SCOPE 模式将复杂的实施工作归纳成 5 个大环节。这 5 个环节是：实施工作时间表（schedule）、控制实施质量（control of quality）、建立实施的组织机构（organization）、组织和培训实施工作人员（person），以及配备所需设备与健康教育材料（equipment and material）。

二、制订实施时间表

（一）时间表的意义

为了整个实施过程中有比较强的计划性，按时完成各阶段的实施工作，实施小组首先要做出一个科学的时间进度表。这个时间进度表是整个执行计划的核心，也是实现目标管理的体现。时间表是一个对照表，可以用来对照检查各项工作的进展速度和完成数量。在进行项目过程评估时，时间表是一个重要依据。按照按时完成工作项目占计划应该完成的项目数的比例计算出执行率。

执行率 =（按时完成的工作项 / 计划中的工作项）× 100%。

（二）时间表的制订与内容

实施计划时间表不是一个简单的时间计划，是以健康教育规划的进程顺序为主轴，以时间为引线排列出各项实施工作的内容、具体负责人、检测指标、经费预算、保障措施等内容的一个综合执行计划表。时间表的主要内容有：

1. 工作内容　包括各项具体活动，但不必将实施活动分解得过细，而是要将大的活动、主要的活动列进去。

2. 负责人员　每项活动的具体负责人。

3. 检测指标　检测该项工作是否完成的依据。

4. 经费预算　对每项活动的估计费用以及整个计划所需的费用。

5. 保障措施　项目能够顺利实施的一切保障措施。

制订时间表的重点是对准备实施的各项项目活动的实施时间进度进行计划，并对经费进行预算。时间的计划首先要保证整体计划按时完成，在保证整体计划按时完成的前提下合理安排各分项活动的时间。时间表的制订者在计划每项活动时应考虑其实际操作程序、运作过程、可能遇到的困难等因素。根据这些实际条件，结合以往的经验作出科学的安排。实际工作中许多活动是交叉进行的，在时间上是重叠的，因此除了考虑时间的计划外，还必须考虑人员投入，以免力不从心，甚至忙乱不堪，影响实施工作，拖延计划的完成。

三、组织协调与人员培训

（一）组织协调

健康教育与健康促进计划的实施是一项社会工程，特别是组织间的协调与合作需要多个部门的合作。社会有关组织、机构、团体是否被发动并参与到计划实施中来，是否和计划的执行部门协调行动并提供支持，是关系到计划能否顺利实施、实施工作能否获得预期效果的另一个关键。实施的领导机构可以通过多种途径影响当地政府，促进支持性政策的出台。

（二）人员培训对象及内容

1. 工作人员的选定　健康教育与健康促进计划的实施需要有与其相适应的人员。选定人员应该根据计划的具体内容确定，既要考虑到人员的数量，又要考虑到从中央到地方的专业能力。人员的数量以各部分工作有人负责和操作为准。

2. 人员培训方法　实施健康教育与健康促进计划的过程，就是工作人员把计划分解并用具体的方法表达和体现计划的思想，以及实现计划目标的过程。为了成功地完成这一过程，工作人员必须经过必要的培训。培训工作可使实施工作人员熟悉项目的管理程序，使其掌握相关的知识与技能，并学习新的工作方法。

（1）培训计划：制订培训计划是培训工作的基础。制订培训计划的依据是执行任务的需要和培训对象的需要。因此，在制订计划之前全面了解任务内容和评估培训对象的需求是很有必要的。参加制订培训计划的人员应是了解整体计划工作内容、项目目标、培训目标并具有教学经验的专业人员，这些人员应该参加项目所计划的各项培训工作。这样，他们能够熟悉培训工作的要求和培训方法，有利于培训工作。

培训计划的内容除时间、地点、课程、教师外，还应包括培训对象的基本情况及其需求，分析培训的具体目标、评价方法、培训前后的测试问卷、教材选定、所需教具、经费预算和后勤服务等。

（2）培训班组织：一个培训班的组织工作主要是教学和后勤两个部分。在教学方面要注意结合任务和培训对象的具体情况，尽量把培训班安排在适当的时间。后勤工作主要是保证好学员的饮食和休息，适当组织文娱活动，调节学习气氛。

（3）教学方法：健康教育与健康促进项目的培训工作是为了完成特定任务，针对有工作经验的成年人进行的教学工作。它不同于一般学校对学生的系统教学或基础训练，学员的学习也不像学校的学生那样是系统学习各科基础知识。对成人的培训多采用参与式（participant）教学方法。参与式教学方法要求教师能够调动学员的积极性，鼓励学员积极参与回答提问、讨论、游戏、角色扮演、现场实习、模拟练习等教学活动。

四、评价的方法与内容

（一）规划评价的内容

评价是对规划内各项活动的发展和实施、适合程度、规划活动率、规划效果、规划费用以及相关部门对规划的接受程序等作出认真分析，使该项目规划能够更切合实际，并有更高效率和更好效果。评价工作不是规划结束后才开始的，而是贯穿于规划设计、执行的整个过程。如果没有规划设计，规划评价也无从谈起，因此评价工作是一项系统工程。评价是规划不可缺少的一部分。

评价的核心内容是阐明当地实际规划活动的质量和效率、规划中设定的目标是否达到以及达到的程度，也为领导和群众提供有价值的反馈信息。评价结果也用以改善现有的规划、或决定是否终止现有规划或扩大规划，同时也为设计新的规划提供科学依据。评价内容通常包括以下几个方面：

1. 健康文化评价　包括与健康相关的知识、态度、动机、行为意图、个人保健技能和自我效能。

2. 社会行动和影响力评价　包括社区参与、社区赋权、社区规范和公众意见。

3. 健康公共政策和组织改革　包括政策、立法、法规、资源分配、组织改革、文化和行为。

4. 健康生活方式和条件评价　包括吸烟、食物的选择和可用性、体育活动、违禁药品的滥用、在自然和社会环境中对危险因素的保护比例。

5. 有效的健康服务评价　包括提供预防性服务、服务的可得性以及社会和文化的合适性。

6. 健康环境评价　包括限制其获得烟、酒和违禁品，为青少年和老年人提供良好的环境，远离暴力和毒品。

7. 社会结果评价　包括生活质量、功能的独立性、社会支持网络、辨别能力和公平。

8. 健康结果的评价　包括降低发病率、残疾率，可避免的死亡率，社会心理承受能力和生活技能。

9. 能力建设结果评价　包括可持续性的测量、社区参与和赋权。

（二）规划评价的类型

规划的评价应作为干预规划的组成部分，完整的评价应包括四种类型。

1. 形成评价（formative evaluation）　形成评价又称为诊断评价或需求评

估，是在规划执行前或执行早期对规划内容所作的评价，包括为制订干预规划所作的需求评估及为规划设计和执行提供所需的基础资料。形成评价主要评估现行规划目标是否明确合理、指标是否恰当；资源的种类和数量，资料收集方法是否可行；执行人员是否具有完成该规划的能力等。

形成评价的方法主要有文献、档案、资料的回顾，专家咨询，专题小组讨论，目标人群调查，现场观察及试点研究等。形成评估的指标一般包括计划的科学性、政策的支持性、技术上的适宜性、目标人群对策略和活动的接受程度等。

2. 过程评价（process evaluation） 过程评价起始于健康教育与健康促进规划实施开始时，贯穿于规划执行的全过程，测评投入、活动和产出的过程。通过过程评价能发现项目执行过程中存在的问题，以便采取修正行动。过程评价的着重点在于项目日常持续进行的操作运转情况，旨在改善项目及其管理。过程评价包括对规划的设计、组成、实施过程、管理、工作人员工作情况等进行评价，过程评价又称为质量控制或规划质量保证审查（quality assurance review，QAR）。

（1）过程评价内容：过程评价的目的是确保项目能够按照规划执行，从而使规划目标能真正实现。它可分为三个层面：①针对个体的评价：评估规划实施情况并随时了解现场反应；②针对组织的评价：包括项目涉及的组织、各组织间的沟通方式、信息反馈制度等；③针对政策和环境的评价：包括项目涉及的政府机构、具体的参与部门、相关政策环境的改变和对项目的影响等。

（2）过程评价方法：包括：①查阅档案资料，即项目活动进度，目标人群的参与情况；②目标人群定性或定量调查，即目标人群参与情况，满意度调查；③现场观察，即干预活动执行情况，目标人群参与情况、满意度等。

3. 效果评价（effect evaluation） 效果评价主要是针对短期和中期规划的评价，是规划评价的重要内容。评价的重点在于规划或规划的某方面对参与者的知识、态度、行为的直接影响。效应评价是评估那些影响有关健康行为的倾向因素（包括知识、态度、信念等）、促进因素（资源、技术）及强化因素改变的程度，评估相关行为的改变情况等。

4. 结局评价（outcome evaluation） 结局评价又称远期效果评价，是评价健康促进规划的最终目的是否实现。结局评价表现为以下几个方面：

（1）效果：即规划对目标人群健康状况的影响，其评价指标是疾病发病率、死亡率、病残率的变化，了解规划是否影响某病的发病和流行情况，病人存活率及存活时间有无改变等。对于营养健康教育，则以参与者的体重变化为指标。

（2）效益：指规划改变人群健康状况所带来的远期社会效益和经济效益。它的指标主要是生活质量指标，如劳动生产率、智力、福利、环境改善、长寿、人们精神面貌、降低卫生保健成本等。

（3）成本效益分析和成本效果分析：评价规划效果时，常常要考虑成本效益分析（cost benefit analysis，CBA）和成本效果分析（cost effectiveness analysis，CEA）作为科学决策的重要依据。成本效益或成本效果分析就是通过计算实施健康促进规划所花费的实际资源（费用或成本）与健康收益，并进行分析比较，目的在于确定以最少的投入产生最大效果的规划。

5. 总结评价（summary evaluation） 总结评价是综合形成评价、过程评价、效果评价以及各方面资料作出总结性的概括。总结评价从规划的成本效益、各项活动的完成情况作出判断，以期作出该规划是否有必要重复、扩大或终止的决定。

本 章 小 结

健康促进规划是体现健康促进目标的长期全局部署方案，主要由设计、实施和评价三部分组成。设计是基于研究目标有关健康的问题及特征，并形成该问题的理论假设，提出解决该问题的假设、目标以及为实现这些目标所采取的一系列具体方法、步骤和策略，为规划的实施奠定基础，同时又为科学的评价提供量化指标。实施是按照规划设计所规定的方法和步骤来组织具体活动，并在实施过程中修正。评价是在开展大量工作后所得的原始资料经过初步统计学处理后，形成数据表格或绘制成图，从中得出结论。这个结论要回答原来建立的假设是否正确，规定的目标是否达到以及达到的程度。因此设计、实施和评价三者是相互制约、密不可分的整体。

（包家明）

边 学 边 练

据统计资料显示，近年来中国艾滋病传播呈快速增长趋势，年轻人注射吸毒是主要传播途径之一。因此，我国目前积极采取措施遏制艾滋病的传播和流行，减少艾滋病传播的危险性。如何制定《减少静脉吸毒者中共用注射器》的健康教育与健康促进规划？

一、制订规划目标

1. 总目标 减少人类免疫缺陷病毒（HIV）在静脉吸毒者、其他有静脉吸毒危险者及其性伴侣中的传播。

2. 具体目标　减少静脉吸毒者中共用针具的发生率（在项目实施一年后，30% 的静脉吸毒者将报告不再共用针具）。

二、确定教育（干预）策略

1. 通过同伴教育者为静脉吸毒者和其他有静脉吸毒危险者提供安全注射和安全性行为的知识。

2. 增加静脉吸毒者对针管、针头、漂白剂和安全套的可获得性。

三、安排项目活动

主要开展的活动有：

1. 选择和培训同伴教育者。

2. 提供 HIV/AIDS 宣传资料和针具。

四、实施计划

在项目具体目标、策略和主要活动被确定后，对每项活动需要完成的工作给予详细的说明，并明确《减少静脉吸毒者中共用注射器》项目负责人，以及每一工作的起始时间。当所有必须开展的工作被列出后，有必要将这些活动归纳成一个工作进度表。在工作进度表中，应表明活动的时间顺序，以及每项活动的起始时间。项目主持人还应考虑以下几个方面的内容：

1. 时间　注意这一活动的时间是持续的、阶段性的，还是在特定的时间内完成。如果是阶段性的，要表明频次。如果是特定时间，要表明估计的起始和结束的时间。

2. 指标　写出可以证明《减少静脉吸毒者中共用注射器》活动已经完成及表明达到目标程度的具体指标。

五、监督与评价监督计划

（一）制订评价指标

1. 每月项目人员报告针具发放数。

2. 每月同伴教育者接触的静脉吸毒者人数。

3. 接受培训的同伴教育者人数。

4. 同伴教育者发放至静脉吸毒者的宣传资料数。

（二）评价计划的实施情况

1. 项目工作人员通过问卷、访谈和小组讨论等方式确定静脉吸毒者态度和共用针具发生率的改变程度。

2. 项目经验的评价、教训的汲取以及评价结果的证明将由一组项目工作人员在外部评估者的协助下完成。

六、项目预算

在《减少静脉吸毒者中共用注射器》项目实施计划书的最后一部分，要写出一个详细的经费预算，包括配套资金的数额及出资形式。

练 习 题

【简答题】

1. 社会需求评估的方法有哪些？
2. 阐述健康教育与健康促进规划设计的 PRECEDEPROCEED 模式。
3. 描述规划实施的 SCOPE 模式。
4. 简述健康促进规划评价的类型和内容。

【选择题】

1. 乳腺癌是发生于乳腺腺体及导管的恶性肿瘤，是女性最常见的恶性肿瘤，为女性健康的"第一杀手"。对乳腺癌的预防，全社会应开展健康教育与健康促进活动，制定实施规划。规划是执行教育活动的

　　A. 保障人力资源　　B. 行动方案　　C. 确定优先项目
　　D. 规划实施　　　　E. 问题的形成

2. 当代大学生在性观念方面出现了偏离现象。根据某高校调查显示，53% 大学生表示婚前性行为会引发社会新问题；48% 大学生认为有必要在大学生中开展性教育。学校应根据现代社会发展，有针对性地开展健康教育与健康促进活动，制定实施规划。规划设计前首先应进行

　　A. 制定指标　　　　B. 安排活动日程　C. 社区需求评估
　　D. 行动方案制定　　E. 规划干预措施

3. 调查发现：很多大学生饮食不科学，导致健康体质和抵抗力下降，受疾病侵袭机会增加，需要在大学校园内开展健康教育与健康促进活动，制订相应的项目规划。规划的评价方案形成于

　　A. 规划设计阶段　　B. 规划实施阶段　C. 规划实施后
　　D. 规划设计前　　　E. 规划设计、实施全过程

4. 高血压是一种常见心血管疾病，是全球范围内的重大公共卫生问题，开展高血压健康教育与健康促进活动是控制和预防高血压日益增长趋势的关键。规划设计的步骤是指

　　A. 社区需求评估　　B. 确定优先项目　C. 制定目标和指标
　　D. 制定监测与评价方案　　　　　　　E. 以上均是

5. 冠心病是人类健康的"第一杀手"。冠心病发病与人们的生活习惯和生活方式密切相关，需要通过健康教育及健康促进活动加以改变。活动的结局评价是指

    A. 知识的变化　　　B. 管理的变化　　　C. 行为的变化

    D. 控制率的变化　　E. 认识的变化

第五章

病人健康教育程序

【学习目标】完成本章学习后，学生应能够

识记：1. 说出病人健康教育评估的基本内容。

2. 简述病人健康教育程序过程。

3. 描述病人健康教育评价种类及内容。

理解：1. 阐述病人心理适应过程。

2. 对护理健康教育诊断进行优先排序。

3. 列出住院病人健康教育内容。

4. 辨别护理健康教育内容。

运用：1. 运用病人健康教育程序。

2. 制订病人健康教育计划。

3. 有效地对病人进行健康教育。

　　病人健康教育程序是现代医学模式、护理学发展到一定阶段后，在新的护理理论基础上产生的。它以预防、恢复和促进病人健康为目标，根据病人的具体情况，提供一种有计划、有目标、有评价健康教育活动的过程。在健康教育活动中运用健康教育程序，通过了解病人学习需求、明确病人健康教育诊断、确定教学目标、制订教育计划、实施和评价教育效果，可以调动病人的学习热情，激发病人的学习兴趣，达到有效的教学效果，同时还可以避免护士健康教育工作的盲目性、低效性和重复性。本章主要讲述病人健康教育程序、评估、诊断、目标、计划、实施、评价各步骤的概念和具体内容。

第一节　病人健康教育程序概述

一、病人健康教育程序的概念

　　病人健康教育程序（the process of patient education）是一种有计划、有目标、有评价系统的教育活动。通过教育活动，帮助人们形成正确的行为和观念，促进人们生理、心理、社会、文化和精神全方位的健康。病人健康教育程序包含以下三层含义：

1. 病人健康教育程序是一个系统的过程　病人健康教育活动必须通过一个系统的过程，并且使每一个步骤与要求协调一致，才能有效地为病人提供健康教育知识，达到健康教育的目标。如果离开了这个系统，教育活动就得不到根本的保证。这个系统由评估、诊断、目标、计划、实施、评价六个部分组成。

2. 病人健康教育的目标　病人健康教育（patient education）的目标是帮助病人形成正确的健康行为。应用病人健康教育程序的一个最终任务是使病人、家属和社区人群的行为都能趋向于健康行为，从而达到疾病的预防、康复和健康水平的提高。例如，手术后病人有效咳嗽问题，病人通过接受系统的教育活动，最终表现在手术后能够自觉地进行有效咳嗽，达到了行为改变的目的。

3. 更新观念　通过对病人进行健康教育，更新病人的观念。对病人健康教育的另一个重要任务是纠正病人片面的，甚至错误的健康观念。例如病人对疼痛时使用麻醉药存有成瘾性的旧观念。国外新的调查资料表明，急性疼痛用药的成瘾性 < 1%。因此，护士通过系统的健康教育活动帮助病人建立新观念，使术后病人或有疼痛的病人在急性期给予镇痛药时不必过分考虑药物的成瘾性问题，促进疾病的早期康复，减少痛苦。

二、病人健康教育程序的步骤

病人健康教育程序由六个步骤，即评估、诊断、目标、计划、实施、评价组合而成，它是一个循环的过程（图 5-1）。1986 年，美国公共卫生教育组织提出了一个包括五个步骤的健康教育模式（health education model），即① 确定病人的健康需求；②建立健康教育目标；③选择适当的教育方法；④执行教育计划；⑤评价教育效果。这一模式与病人健康教育程序相一致。

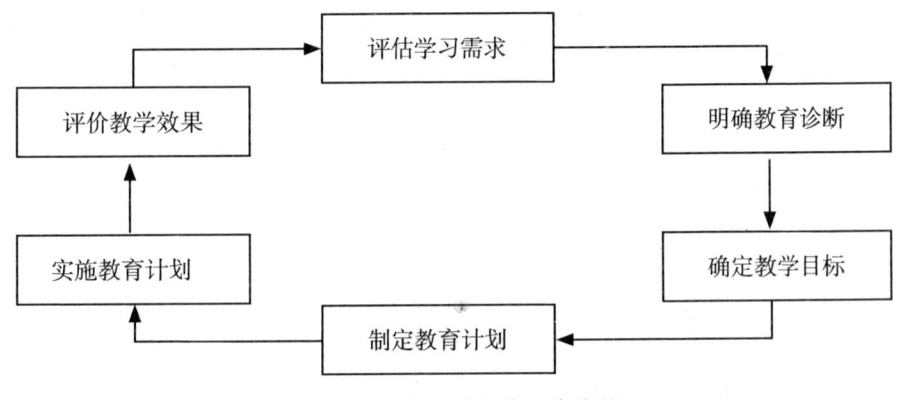

图 5-1　病人健康教育程序步骤

病人健康教育程序中各步骤的含义如下：

1. 病人健康教育评估　评估是系统地收集病人学习需求资料以及生理、心理、社会、文化、精神等健康相关信息，通过对这些资料的收集、分析、整理，有助于建立符合病人实际情况的健康教育诊断。评估内容包括：学习需要、学习能力、学习态度和生理状况等。

2. 病人健康教育诊断　诊断是对病人所需健康知识的一种判断，它建立在评估基础上，引导健康教育计划的制订。诊断包括：生理健康知识诊断、心理健康知识诊断、精神健康知识诊断等。

3. 病人健康教育目标　目标是健康教育活动要达到的目的和效果。任何一个健康教育计划都必须有明确的目标，它是计划实施和效果评价的依据。目标包括：长期目标和短期目标。

4. 病人健康教育计划　计划是进行健康教育活动的指南，是健康教育实施的基础。它将对病人健康教育诊断进行优先次序的排列、教学设计、规划决策和难点、时间的安排等进行计划。计划包括：入院计划、住院计划、出院计划。

5. 病人健康教育计划的实施　实施是将健康教育计划中的各项教育措施落实于教育活动中的过程。实施包括：计划内容的实施、评估实施前的准备工作、教学资源的利用、时间管理、实施记录等。

6. 病人健康教育评价　评价是评审教育活动的结果，是对教育目标达成度和教育活动取得效果做出客观判断的过程。评价包括：形成评价、过程评价、结果评价等。

三、病人健康教育程序与护理程序的关系

病人健康教育程序与护理程序（nursing process）一样，都是科学的思维和工作方法，为病人解决健康问题。护理程序侧重于解决病人对健康问题的反应；病人健康教育程序侧重于调动病人维护健康潜能，激励病人参与健康促进与康复的过程。病人健康教育是在护理程序的基础上产生的，两者步骤相同、相互关联（表5-1）。

表5-1　病人健康教育程序与护理程序的关系

	评估	诊断	目标	计划	实施	评价
护理程序	筛选一般健康问题，如有学习需要，使用教育程序	学习需求可以是护理诊断之一	学习目标是护理目标之一	护理计划可以包含教育计划内容	教育手段与其他护理措施一起实施	评价教育措施的有效性

续表

	评估	诊断	目标	计划	实施	评价
病人健康教育程序	对学习需求和学习准备评估	确定病人健康教育诊断	制定学习目标	根据病人健康教育诊断制订计划	实施教育活动	评价学习效果
相互关系	教育评估是护理评估之一	健康病人健康教育诊断是护理诊断中的一部分	健康教育目标与护理目标相一致	教育计划可以是护理计划的一部分	二者既可单独进行，又可同步进行	针对具体目标进行评价

　　病人健康教育程序与护理程序一样，都是在护理实践中提供最佳的护理健康方法。因此，在运用病人健康教育程序中应注意以下几点：

　　1. 明确的问题目标　病人健康教育程序必须有明确的问题目标，它是解决问题的方向。例如针对老年慢性支气管炎病人的吸烟问题，通过评估了解到病人已有 20 年的吸烟史，短期要求病人达到戒烟的目标存在很大的困难，但可以通过健康教育提高病人对戒烟的兴趣，住院期间只能达到减少吸烟量的目标，可由平时每日吸 2 包，减少到每日吸 10 支。然后，就这一目标制订出包括讲解吸烟危害、吸烟与支气管炎的关系、控制吸烟的方法等教育计划，并加以实施和评价。只有目标明确、具体、可行，教育程序才能有效进行。

　　2. 制订解决问题的具体方案　为解决问题，必须寻找切实可行的行动方案，并对方案是否满足解决问题的具体要求及所能带来的效果进行分析，选择最佳方案，以求快速、经济、有效地解决问题。例如为解决上述病人吸烟的问题，可以选择案例教学法，帮助病人意识到吸烟的危害性。

　　3. 实施计划并加以评价　解决问题的方案提出后，要根据方案的要求加以实施。在执行病人健康教育程序中，应采用具体的健康教育方法将知识或技能传授给病人。例如上述的吸烟问题可以采用讲解、图片等教学手段，让病人真正掌握戒烟的方法。教学过程结束后，必须针对教学效果加以评价，即看问题是否解决，目标是否达到。如果评价效果不理想，必须重新对病人及教育程序进行评估，找出问题所在，重新加以解决。

第二节　病人健康教育评估

一、评估概述

　　评估（assessment）是病人健康教育程序的第一步，是有计划、有目的、有系统地收集病人健康学习需求的关键一步，对于病人健康教育程序的有效运行具有重要意义。病人健康教育评估方法、评估类型和评估内容多种多样，无论护士运用什么形式或基于什么目的，在评估时都必须遵循以下四个原则，才能达到评估的有效性。

1. **资料的可靠性**　可靠性代表护士所收集到的资料的稳定程度，即在同样情况下对病人进行二次评估，所得到的资料的相同程度。例如，两次询问病人是否掌握了有效咳嗽的技能，得到的都是"没有"或"掌握一部分"的回答，这种资料具有可靠性。

2. **资料的真实性**　真实性是评估中最重要的一个方面，是指一项评估实际上达到了多少应该达到的目的。资料的真实性对确定健康教育诊断起着至关重要的作用。例如，护士评估一位糖尿病病人掌握血糖测试仪使用程度时，病人说"他早已掌握了测试方法"，事后护士发现病人并没有掌握测试方法，这种资料的错误影响病人治疗及病人健康教育诊断的确立。因此，护士要获取真实资料需通过收集、检验、对比等方法，对资料的真实性作出判断，去伪存真。

3. **资料的区别性**　任何健康教育评估的目的都是为了了解病人对健康知识的掌握程度。因此，护士必须把这些能收集到的资料与没能收集到的资料区别开来。例如对病人心肌梗死活动强度知识了解的评估，如果从评估中反映不出病人对床上活动、床下活动等强度的区别，护士应该继续收集该方面的资料。

4. **资料的实用性**　实用性是指所收集的资料对确定病人健康教育诊断是否具有实用价值。例如，在为肺源性心脏病病人做健康评估时，病人滔滔不绝地谈论他20年前的生活经历，遇到这种情况时护士应及时把话题引到正题上，收集与病人肺心病相关的发病因素、生活习惯、用药情况等资料。

二、评估的内容

病人健康教育评估与护理评估相似，都是程序的第一步。但是评估的着重点不同，前者主要考虑病人的学习需求，后者主要对病人的身心健康问题的筛选。

（一）身体状况评估

病人生理评估包括病人年龄、体重、身高、体重改变、影响营养状况的问题或疾病、营养摄入、过敏史、活动和锻炼，特别是对视力、听力、疾病状态等的评估。通过评估护士可以确定病人是否有接受学习的能力，以指导制订学习计划。评估包括：

1. 感知　通常指病人的听、说、视、读的能力。包括：①听——评估有无听力障碍、失聪，能否听清楚一般说话声音，是单耳还是双耳有问题，有无耳鸣等；②说——评估有无语言交流障碍，有无失语等；③视——评估有无视力障碍甚至失明、复视和幻视等；④读——评估病人的阅读能力、记忆力等。

例如，一位病人使用药物后出现急性双侧耳聋，护士在评估时要考虑他是否能进行语言交流，是否会用唇语，是否能用笔进行交流。对这类有感知问题的病人，应该从评估中了解他们感知缺陷的范围、程度，以及可以替代的方法。这些信息不仅帮助护士完成生理评估内容，也将帮助护士制订有效的健康教育计划。

2. 意识和定向力　评估通常指神志状态。定向力障碍并非完全指昏迷的病人，有时即使是刚住院的手术前的病人，也可能存在某种程度的定向力问题。例如一位刚入院的前壁心肌梗死的病人，护士询问病人时间、地点，病人不能马上回答，这主要来自他对周围环境不熟悉的缘故。这类病人往往不能快速思考问题和接受教育指导。

3. 睡眠状态评估　睡眠缺乏将会影响病人的学习能力和记忆力。如果病人说："晚上只睡了 4 个小时"，护士在执行教育计划时要考虑睡眠将影响学习效果。

4. 疼痛状态评估　当准备执行教育计划时，护士需要评估病人是否有疼痛存在，因为轻微的疼痛也会引起注意力的分散，使学习效果下降。

除了以上几个方面的评估外，还需要从护士的每日系统评估中找出影响病人学习的生理因素，并加以克服，以此来提高病人的学习能力。

（二）心理评估

心理状况评估是指病人对疾病的心理适应模式、心理感受、情感表现、学习需求、学习准备等的评估。

1. 心理适应度（psychological adaptation degree）　心理适应度对健康教育的有效进行十分重要，不同的时期产生不同的学习效果，共分六期（表 5-2）。如果一位年轻男士得知被诊断"胃癌"，首先表现的是否认状态，即进入否认期；其次他认为通过胃镜、血化验等检查，会排除该诊断，即进入怀疑期；等到所有检查结果均出来，证实他患"胃癌"时，开始询问自己的疾病情况、严重程度，即进入调整期；在住院期间他主动向医生、护士谈论自己的疾病和心理感受，即进入转变期；然后他多方面、多角度地咨询治疗方案，配合接受治疗，即进入适应期；最后他积极配合手术或化疗，寻找相关的治疗手段，调整生活方式，即进入了成功期。

表5-2　病人心理适应过程

阶段	含义	行为表现
否认期	拒绝接受事实	否认疾病存在和严重程度
怀疑期	怀疑事实存在	寻找否定疾病存在的依据
调整期	接受事实	向医护人员询问自己的疾病
转变期	面对现实	与他人讨论个人的感受
适应期	安排生活	主动寻找治疗信息
成功期	应对自如	积极配合治疗

2. 学习需求评估（learning needs assessment）　学习需求评估是对病人的学习需求作出个性化的判断。病人的学习受个人经历、疾病特征、学习能力和治疗因素等多方面的影响。相同疾病的病人可能有不同的学习需求，例如心肌梗死病人，有的需要了解疾病的发病因素，有的需要了解硝酸甘油的作用及副作用，有的需要知道自己活动的范围等。不同的疾病也可能有相同的学习需求。因此，护士只有对病人进行学习需求的评估，才能有针对性地进行健康教育活动。了解病人学习需求最直接的方法是向病人提问，如"您最想知道的是哪些健康知识？"这种提问可使护士对病人的学习需求作出清晰、准确的判断。对理解能力和表达能力比较差的病人，需要护士通过观察、判断、反提问等方法，获取间接的评估资料，如"您知道手术病人为什么要练习深呼吸、咳嗽吗？"通过病人回答，判断病人知识缺乏程度，确定病人学习需求，对病人的学习需求作出个性的判断。

除以上评估内容外，还包括病人的心理情绪，即：①焦虑——几乎所有的住院病人及他们的家属都有不同程度的焦虑。轻度的焦虑可以变为一种积极寻求解决问题的动力，但中度以上焦虑除了会影响生理功能以外，还会造成心理上的压力，阻碍学习的进展及学习效果。②恐惧——恐惧情绪可以影响病人接受护士的健康指导，在评估时对有恐惧心理的病人要做好疏导，解决恐惧问题后再进行健康教育。③不信任——病人对医护人员不信任通常由以前生病或住院不愉快的经历所产生，这种情绪会影响健康教育的效果。心理状态的表现可以在教育前、教育中或教育后出现。因此，心理评估要始终贯穿在健康教育的整个过程中，护士一旦发现病人有心理问题，用引导、启发性的交流方法，帮助病人消除心理障碍，直到病人心理问题消除或解决时，再进行健康指导。

（三）精神状况评估

1. 学习态度的评估　学习态度是个人一种比较持久的内在情绪，它无法被直接观察到，但可以从人们的言语、行为以及其他方面表现出来。学习态度的评估项目主要是：病人有无学习愿望；对健康教育是接受还是反对；在行动上是否做好了学习的准备；通过教育是否产生行为改变的效果等。

2. 精神信仰的评估　一个病人的精神信仰可以通过他对疾病的态度来影响他学习的意愿，评估病人精神信仰时，要考虑到他信仰的程度。例如，在社区中有些信仰基督教者不信我国传统的中医治疗以及西医治疗，尽管医生、护士指导他如何正确遵照医嘱服药或治疗，但他回家后不严格执行医嘱。护士在进行精神信仰评估时，要考虑病人在日常生活中的信仰习惯，如是否有宗教限定食物（忌猪肉、忌吃爬行动物等）。护士在进行健康教育时既要尊重病人的宗教信仰，又要善于用科学的解释改变一些人错误的迷信思想。

3. 健康观念的评估　人的健康观念决定了对疾病的认识与态度。不同的人有不同的健康观。例如有的人认为："每年一次的体检对我来说实在太重要了。"他的健康观有利于克服一些不利于健康的因素，并加以预防和治疗。有的人却认为："我害怕体检，因为体检或许会发现我身体某个部位有病，那时我的精神可能承受不了。"这种健康观反映出对健康问题的恐惧与消极。健康教育的一个重要任务就是转变人们有缺陷的甚至错误的健康观念，通过健康观的评估，可以判断出人们的健康观念，特别是当病人意识到疾病会严重影响他的生活和工作时，其学习的意愿也相应增强，如乳腺癌的健康观评估与学习意愿的关系（表5-3）。

表5-3　健康观影响学习意愿示意表

病人的陈述	病人的健康观	表现
"我非常担心得乳腺癌，它将扰乱我的家庭"	她了解到患乳腺癌的概率比常人高	显示出对乳腺癌的猜疑，能促使她产生学习意愿
"如果我患了乳腺癌，我的整个生活将改变"	如果患乳腺癌将影响她的生活质量	对乳腺癌的危害性有认识，增加了她学习的意愿，促使她学会预防和寻求早期治疗
"乳房自检可以帮助我早期发现块状物"	乳房自检是自我保健的一个重要手段	意识到此过程对自己有益，促使她产生掌握乳房自检的意愿
"我不必每月做自检，因为没有时间去做"	没有必要花时间做乳房自检	病人认为这个过程没有必要，表露出她对学习存有障碍

（四）社会背景评估

社会背景（social background）通常指个人生活依赖于他人或受他人影响的社会环境。这种环境在健康教育中构成社会支持系统或社会网络，给病人提供援助。评估内容包括以下几个方面：

1. 社会关系　主要评估：①家庭成员和其他社会成员，了解谁能提供最大的帮助；②社会团体和宗教组织，了解这些组织可以提供的条件和支持系统。例如护士对一位肺癌病人评估时，了解到他的一位老同学是他的最亲密朋友，护士可以让这位老同学一起参与健康指导，给予病人更多的支持。

2. 社会经济状态　高收入病人相对低收入病人较少考虑住院费用，因而能安心治疗及学习。评估包括职业、经济状况、医疗保险、健康对工作与经济的影响程度等。例如一位贫困山区的农民，由于反复住院多次，已欠债很多。在进行健康教育时，护士首先需要让病人明白通过教育可以缩短康复时间，减少住院费用，以激发病人学习的积极性。

3. 生活方式评估　主要了解病人的嗜好、生活习惯、家庭生活条件等内容。例如，一位慢性支气管炎病人，家庭生活条件较差，护士获得这些信息后，可以选择有针对性的教育内容，指导病人合理选择经济实惠的饮食，使病人保证为了疾病康复的基本营养素的摄取。

在社会背景的评估中，可以引导病人说出他更多的社会网络，并且观察病人是否会向某些网络人群寻求帮助和获取精神支持，是否能听取他们的建议，接受他们的观点，这些信息有助于学习。同时，要特别注意不利社会网络因素对病人健康的影响，如同事或亲友间的矛盾、社会债务负担等，这些因素可能给病人带来更大的精神压力，不利于病人的治疗和康复。

4. 家属的评估　家属是病人的最大社会支持者，不管在医院、社区或者家庭，病人都迫切需要家属的关怀、支持和护理，特别是婴幼儿、老年人、慢性病者及临终死亡的病人。护士有责任指导家属及亲友掌握一定的健康知识。评估可以从以下几方面考虑：

（1）家属的反应：指家属对病人所患疾病的反应，它可以影响病人疾病的康复和学习的积极性。例如当家属支持病人学习或自己参与学习时，能给予病人鼓励；如果家属对病人疾病漠不关心，将会给病人带来心理压力。评估包括对病人诊断及预后的理解，家属对病人学习能力的了解，家属是否愿意参加学习等。

（2）家属的情感：家属情感可以表现为渴望、焦虑、冷漠、不关心等。例如长期卧床的脑外伤病人，家属不愿陪护，拒绝参与护士的健康教育活动。如果家属与医护人员关系不融洽，也会表现出家属不愿意参与学习的行为。

对家属的评估不仅要了解家属对学习的参与性和积极性，同时也可以从评估中了解病人对学习的兴趣、健康知识掌握程度。它是一个焦点评估的过程，以不断了解病人对学习知识的掌握、学习的动力、学习的能力等方面的情况，有助于健康教育计划的制订与实施。

（五）文化与智能评估

1. 文化背景的评估　不仅局限于病人受教育的程度，在健康教育中更多的是要考虑病人的思维能力、判断和接受知识的能力等。每个人的受教育程度可以决定他的智力水平，但不是绝对的。有的人尽管接受的教育并不多，但从生活经历和自学过程中，智力水平的发展与受过高等教育的人相差无几。所以，护士不能光凭病人的受教育程度来判定其智力、判断的能力，而应该从评估中了解病人的实际学习、思维和判断能力。例如一个只有初中文化而通过自学成才的企业经理，具有很强的接受知识、思维和判断的能力。护士在评估中不能仅凭他的学历层次决定给予健康教育的深浅度，而是需要做进一步的评估，了解其真正的文化背景，这样才能作出正确的评估并制订恰当的健康教育目标。

2. 倾向性学习方式评估　需要了解病人的倾向性学习方式，因为有效的学习不仅依赖于病人的智力和文化，而且也依赖于病人所倾向的学习方式。通过对病人倾向性学习方式的评估，可以增加护士教学的成功率。在条件允许的情况下，配合相应的教学工具和教学活动，可以达到更好的教育效果。

评估主要从听、说、看、做几个方面进行。评估的方法可以让病人自己来描述。例如病人曾经去过海边城市旅游，可以问"您去海边游玩最喜欢的是什么？"如果回答是："看碧蓝的天空和茫茫的大海"，那他的学习方式可能是看；如果回答是："听海鸥的鸣叫声和海浪的拍击声"，他的学习方式可能是听；如果回答是"下海摸螃蟹或玩沙滩泥"，他的学习方式可能是做。在现实生活中听、说、看、做的学习方式常常综合在一起进行，护士应在可能的条件下，尝试经常变换不同的学习方式，帮助病人愉快地接受健康教育指导。

除以上主要评估内容外，还包括病人的学习环境、个性成熟度、自尊度、生活经历、学习目标、学习兴趣等方面的评估。

三、评估的方法

（一）资料收集

1. 资料的分类　资料分主观资料（subjective data）和客观资料（objective data）两类。主观资料是通过病人自诉而获得对学习的需要、感受和愿望等叙述的资料。客观资料是通过护士观察、检查而得出的病人知识缺乏的表现。

2. 资料的来源

（1）第一来源：指病人本人，是第一手资料的来源，可以通过询问病人的既往学习经历、目前的学习需求、对健康的期望，行为表现和检查获取与病人学习有关的资料。

（2）第二来源：指家属、同事、朋友、医务工作者、社会工作者、医疗及护理文书和住院记录等。对家属的资料收集，主要是评估家属对病人住院的反应，家属情感的需要等。

（二）资料收集的方法

1. 直接接触法　指通过直接询问获得资料的方法。

2. 观察法　指护士通过对病人言行的观察获得资料的方法。

（三）资料的处理

资料获取后需要进行整理、分析、核实，筛选出有参考价值的资料，最后从筛选的资料中分析确定病人需要哪方面的学习内容、具备哪些学习能力、学习态度如何等，为确定教育诊断提供必要的依据。

（四）评估的注意事项

由于临床护士工作时间紧凑，在评估时应掌握必要的技巧，以提高资料获取的有效性。评估时应注意以下几个方面：

1. 学习需求的持续性　认识到病人学习需求评估不是一次性的，它贯穿在从入院到出院的全过程。因此，评估学习需要不能仅局限在入院，而是在病人住院的不同阶段根据病人的疾病特点和个体需求进行评估，及时满足病人的学习需求。

2. 评估方法　力求科学、可靠。评估时不能仅凭护士的主观判断来确定病人的学习需求，评估内容应全面、系统。

3. 对评估资料进行综合分析　从零散的资料中通过整理、归类，并综合分析提供健康教育诊断的评估资料。

4. 评估的方法应灵活多样　可利用入院评估表或在诊疗活动中及时发现影响病人健康行为的现存或潜在问题。

5. 提高护士的评估能力　重点是应用评估知识的能力、发现问题和解决问题的能力、沟通能力，以获取准确、可信的资料。

四、全面评估与焦点评估

（一）全面评估

全面评估（comprehensive assessment）是指护士与病人初次接触时做的

评估，所收集的资料为初始资料和基本资料。例如，病人入院时的入院评估、社区人群或家庭成员第一次接受健康教育时的评估等。全面评估所收集资料比较广泛，包括生理、心理、文化、社会、精神等全方位资料，是护士确定首要健康教育诊断、制订教育计划的基本依据。

住院病人的全面评估通常在入院后的 2~4 小时内完成。在进行全面评估时尽量按照医院的护理入院评估表进行，有利于资料的收集。目前国际上常用的护理入院评估表采用 Gordon 功能健康形态分类法，包括健康认知与健康处理、营养代谢、排泄、活动与运动、认知与感知、睡眠与休息、自我感受与自我概念、角色关系、性与生殖、应付应激以及价值与信念，共 11 个分类系统。该评估表有利于帮助护士分析出需要进一步收集的资料，即焦点评估。例如，急性胃肠炎病人，除评估大便形态、次数、性质等排泄内容外，护士还需进一步评估发病原因与发病时间，以帮助护士制订首次健康教育计划。健康教育全面评估有时不在入院时进行，而在入院后病情相对稳定时进行。例如脑卒中病人，需要在病人神志恢复时护士才对其进行健康教育评估。

（二）焦点评估

焦点评估（focus assessment）是指在全面评估的基础上，在健康教育过程中继续收集有关资料的过程，通常每日进行，是对问题的深入了解与跟踪。例如手术后第一天的病人，全面评估时病人疼痛为 8 级（疼痛强度分级表将疼痛分为 0 至 10 级，0 级表示没有疼痛，10 级表示难以忍受的剧痛）。第二天，护士在全面评估的基础上，对疼痛强度需要做进一步评估，来了解疼痛管理效果、疼痛缓解程度，以便及时进行针对性的健康教育。

焦点评估所花费的时间可以不同，有时需要花费很长时间，一个月或更长，如脑卒中病人的肢体功能恢复；有时焦点评估只需几分钟，如病人有可疑的胃出血。尽管焦点评估是全面评估的继续，但相互之间存在着一定的区别（表5-4）。病人健康教育过程中特别强调做好焦点评估，这样才体现出动态解决问题的过程。但是，目前临床护士比较缺乏该方面的知识和意识，因此需要加强学习。

表5-4 全面评估与焦点评估对照表

	全面评估	焦点评估
时间	入院时进行	每日或即时进行
内容	基础资料	焦点资料
性质	广泛性	针对性
目的	获得最初问题资料	确定新问题和修改计划

焦点评估在病人健康教育中的重要意义：

1. 确定新教育诊断　确定新的病人健康教育诊断。起始教育项目确定后，通过焦点评估还会发现在全面评估时认为并非重要的问题其实很重要。例如护士在对肿瘤病人进行化疗知识教育过程中，发现病人有明显的焦虑情绪，影响健康教育的进行。此时护士应暂时中止化疗的教育，确定新的心理健康教育诊断，及时解决病人的心理问题。

2. 动态发展的基础　病人健康教育往往是一个持续的过程。护士在每次进行同一项目教育时，都应该做持续性评估，以保证健康教育的有效性。例如指导病人学会注射胰岛素的方法，第一天指导病人认识针头、针筒、药物剂量的抽取方法；第二天指导时要评估一下病人对针头、针筒、药物剂量、抽取方法的掌握程度。如果病人掌握准确，可进行下一步的指导；否则应重新指导。

3. 评价教育目标的达成度　每一阶段的教育目标达成度都可以通过焦点评估来进行。例如确定三天内病人掌握胰岛素自我注射方法的目标，护士每天为病人指导时，都要评估一下病人对已指导过内容的掌握程度，必要时调整指导计划，达到目标的有效实现。

4. 帮助病人树立对健康教育的信心　通过焦点评估，了解病人学习后达到的效果，帮助病人树立学习信心。

第三节　病人健康教育诊断

一、诊断概述

病人健康教育诊断（diagnosis of patient education）是健康教育程序的第二步，是对病人缺乏有关健康知识与能力的判断。掌握病人健康教育诊断，确保健康教育诊断的准确性，是病人健康教育程序的重要工作内容，其原则为：

（1）诊断必须建立在资料收集、分析和评价的基础上。

（2）确立健康教育诊断必须以满足病人学习需求为前提。诊断是对病人心理、生理、社会、文化、精神整体健康问题需求作出判断。

（3）健康教育诊断的确立应指明原因。健康教育诊断是实施教育计划与教育措施的基础，健康教育诊断原因不明，将给教育内容的实施带来困难。例如高血压病人确立"知识缺乏：与疾病有关"的健康教育诊断，诊断没有明确指出病人需要哪方面的学习内容，因为与高血压相关的知识内容是多方面的，如有血压的检测、饮食调理、药物使用、高血压自我控制等。确切的诊断可以是："知识缺乏：与高血压饮食、药物使用方法知识有关"。

该诊断明确指出病人需要学习的内容,护士可以制订有针对性的健康教育计划。

二、健康教育诊断与护理诊断的关系

健康教育诊断与护理诊断(nursing diagnosis)构成了临床整体护理的两个重要方面,两者既相互联系,又有区别:从整体观理解,护理诊断包括病人健康教育诊断,病人健康教育诊断是护理诊断的组成部分之一;就个体而言,可以认为健康教育诊断与护理诊断既相互融合,又相互独立。

在北美护理诊断(NANDA)中各项诊断均掺入了健康教育内容,它们之间密切相关,构成了健康教育诊断的基础。在广义上,所有的护理诊断都与健康教育有着密切的关系。例如便秘作为一种属于"交换"范畴的临床护理诊断,其实践意义是除采取相应护理措施外,必要的健康教育对于消除便秘因素、减少便秘发生,具有积极的意义。在狭义上,与健康教育密切相关的护理诊断,为临床病人健康教育提供了具体的操作指导。例如"知识缺乏"(特定的),当明确了病人缺乏特定的有关健康认知方面的知识时,便为有针对性的病人健康教育指明了方向。因此,病人健康教育诊断的建立,可以参照北美护理诊断。目前北美护理诊断协会制订了两种在临床实践中应用健康保健促进和健康保护的诊断,即健康保持和健康寻求行为,它们已纳入护理诊断中:

1. 寻求健康行为(特定的) 指处于稳定健康状态的个体主动寻求改变个人不健康习惯或环境的方法,以达到更高健康水平的状态。

2. 保持健康能力改变 指由于不健康的生活方式或缺乏处理某一问题的知识,使个体或群体处于不能维持健康的状态。

3. 知识缺乏(特定的) 指个体处于对疾病知识或治疗计划的认知或技能不足的状态。

三、健康教育诊断的陈述方法

病人健康教育诊断可能是现行需要,也可能是将来潜在的需要。护理诊断的陈述有三种方法:①问题(P)+健康史(E)+症状和体征(S),简称PES;②问题(P)+健康史(E),简称PE;③问题(P),简称P。病人健康教育诊断的陈述可以沿用护理诊断的陈述方法,临床通常采用:问题(problem)+原因(reason)的陈述方法。例如寻求健康行为:与手术后体能恢复有关;保持健康能力改变:与无力寻求健康保护组织有关;知识缺乏:与缺乏糖尿病饮食知识有关。

在以上所列举的健康教育诊断中,前半部分是病人在临床上表现出来的健康知识或行为方面存在的问题，后半部分表明产生这一问题的原因，即建立健康教育诊断的依据。

四、健康教育诊断优先排序方法

在临床实践中，经过系统评估，护士可提出多项健康教育诊断，而在同一时间、同一天或同一阶段实施多项教育诊断，由于受时间、人力的限制，达不到预期的教育效果，因此需要将健康教育诊断进行优先排序。病人健康教育诊断优先排序原则（priority principle）与护理诊断排序原则相同，一般将病人健康教育诊断按首优、中优、次优进行排序，排序方法可以有以下几种：

1. 马斯洛人的基本需要层次论（Maslow's need hierarchy）　马斯洛需要层次论不仅是决定护理诊断排序的最好框架，同时也是决定病人健康教育诊断排序的最好框架。它把人类的需要分成五个层次，人的生理需要是最基本，任何威胁生命的需要必须首先予以满足，然后才能考虑高一层次的需要，应用马斯洛人的需要层次论为健康教育诊断提供框架。图 5-2 阐述了用马斯洛人的需要层次论确定阻塞性肺气肿病人健康教育诊断模式。

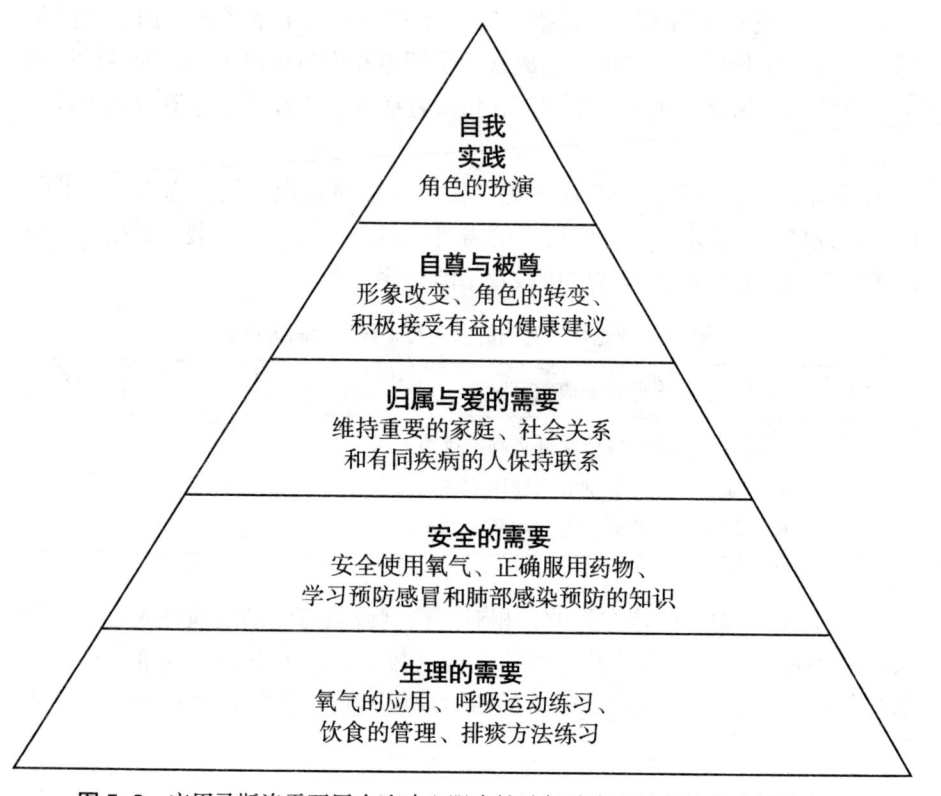

图 5-2　应用马斯洛需要层次论建立阻塞性肺气肿病人健康教育诊断模式图

马斯洛需要层次论对健康教育指导意义是：

（1）生理需要：人的基本生理需要包含饮食、睡眠、活动、排泄等。从健康教育角度考虑，病人需要接受的知识有饮食结构和饮食管理、活动范围和活动强度、休息时间和休息质量等。

（2）安全需要：病人的安全需要包含安全感、受到保护、稳定、无恐惧感、依赖等。从健康教育角度考虑，病人需要接受的知识有防止坠床、预防感染、正确使用药物等。

（3）爱与归属需要：病人的爱与归属的需要包含与家属、朋友、同事等社会关系之间的关心与爱护。通过健康教育应使病人认识到，保持与医护人员之间、与其他病人之间以及与家庭成员和社会成员之间的良好关系，对于促进康复、保持健康，有着十分重要的意义。

（4）自尊与被尊：病人的自尊需要包括一个人的独立、自由、成就和荣誉。护士应该向病人说明，要充分发挥自身的潜力，努力做到生活自理，并掌握必要的护理技能，这样不但有益于康复，而且有益于心理健康，从而形成完整正确的健康人格。

（5）自我实现需要：这是指一个人在基本满足了生活各方面需要的基础上，在工作和事业上取得一定成就，使理想和抱负得以实现。通过健康教育，应使病人树立正确的人生态度，扮演好病人、工作者、家庭成员等各种角色。

马斯洛"人的基本需要层次论"揭示人类对客观事物的需求，由低级向高级发展，在满足了低一级层次的需要后向高一级层次发展。根据这一原理确定肺源性心脏病病人的健康教育诊断排序（表5-5）。

表5-5 肺源性心脏病的病人健康教育诊断排序表

病人健康教育诊断	排序
有误吸的危险：没有掌握正确的排痰方法	首优
知识缺乏：不能识别氧气使用方法	中优
保持健康能力改变：有滥用药物的习惯	次优

2. 治疗计划 治疗在先的，相对应的健康教育诊断也应优先考虑。例如外科手术病人，一般住院后治疗进程安排为：①术前检查和准备；②手术过程；③术后恢复。护士可以根据治疗进程进行健康教育诊断排序（表5-6）。

表5-6　手术病人健康教育诊断排序表

病人健康教育诊断	排序
知识缺乏：不明确手术前检查项目	首优
知识缺乏：缺少有效咳嗽方法的知识	中优
知识缺乏：缺少伤口护理的知识	次优

3. 根据病人的需求排序　病人对学习需求程度常常反映了病人对健康问题的关注。病人最常问的问题往往是病人最关心的问题和最想了解的教育内容，如果这个问题不能及时给予指导和帮助，则会引起他们情绪上的波动。因此，护士遇到某个病人对某一方面知识需求特别迫切，应该把它放在首优位置予以考虑。

第四节　病人健康教育目标

一、目标概述

对病人进行健康教育是有目的、有计划、有组织、有评价的教育过程。在这一活动中，教学目标既是病人教育预期达到的结果，又是实施教育计划的行为导向。确定教育目标的目的是为护士在整个健康教育活动中提出教的标准和要求；确定学习目标的目的是为病人在整个健康教育活动中提出学的标准和要求。任何一个健康教育计划都必须有明确的目标，它是评价健康教育效果、检查工作质量的标尺。

1. 教育目标的功能　教育目标是护士通过教学活动所要达到的目的，对象是护士。制订教育目标有以下功能：

（1）明确应该教什么：使护士明确教育所要达到的目的是什么和应该教什么。

（2）明确教学方向：指导教育计划的制订，提供明确的教学方向。

（3）提供评价依据：为护士评价病人的学习效果提供依据，即病人知识掌握和行为取向是否达到教育目标要求。

2. 学习目标的功能　学习目标是病人通过学习过程所要达到的目的，对象是病人及家属。制订病人学习目标有以下功能：

（1）明确学习内容：帮助病人明确在住院期间所要学习和掌握的内容是什么，做好学习的心理准备。

（2）明确学习目的：使病人明确学习所要达到的目的是什么、这些目的对促进自身健康有哪些益处，激励病人及家属积极参与学习。

3. 目标制订的原则

（1）目标应以行为达成为宗旨 目标是为改变病人不健康行为和建立正确态度而设立的行动方向，因此，目标的制订应根据行为来确立。

（2）目标的制订应从学习的三个领域考虑 目标的制订不应只局限在认知方面，即病人疾病知识，要注意态度的转变或技能的提高。所以，目标的制订必须同时考虑病人的态度和操作技能。

（3）目标应切实可行 目标的实现受许多因素的影响，如智力、精神、情感、生理因素等。因此，目标应在病人能力可及的范围之内。如果目标过高使病人无法达到，容易失去学习的信心；如果目标过低，那么不能产生学习的兴趣和动力。

（4）目标应具体、可操作 目标的陈述不能过大或过于复杂。目标过大，包含多层意思，使病人无从着手。因此，可以将比较大的、复杂的目标分解为小的、具体的目标。

（5）目标应可观察、可测量 目标的陈述应使用可观察、可测量的动词来描述，以便在评价时有明确的标准作为比较。

（6）目标应让病人共同参与 病人一起参与目标的讨论制订，有利于目标的达成及修改。

二、目标分类

（一）教育目标分类

根据分期教育原则，可将病人的教育目标从以下几个方面分类：

1. 入院教育目标 指护士在病人入院时，为帮助病人建立良好的遵医行为而建立的目标。例如帮助病人尽快适应住院环境，建立遵医行为。

2. 手术前教育目标 指护士在病人择期手术前，为减轻紧张、焦虑等情绪而制订的教育目标。例如提高病人手术适应能力，减轻术前焦虑。

3. 手术后教育目标 指护士为减少术后并发症而确定的教育目标。例如提高病人术后配合治疗能力，减少并发症。

4. 住院常规教育目标 指病人在住院期间，护士为满足病人教育需求，减轻心理负担而建立的常规教育目标。例如提高病人住院适应能力，减轻心理负担。

5. 特殊检查与治疗教育目标 指护士为减轻病人因特殊检查或治疗而产生的紧张情绪和减少并发症而制订的目标。例如提高病人配合检查和治疗的能力，减轻焦虑，减少并发症。

6. 出院教育目标 指病人出院时护士为帮助病人建立健康的生活方式而制订的目标。例如提高病人自我保健和自我护理能力，促进功能康复，建立健康行为。

（二）学习目标分类

根据美国教育家布鲁姆的教学目标分类法，学习目标可以从以下三个领域陈述：

1. 认知领域目标（cognitive domain） 认知领域目标指病人通过对知识的学习、理解、应用、分析等认知过程所能达到的目标。例如病人能说出、病人能列出、病人能描述；常用的行为动词有比较、描述、区别、解释、识别、列出、说出等。

2. 情感领域目标（emotional domain） 情感领域目标指病人通过对价值的自我认识而产生态度改变的行为目标。例如病人能接受、病人能配合、病人能表达；常用的行为动词有选择、保护、讨论、表达、帮助、接受、重视等。

3. 技能领域目标（psychomotor domain） 技能领域目标指病人通过护士的示范和指导而达到掌握某种技能的目标。例如病人能示范、病人能模仿、病人能安排；常用的行为动词有安排、设立、操作、组织、示范、做等。

健康教育目标与护理计划目标有相同之处，是护士制订病人计划的依据。健康教育目标主要用来说明护士在教育活动中要给病人教什么和将产生什么结果，目标的制订是为整个健康教育活动设计具体的、量化的指标。

（三）健康教育诊断目标分类

根据实现目标所需的时间长短可将病人健康教育诊断目标分为短期目标和长期目标。

1. 短期目标（short term goals） 短期目标指在相对较短时间内（几小时或几天）要达到的目标。例如病人智力水平较高，短期内能掌握血压测量方法，目标可制订为3天内能正确演示血压测量方法。

2. 长期目标（long term goals） 长期目标指需要相对较长时间才能实现的目标。例如智力和身体状况不佳的病人，需要较长时间掌握血压测量方法，目标可制订为出院前能正确演示血压测量方法。

三、目标的陈述

目标的陈述应包括目标的行为和行为结果，主要的描述方法有以下两种：

1. 目标基本描述方法　陈述包括主语、谓语、行为标准、状语（时间和条件）。

例如：一周内　　　住院病人　　　演示　　　血压的测量方法

时间状语 主语 谓语 行为标准

2. 4个"W"和2个"H"目标陈述方法 4个"W"和2个"H"分别是：

（1）who（谁）：对谁（病人、家属、同事）？

（2）what（什么）：实现什么变化（知识、行为、观念）？

（3）when（何时）：在多长时限内实现这种变化（即几天或几周）？

（4）where（何处）：在什么范围内实现这种变化（即医院、家庭、社区）？

（5）how much：变化程度多大（增加多少、减少多少）？

（6）how to measure：如何测量这种变化？

例如：一周内 住院 病人 能正确演示 有效咳嗽

When where who how much what

第五节 病人健康教育计划

一、计划概述

病人健康教育计划（planning）是为达到健康教育目标而设计的教学方案，其目的是对教学内容、教学结构、教学方法作出规定，使护士按照教学计划要求，有效地组织实施健康教育工作。护士在明确了健康教育诊断后，应与病人共同制订教学计划，使计划内容真实、可行并得以实践。

（一）健康教育计划结构

在健康教育活动中，护士要为个体和群体制订针对不同种类疾病的教育计划。尽管这些计划的内容不同，但计划的基本结构一致，由教育目标、教育内容、教育方法、教育效果评价四部分组成（表5-7）。

病人健康教育目标已在上一节细述，教育方法已在第四章中细述，教育效果评价将在本章第七节中介绍。本节重点介绍病人教育计划分类、教育内容和教学方法的选择。

表5-7 外科病人分期教育计划

教育程序	入院教育	术前教育	术后教育	出院教育
评估	对疾病认识；遵医动机	心理承受能力；知识缺乏程度；求知愿望及能力	行为训练掌握程度；对手术的反应；配合治疗愿望	康复知识掌握程度；自我护理能力

教育程序	入院教育	术前教育	术后教育	出院教育
学习目标	知道入院须知； 愿意遵守医规； 适应医院环境	理解行为训练意义； 演示行为训练内容； 接受术前准备项目	适应监护环境； 正确表达疼痛； 配合术后护理	掌握自我护理 技巧； 说出出院须知
教育内容	入院须知； 病区环境； 检查配合； 医护人员介绍	手术、麻醉配合要点； 适应手术与减少并发 症的相关行为	术后配合要点； 疼痛表达方式； 早期康复训练	自我护理技巧； 功能康复方法； 出院须知要点
教学方法	讲解； 介绍； 模拟	讲解相关知识； 指导阅读手册； 床边行为训练； 播放教育录像	讲解相关知识； 指导配合方法； 病人现身说法	讲解相关知识； 推荐学习资料
教育结果 评价	复述院规要点； 模仿训练内容	复述知识要点； 观察配合行为； 观察情绪表现	复述配合要点； 记录有无并发症	复述康复要点； 模仿功能锻炼 内容

（二）健康教育计划原则

计划是组织教育活动的前提，它对健康教育活动的实施具有重要的意义。因此，在制订计划时应掌握以下原则：

1. 健康教育计划必须有明确的目标　强调计划的预期目标，包括近期目标和远期目标。

2. 健康教育计划应突出重点　教育计划重点必须突出，切忌面面俱到，包罗万象。教学内容必须有针对性，符合病人利益、满足病人的需要，并与建立健康行为相结合。

3. 合理选择教学方法　将不同的教学方法进行有机组合，并结合病人的健康问题、健康行为和影响健康行为因素的特点，以及病人认知领域、情感领域和技能领域的个性特点选择适当的教学方法，以提高病人的学习兴趣。

4. 从实际出发制订教学计划　根据人力、物力，因地制宜地制订计划。制订计划时应严格按程序步骤，不仅要研究病人的健康问题，而且还要深入研究病人的学习需求、接受能力、知识水平、社会问题、学习中可能会遇到的困难等问题。

5. 教育计划要有灵活性　一切计划都是面向未来，所以在制订计划时，尽可能将在实施中可能遇到的情况，事先拟订应变对策，以确保计划的顺利实施，即所谓"弹性计划"。

二、计划教育内容

健康教育内容繁多，为了体现护理专业健康教育特点，要明确护士的指导范围，达到教育内容的科学性、系统性和完整性，促使健康教育活动高质量、高效率、规范有序地进行，建立健康教育框架。

（一）护理健康教育核心框架

护理健康教育核心框架（core framework）以美国 2002 年健康教育核心指导标准为依据，经过临床研究与应用研制而成，适用于医院、社区、家庭。框架内容包括疾病概述、疾病临床过程、检查、治疗、饮食与营养、锻炼与运动、生活方式的调整、疾病预防、家庭管理、医疗安全、复诊等内容。

1. 疾病概述目的　使病人了解疾病的定义与疾病相关的基本解剖和生理变化。指导内容包括：

（1）讲解疾病的定义；

（2）简要解释或图谱展示疾病的解剖位；

（3）简要讨论疾病引起的主要解剖和生理变化；

（4）简要讨论主要发病因素。

2. 并发症目的　使病人了解疾病可能引发其他的病症，以及并发症的预防、管理和治疗。指导内容包括：

（1）简要描述疾病常见的并发症；

（2）简要描述常见并发症的预防措施；

（3）简要描述常见并发症的治疗结果。

3. 疾病临床过程目的　使病人了解疾病临床的主要过程。指导内容包括：

（1）简要描述发病与近期出现症状的相关性；

（2）简要描述疾病的症状、体征与疾病进展的相关性；

（3）简要描述疾病加重的症状与体征的表现。

4. 实验室检查目的使病人了解实验室检查的项目、指标和意义。指导内容包括：

（1）介绍主要检查项目；

（2）解释检查的必要性、益处和可能出现的危险，以及与治疗和诊断的关系；

（3）讨论检查前的准备；

（4）简要讲解检查结果及意义。

5. 药物治疗目的　使病人了解药物治疗的目的，药物的识别，药物的用量、用法和注意事项。指导内容包括：

（1）讨论药物的规格及识别方法、用量用法、注意事项和副反应的症状；

（2）强调根据医生处方用药的重要性；

（3）简要描述药物的治疗作用；

（4）强调新药使用的用量用法必须严格根据医嘱；

（5）强调列出近期使用所有药物的重要性，包括非处方药、中药等。

6. 手术治疗目的　使病人了解手术计划，包括适应证、并发症和准备。指导内容包括：

（1）简要讨论适应证和益处；

（2）简要解释手术过程、手术效果；

（3）解释手术前的准备，如肠道准备、皮肤准备；

（4）讨论疼痛的管理；

（5）强调手术后的管理和复诊。

7. 饮食与营养目的　使病人了解所需的平衡饮食和需要饮食变更的计划。指导内容包括：

（1）回顾正常的健康饮食；

（2）讨论最近的饮食习惯，帮助病人纠正不正常的饮食习惯；

（3）讨论根据需要进行饮食变更；

（4）强调根据医嘱使用治疗饮食的重要性。

8. 锻炼与运动目的　使病人了解锻炼在促进健康和疾病预防中的重要作用，了解锻炼与疾病的关系、锻炼计划的制订。指导内容包括：

（1）解释常规锻炼对健康的益处；

（2）推荐适当的运动计划；

（3）讨论增加或限制运动与疾病康复的相关性；

（4）帮助病人建立适当的运动计划；

（5）提供可参考的社区卫生资源。

9. 生活方式的调整目的　使病人为了预防疾病、促进健康及康复，努力建立有利健康的生活方式，改进生理和精神状态。指导内容包括：

（1）回顾病人在饮食、运动、安全和损伤预防方面的生活方式的调整，避免高危因素的生活行为；

（2）强调生活方式在疾病预防、治疗中的重要作用；

（3）提供社区可以提供病人改变生活方式的资源。

10. 疾病预防目的　使病人了解健康的生活行为能降低疾病及并发症

的发生和发展。指导内容包括：

（1）列出疾病发生、发展和传播的危险因素；

（2）识别预防疾病发生、发展和传播的行为；

（3）帮助病人建立疾病预防的计划。

11. 家用医疗设备目的　使病人掌握家庭医疗设备的使用与保养方法。指导内容包括：

（1）讨论家庭医疗设备使用的适应证和益处；

（2）讨论家庭医疗设备的类型和使用特点；

（3）演示设备使用和保养的方法；

（4）讨论设备故障特征和简单修复方法；

（5）强调设备安全使用的重要性和方法；

（6）讨论一次性用品的正确使用和处理。

12. 家庭管理目的　使病人了解疾病过程的家庭管理，以及制订和实施管理计划。指导内容包括：

（1）讨论家庭管理计划和计划的实施方法；

（2）解释按家庭计划管理的重要性。

13. 安全目的　使病人了解损伤预防的原则和环境安全的措施。指导内容包括：

（1）讨论饮酒控制、药物使用、跌伤、扭伤、烫伤等家庭安全危害；

（2）帮助家庭成员识别安全危险因素、损伤预防手段和安全改进方法；

（3）讨论不同疾病和年龄采取损伤预防的措施；

（4）识别社区促进安全和损伤预防的资源，紧急应对渠道，如110、中毒控制、社区警务室等。

14. 复诊或回访目的　使病人了解复诊与回访的重要性和制订复诊日程。指导内容包括：

（1）讨论复诊或回访的重要性；

（2）讨论复诊或回访的程序；

（3）强调复诊预约的意义。

15. 病人信息的获取目的　使病人及时获取与疾病相关的信息。指导内容包括：

（1）提供病人疾病相关的信息；

（2）与病人讨论疾病所需的信息资料；

（3）向病人提供信息获取场所的资料。

（二）单病种护理健康教育框架

该护理健康教育框架以美国2000年护理评价标准和分类系统为依据，

经过临床研究与应用研制而成，适用于腹部手术病人。内容包括疾病概述、手术前检查、手术前准备、手术前环境及时间、手术后镇痛方法、手术后功能康复方法、手术后进食等。

1. 疾病概述　简单介绍疾病定义、疾病的解剖部位、发病因素、症状和体征、治疗方法。

2. 手术前检查　简单描述心电图、胸部 X 线、超声波、三大常规、肝肾功能、生化检查。

3. 手术前准备　简单描述手术方法、麻醉方法、手术前用药（如镇静药、麻醉药等），详细介绍备血目的、血的来源、个人卫生准备（包括皮肤、胃肠道的准备）、禁食目的与要求、贵重物品保管（如饰物、义齿等）、术后特殊卧位与床上大小便训练。

4. 手术前环境及时间　详细介绍手术小组成员、手术时间及等待地点、手术准备室环境、手术室环境、手术恢复室环境、手术所需时间及术后麻醉清醒所需的时间。

5. 手术后镇痛方法　概要描述疼痛程度及持续时间、药物镇痛方法（如麻醉镇痛包、止痛药物的使用方法），详细介绍非药物镇痛方法，如加压法、放松疗法等。

6. 手术后进食　包括进食时间及方式、膳食调理过程。

7. 手术后功能康复方法　详细介绍有效咳嗽、咳痰方法，早期床上活动及下床活动方法，术后功能锻炼方法及进程、自我照顾，如饮食及生活起居护理、伤口护理等。

三、教学策略选择

健康教育工作是通过不同的教学策略使人们获得知识，树立正确态度，建立健康行为。教学策略有多种，正确选择是达到健康教育目标、提高教育效果的重要保证。

1. 语言教学策略　又称作口头教育方法，指通过语言的交流与沟通，讲解及宣传护理健康教育知识。主要的方法有讲授法、谈话法、咨询法、座谈法、小组法和劝服法。该方法的特点是简便易行，一般不受客观条件的限制，不需要特殊的设备，随时随地都可进行，具有较大的灵活性。

2. 文字教学策略　指通过一定的文字传播媒介和病人的阅读能力来达到健康教育目标的一种教学策略。主要方法有读书指导法、标语法、传单法和墙报法等。其特点是不受时间和空间条件限制，既可针对大众进行广泛宣传，又可针对个体进行个别宣传，而且病人可以对宣传内容进行反复学习，花费上也比较经济。

3. 形象教学策略 指利用形象艺术创作健康宣传资料,并通过人的视觉直观作用进行的健康教育策略。主要方法有美术法、摄影法、模型法和展览法。其特点是形象、直观。

4. 实践教学策略 指通过病人的实践操作,达到掌握一定的健康护理技能,并用于自我或家庭护理的一种教学策略。主要方法有演示法、操作法、实验法和作业法。其特点是要求病人有一定的动手能力。

5. 电化教学策略 以电能为动力,运用现代化的声、光设备传送信息的教学策略。主要方法有广播法、录音法、幻灯法、投影法、电影法、电视法、电信法和互联网法。其特点是将形象、文字、语言、艺术、音乐等有机地结合在一起,形式新颖,形象逼真。但是,运用电化教学需要具备一定的物资设备与专业技术人员等条件。

6. 综合教学策略 将口头、文字、形象、电化、实践等多种健康教育方法适当配合、综合应用的一种健康教育方法。它具有广泛的宣传性,适合大型的宣传活动,例如在医院病房可以举办一些小型的专题或展览。

教学方法种类繁多,如何针对不同病人选择恰当的教学方法,将是护士需要考虑和研究的内容。

四、标准健康教育计划与个体健康教育计划

1. 标准健康教育计划 标准健康教育计划是临床护理专家根据疾病的共性特点制订的教育计划,指导护士有效地开展教育活动,避免因缺乏教育知识而盲目施教。

2. 个体健康教育计划 个体健康教育计划是指根据病人个体的不同制订的健康教育计划。它是建立在标准护理健康教育计划基础上的,即标准健康教育计划是事先制订的共性化健康教育计划;个性化健康教育计划是护士通过评估病人后,根据标准健康教育计划适当增减后的个性化健康教育计划。制订个体健康教育计划最主要的目的是根据个体的不同,提供个体的教育。

第六节 病人健康教育计划的实施

一、实施概述

实施(implementation)是按照计划去实现目标、获得效果的过程,也是促进病人康复、预防疾病和保持健康的必要手段。为了保证健康教育计划的完成,提高病人的学习效果,实施中须遵循以下原则:

1. 有明确的实施目标　实施必须按计划目标进行，目标是计划实施和效果评价的依据。

2. 建立融洽的护患关系　护患关系是实施计划的前提，它可以为病人提供一个轻松自如的学习环境。

3. 注意信息的双向沟通　计划的实施需要病人的参与，护士要给他们一定的空间和时间，让他们有机会提问，护士尽量给以满意的答复。

4. 使用适宜的教育辅助材料　教学过程中适当使用辅助材料或自制教具，以增强病人的参与性与教学效果的直观性和趣味性。

5. 适当组织病人集体学习　集体学习不仅可以节省时间，同时还可以利用群体动力，提高健康教育效果。

二、实施模式

（一）SCOPE 模式

完成健康教育计划后，通过有效的实施使计划目标得以实现，获得预期的效果。SCOPE 是一种计划实施的模式，它由五个基本环节组成：①制订实施时间表（schedule）；②控制实施质量（control of quality）；③建立实施的组织机构（organization）；④配备和培训实施人员（person）；⑤准备所需的实施物品（equipment）。

1. 制订实施时间表　健康教育计划的实施是一项复杂的工作，按时间完成实施工作，首先要制订一个科学的进度表。实施时间表既是健康教育工作实现目标管理的体现，也是选择恰当时间有效开展健康教育的需要。因此，时间表的制订首先要考虑病人健康的需要，要在病人急需时送上健康知识和技能，才能取得良好的教育效果。其次，时间表的制订还要考虑日常护理工作与健康教育的有效结合。最后，要考虑时间表是相对动态的，当病人的病情和护士的工作发生变化时，要及时调整教育时间，使之更符合临床实际情况。

2. 实施的质量控制　在健康教育计划的实施过程中，采用一定的方法和手段对实施过程进行质量控制，是保证计划顺利实施和取得预期效果的重要环节。作为实施健康教育主体的护士，必须有强烈的质量意识，要像精于护理技术一样对健康教育精益求精。而做好实施记录则是保证实施质量的重要手段，通过实施记录可反映实施过程、实施内容、教育效果等情况，并为进一步的评估创造有利条件。

3. 实施的组织机构　要普遍、有效地开展病人健康教育，没有相应的组织保障是难以取得明显效果的。美国很多医院均设有"健康教育部"，科室则设有"健康教育组"。这些教育组织并非单独的护士机构，其成员还包括医生、营养师、理疗师等。我国一些医院也设有健康教育委员会，它对推动健康教育工作起到了积极的作用。

4. 实施人员与培训 健康教育的实施需要有相适应的人员。在医院健康教育工作中，护士是最理想的实施人员，实施人员应该掌握与实施计划有关的知识与技能。这一方面要靠她们原有的知识、技能与经验的积累，同时加强护士的培训也是十分重要的。通过多种形式的培养，使广大护士进一步更新、丰富健康教育知识，特别是沟通与交流技巧。

5. 实施物品的准备 为保证健康教育的实施效果，制作并准备一定的实施物品是十分必要的，如宣教材料、模型、标本、音像资料、操作器材等。实施物品的准备，既要充分考虑教学效果的需要，也要因地制宜，尽量节省资源。

（二）病人与家属参与模式

病人的积极参与是使健康教育计划得以顺利实施的必要条件。病人能否积极参与健康教育，取决于护士为他们创造的参与条件，主要表现在以下几个方面：

1. 病人的积极性 病人渴望了解健康知识，学习的动机增强，会大大提高学习的效果。护士要达到有效教育效果，需要采取一定的措施，调动病人的积极性。例如，在学习过程中护士要经常肯定病人的学习成果；在诸多的教育项目中选择病人认为最重要的内容，这将提高病人的学习积极性。

2. 对学习的准备 要实现有效的学习，病人在身体上、心理上和情绪上必须达到与学习要求相适宜的程度，这样才能获得最好的学习效果。例如，肿瘤病人在护士的帮助下，做好了学习化学治疗的心理准备，才能使教育工作顺利、有效地进行。

3. 对学习的投入 病人和家属积极参与教学活动，会提高学习的效果，也会使学习变得生动有趣。例如学习乳房自我检测方法，让受教育者亲自动手在乳房模型上进行乳房自检方法的训练，提高受教育者的学习兴趣。

4. 得到反馈 在教育过程中护士应及时反馈病人掌握教学效果的信息，不但强化知识概念，同时可提高学习的兴趣和信心。例如病人学习疼痛强度评分表后，护士及时告之病人疼痛评分表的掌握程度，使病人产生对评分表使用的兴趣，提高健康教育效果，同时对错误的概念给予及时纠正。

5. 从简单到复杂 对病人教育内容的组织应由简单到复杂，这样能帮助病人对学习内容的记忆和理解。例如学习造口袋更换，先让病人认识造瘘口，然后认识造口袋，最后学习如何更换造口袋。这样由简单到复杂，帮助病人逐步掌握相关知识。

6. 信息的重复 病人因为是非专业人员，往往一次教育不能完全掌握，对一些重要的信息要重复教育几次才能让病人理解和掌握。例如Ⅱ°压疮的护理，护士要对病人或家属反复指导，才能使他们回家后自行进行压疮的护理。

三、实施的准备

（一）实施前护士的准备

为使健康教育计划有效实施并获得成功，实施前护士对教育内容、教学设备等内容应做好充分准备，以便达到预期实施目标。实施前护士的准备包括以下几个方面：

1. 阅读护理病历或记录　了解病人以往曾接受过的教育内容、学习情况及进程，在原教学的基础上设计一个更能够唤起病人学习兴趣的开场白，避免不必要的重复内容。

2. 明确教育内容　护士在进行教育前，必须对教育内容十分清楚，并掌握教育内容的知识点和技能。例如护士在进行高血压饮食指导时，应清楚哪些饮食属于高胆固醇摄入，否则病人提问时护士回答不上来，会使病人失去对护士的信任感。

3. 考虑教育的重点　每项教育内容均包含重要和非重要的内容，护士在进行教育时要强化重点教育的内容。例如护士在进行高血压饮食教育中，每日盐摄入量的控制是教育的重点，因此护士在教育中应特别强调及强化盐摄入量的控制及识别。

4. 选择教学工具　可以采用现成的文字教具，如教育手册、保健书、药物说明书等；或非文字教具，如教学光盘、视频等；实物教具，如注射用具、血糖及尿糖测定用具、伤口换药用具等。在教具缺乏的情况下，护士应思考发掘身边可用实物或器具来替代教具。例如喉癌病人造瘘口护理的指导，可以利用可乐瓶和吸管替代教具，即在可乐瓶颈部剪一小口替代造瘘口，吸管替代气管套管，用形象的教育方法指导病人进行套管清洁和护理操作，帮助病人对教育知识的理解。

5. 时机的选择　并不是所有的健康教育内容都可以随时向病人进行传授。选择适当的教育时机是健康促进教育成功的条件。为此，护士要特别注意观察病人接受教育的能力，特别是心理适应能力。只有当病人的心理做好接受教育的准备时，教育效果才能顺利达到。

同时应根据时间管理和不同年龄阶段的学习原则，合理设计教育时间。

6. 提供良好的学习环境　良好的学习环境和轻松的学习气氛将提高病人的学习积极性，促进病人对学习内容的接受，选择比较随意、轻松、有利交流和讨论的环境。可以选择健康教育室、护理示教室或者环境相对安静的病房。

（二）实施前病人的准备

充分的准备是实施健康教育计划的保证。实施计划时必须考虑病人身心是否做好接受教育的准备，是否具备学习的能力，以便有针对性地实施教育计划，并取得预期的效果。护士在实施计划前需要对病人准备情况做以下几方面的评估：

1. 生理上的准备　实施前应对病人生理进行评估，确定病人是否具有接受教育的能力。例如，病人是否存在疼痛、呼吸困难、恶心、呕吐等生理上的问题，当这些问题存在时，应考虑调整实施的时间。

2. 认识上的准备　实施前应评估病人是否考虑到健康教育对自己十分重要，他们是否有意愿参与学习活动。例如对有 20 年吸烟史的肺源性心脏病病人进行戒烟指导，但是病人没有意识到戒烟的重要作用，他可能没有兴趣参与学习。当遇见这种情况时，护士应该首先做好转变病人态度的工作，然后再进行戒烟指导。

3. 情感上的准备　实施前评估病人心理适应度是否在最佳状态，是否愿意接受健康教育知识，是否希望通过学习来改变不良行为。例如初次诊断为肝炎的病人，当他的心理状态处于怀疑期时，病人不愿意接受相关的教育。

4. 家属的准备　实施前评估病人家属及朋友在情感和认识上是否有准备，他们是否有时间参与学习。例如一位脑卒中偏瘫病人，需要家属协助肢体功能的恢复，在进行教育时需要评估一下家属是否有时间参加学习，是否认识到帮助病人肢体康复是其应尽的责任等。

四、实施阶段的时间管理

健康教育计划的实施需要护士根据实施的不同阶段对时间进行有效的安排和使用，以最小的资源投入获得最大的效益，做到事半功倍，提高工作效率。

（一）实施阶段

1. 准备阶段　每一次正式的健康教育都要做好充分的准备，包括知识、技能、教案、教具以及时间、环境等；还应事先告知病人，使病人做好身心准备。例如护士有充分的知识准备，能够给予病人正确、满意的回答，可以提高病人对护士的信任感，提高学习兴趣。

2. 开始阶段　健康教育的"开场白"对于整个教育过程的进行十分重要。健康教育开始时应向病人讲清这次教育的目的、意义及所需要的时间，让病人轻松、自然地接受教育内容。

3. 重点阶段 每次健康教育活动都应该有重点部分，即通过该次活动要达到或实现的教育目标。这一目标在开始阶段就要向病人说明，在进行过程中要注意强调，在讲完重点内容后，要通过提问、观察，了解病人是否掌握教育知识，如不然，还应重复讲解或演示，以达到教学目的。

4. 总结阶段 每次健康教育结束前，都应该有所总结。总结既要包括本次教育的重点，还应评价病人对知识的掌握程度，向病人和家属对本次教育活动的配合表示感谢。

5. 反馈阶段 一次健康教育活动的结束，并不意味着健康教育过程的完成，教育活动结束后应该通过不同的渠道反馈和评价教育效果，使教育真正达到建立病人健康行为的目的。

（二）时间管理

1. 遵循美国管理学家莱金（Lakein）ABC 时间管理法 即 A：最优先，必须完成的事（最重要、最迫切、后果影响很大）；B：较为重要，需要完成的事（重要、一般迫切、后果影响一般）；C：为不重要，可暂时搁置的事。对健康教育计划作出妥善安排，对必须进行的教育内容，要在规定时间内完成。例如术前教育应在术前 24 小时之前完成，术后指导应根据病人康复的要求分阶段进行。

2. 抓住与病人交往的时间 护士每天约用 60% 的时间与病人交往，责任护士应该清楚了解所管辖病人的健康教育诊断和计划。在与病人交往时，随机根据内容进行教育，有效地利用时间。例如护士在为病人注射胰岛素时，可以对病人进行胰岛素抽取、胰岛素注射方法的指导，帮助病人循序渐进地掌握胰岛素注射的方法，有效利用护理操作时的时间开展健康教育工作。

3. 利用家属探视时间 在病人疾病预防、康复和治疗中需要家属的参与，接受相关知识的教育，有利病人的治疗和康复。例如脑卒中偏瘫病人的肢体功能恢复，应教会病人必要的自理技能，并指导病人家属学会如何帮助病人的肢体功能恢复的知识。护士可以将这些健康教育的内容安排在家属探视的时间内进行，让病人共同参与健康教育的学习。

4. 有效利用教育资源 护士在进行健康教育时尽可能寻找可利用的教学资源，如健康教育小册子、图表宣传册、音像资料、教学模具等。在进行健康教育前，可以先让病人阅读书面资料或看一些录像资料，以增加对教育内容的感性认识。例如使用心脏解剖图，帮助病人了解心脏的供血及发生心肌梗死的原因以及控制的方法。

5. 利用健康教育团队 资源健康教育工作是一项团队工作，因此在进行健康教育时应依靠其他医技人员，共同进行健康教育活动，有效地利用多方资源。例如让营养师与病人讨论饮食计划，让理疗师指导病人正确地使用拐杖。

6. 及时评价 教育过程中经常评估病人对教育内容的理解和掌握情况，适时对教育内容和教育方法进行调整。如果病人反复表现出拒绝护士的健康教育，可暂时放弃，评估原因，寻找积极的对策，提高病人的学习兴趣。

7. 及时记录 对已经进行过的教育内容，应及时进行记录，以免工作的重复性，造成时间的浪费，同时记录可以起到法律效应。

五、促进实施的方法

不同年龄阶段的教育方法和教育手段有明显区别。护士应根据病人的年龄阶段、认识水平、行为特点和不同健康教育需求，有针对性地选择教育方法，促进教育计划的有效实施。

1. 婴幼儿期 该期应重视对家长的健康信息传播。通过多种形式的传播方式，如科普杂志、健康小册子、录像等向家长传授健康知识，提高家长对婴幼儿患病期的护理及疾病预防的知识。

2. 学龄前期 该期多采用示范式教育。这一阶段儿童注意力集中时间短，行为目的性差，培养一种习惯需要反复多次和定期复习强化。该期采用示范方式，手把手的教学方式最为有效。例如学习正确的有效呼吸，可先由护士示范，然后小朋友模仿这些动作，护士在旁提示，讲解练习要点，反复进行强化，达到教学效果。

3. 学龄期 该期多采用行为指导。行为指导是帮助儿童纠正行为偏离、建立良好行为的有效方法。具体可采用：

（1）正强化法：它是指当某种行为出现后，立即得到一种强化物，这种强化物能够满足儿童的需要，并使这种行为在那种情景或刺激下出现的概率增加。在健康教育中让儿童多做一些需集中全部精力来完成的活动，增加现实感。

（2）替代法：是指用已知的事物来替代有待确定事物的一种方法。在健康教育中用一些分散注意力的方法，来完成某些健康教育活动。

（3）脱敏法：是指通过循序渐进的过程逐步消除焦虑、恐怖状态及其他恐惧反应的行为疗法。在健康教育中采用系统脱敏法，即通过逐渐加强这种刺激并使之脱敏，从而解除焦虑。

4. 青少年期 该期多采用启发式教育。青少年比儿童的认知能力有明显提高。尽管其自信力甚高，但实际上因缺乏生活经验，认识还比较表面和肤浅。同时，青少年有非常强烈的独立性，对他们进行健康教育要选择恰当的方法。要少用枯燥乏味的说教，多用启发式。注意保护其独立意识，及时耐心地指出其不足，鼓励其依靠自己力量纠正其不良行为。例如帮助青少年纠正吸烟等不良行为时，可采用集体教育方法。护士正确引导他们，帮助他们结成帮教小组，共同制订戒烟计划，互相鼓励，互相监督，共同戒烟，特别要发挥小组中有威信少年的作用。

5. 成年期　该期多采用针对性教育。这是因为成年人学习有许多特点，即：①成年人具有自我管理和自我控制的能力；②成年人具有一定的学习经验；③成年人学习带有明确的目的性；④成年人学习强调实用等。本阶段的主要方法是针对各种人群的年龄、文化程度和健康状况差异选择针对性较强的教育方法。

（1）强化健康信息传播：采用系列讲座、宣传画、小册子等资料和形式，既便于传播，又容易形成记忆。如高血压病人，通过学习应知道自己的血压水平，学会自己测量血压，了解血压的变化规律，学会家庭用药，了解血压骤变的危险，学会自救和求救方法等。

（2）促进双向交流：即针对不同疾患人群，采用多种形式的双向活动。如护士与病人，医生与病人，病人之间等对健康内容作双向交流，通过一些讲解及现身说法获得健康知识。

（3）有针对性的行为指导：即对处于不同健康状况的人进行行为指导，帮助他们建立健康行为。

6. 老年期　该期多采用心理调适与行为指导密切结合的方法。老年人在行为指导的过程中要以心理上的疏导与调适作为主线，向他们提供一些健康行为知识；同时让他们感到自身存在的价值。因为老年人往往容易产生对衰老的焦虑和恐慌感，角色变更困难，所以在进行健康教育时，要充分进行心理调节。例如肺源性心脏病病人呼吸困难时体位变更的行为指导，要注意病人心理状态的变化和对锻炼的适应程度。

第七节　病人健康教育的评价

一、评价概述

评价（evaluation）是病人健康教育程序的最后阶段，是将教育结果与预期目标进行比较，对教育活动做出客观判断的过程。评价的目的是测定病人达到学习目标的程度，以便修订原有的计划，改进教育工作。评价贯穿于健康教育活动的始终，是健康教育程序不可缺少的重要环节。

（一）评价目的

1. 确定健康教育计划的先进性与合理性　对于任何一项健康教育计

划，都要考虑它是否符合病人的需要，在某一时间实施是否合理，教育的内容是否具有先进性。

2. 确定预期目标的达成度　通过评价，才能确定健康教育计划的预期目标达到的程度，判断出预期目标是部分实现、完全实现还是没有实现。

3. 确保教育质量　评价贯穿于健康教育过程的始终，通过不断监测教育活动的过程，以建立和维护教育质量的保证体系。

4. 提出进一步的计划设想　健康教育计划并非一次就能完全达到预期目标，而是需要在不断的评价过程中，对教育计划进行重审，修订完善后才能最终达到预期目标。因此，评价可以帮助调整和修订计划。

（二）目标评价分类

1. 目标完全实现　指教育结果与教育计划中的预期目标一致，达到理想的教育效果，使预期设定的目标完全实现。例如，对于呼吸系统疾病的病人，有效地戒烟是一个重要的健康教育目标。经过教学活动，病人充分认识到了吸烟的危害，在规定时间内戒烟，达到教育目标的完全实现。

2. 目标部分实现　指教育目标只是部分实现。在短期内完全实现许多健康教育目标并非易事，也许病人只能在认识上有些改变，但行为上并不实践，或只在一定程度上有所改变。这种健康教育效果说明教育目标只是部分实现。例如进行健康教育后，病人吸烟的习惯并没有完全改变，但在认识上已经有了提高，也采取了一些行动减少了吸烟量。这种认识和行为的部分改变也是健康教育所取得的成果。实际上，部分目标实现是健康教育比较常见的教学效果，这不仅是因为健康教育过程的复杂性，而且也是由于病人健康观念和生活习惯的牢固性。对目标部分实现的结果，要进行进一步的评估，找出存在的问题，制订进一步的计划，以便目标完全实现。

3. 目标未能实现　指实施健康教育计划后，病人在行为和态度上没有取得任何改变的效果。若未能实现目标，既不要一味埋怨病人，也不要轻易否定自己，要通过一段细心的观察，找出问题的根源并加以解决。

二、评价种类

1. 形成评价　指为健康教育计划的设计和实施提供信息过程。它的目的是使健康教育计划更符合病人的实际情况，使计划更科学、更完善，具有最大的成功机会，在计划实施过程中及时纠正偏差，保障计划的成功。因此，形成评价主要针对健康教育程序中的评估、诊断、计划过程，其部分职能将延续至计划实施的早期阶段。

2. 过程评价　指对实施阶段过程中的评价，即起始于健康教育计划实施开始之时，并贯穿于计划执行的全过程。在计划执行阶段，过程评价可以有效地保证和促进计划的成功。因此，过程评价是健康教育计划评价的重要部分。

　　3. 效应评价　指健康教育计划实施后，病人对所传授的知识和技能，以及行为改变的情况作出准确的判断过程。与健康教育结果评价相比，知识和技能的掌握，以及行为的变化会较早发生，故又将效应评价称为近期或中期效果评价。

　　4. 结果评价　指实施健康教育后，对病人健康状况乃至生活质量发生变化的判断。对于不同的健康问题，从接受知识到行为改变，最终出现健康状况变化，所需要的时间长短不一。故结果评价也称为远期效果评价，它是效应评价的延续。

　　5. 总结评价　指形成评价、过程评价、效应评价、结果评价的综合，以及对各方面资料作出总结性的概括。总结评价可以全面反映健康教育程序的成败，对计划完成情况以及成本效益等做出总的判断，以总结经验教训，为今后的健康教育决策提供准确的科学数据。

三、评价的内容

　　1. 学习需要评价　评价病人的学习需要是否得到满足，有无内容的遗漏，或者病人有多种需要时，护士由于时间的限制只考虑对病情有较大帮助的需要，而忽略了解病人疑虑的需要，导致无法取得病人的信任，降低了病人的参与感等。

　　2. 教育诊断评价　教育诊断决定了教育的内容和范围。评价包括：①教育诊断是否真正符合病人的学习需求；②诊断是否有明确的目标性；③诊断排序是否合理。

　　3. 教学方法评价　教学方法是否恰当直接影响到计划的成效。评价教学方法包括：①教学的时机与场合是否恰当；②教育者是否称职；③教学材料是否适宜、准确和通俗；④教学方法是否得当；⑤教学进度与病人的学习兴趣如何。

　　4. 计划目标评价　目标是健康教育效果的标尺。评价包括：①目标是否具体、可行；②目标是否包含学习的三个领域；③目标是否可观察、可测量；④目标是否有时间顺序。

　　5. 知识行为评价　病人健康教育的最终目的是让病人做到知、信、行。因此，评价的重点应是病人对知识的掌握程度、态度改变与否和行为的取向。知识是产生行为改变的必要条件，了解病人对知识的掌握程度，可以帮助预测其行为转变的可能性。态度是行为转变的前提，判断病人对健康和疾病的态度，可以帮助其行为发生本质转变。行为转变是健康教育要达到的预期效果，对行为进行评价有助于提高病人健康教育的效果。

　　6. 教育质量评价　教育质量评价重在普及和效果。因此，质量评价的重点应放在病人健康教育普及率与合格率的监测上。普及率即实际接受教育的人数占应接受教育人数的比率，合格率为抽样检查的教育合格人数占抽样人数的比率。病人健康教育效果还可以从并发症减少、住院时间缩短、治疗效果和经济效益提高等方面进行评价。

四、评价方法

1. 观察法　主要用于对病人行为及操作技能的评价，重点评价通过教育病人是否产生健康行为。此法常用于观察病人的非语言交流信息所表现情感方面的学习目标是否达到，即评价病人的态度和行为。

（1）直接观察法：利用护士的感觉来观察病人。病人的健康行为可分为外显健康行为和内在行为。外显健康行为有遵医嘱服药、遵守医院制度、主动配合治疗、有良好的卫生习惯等。内在行为可表述为情绪愉快、关系和谐、人格统一、适应环境、健康投资等。

（2）间接观察法：即借助可供参考的资料进行观察。这些资料包括录像、病人家属的描述和病历记录等。

2. 直接提问法　主要用于对病人知识掌握程度和情感方面的测评。直接提问的对象可以是病人或家属。直接提问应使用开放式提问方式，让病人尽量地描述，以了解其对知识的掌握程度。尽量少用封闭式提问方法。对家属的提问可以帮助提问人员判断病人对健康教育内容的理解程度和家属对病人的支持程度。

3. 书面测验法　指用问卷或表格的形式对病人进行知识、技能和教育质量的测评，得出病人对健康教育的知晓率、技能掌握率和健康教育覆盖率。

（1）知识测评：即用标准问卷表进行测评。护士可以根据教育计划的要求，将病人必须掌握的知识或应知应会的内容设计成测试问卷，确定评分标准。测试完毕，由护士进行评分，分析教育效果，改进教育工作。

（2）技能测评：病人掌握健康技能是一个复杂、连续的过程，它需要在护士的指导下，通过重复多次的操作练习，才能达到熟练掌握的标准。在对病人进行技能训练时，采用训练记录和书面评分法可以掌握病人学习的进度。

（3）质量测评：根据健康教育质量控制要求，建立健康教育普及率和合格率的达标标准，并用书面评分法确定抽检人数、抽检项目、抽检方法和评分标准，并据此对抽检护士或科室进行质量评定。

（4）表格式评价：为便于随时评价病人健康教育效果，可将健康教育计划的有关部分列成表格。护士完成教育内容后，在表格评价栏目上直接打钩，评价病人对知识和技能掌握的程度。护士长可不定期地抽查护士的健康教育质量（表5-8、表5-9）。

表5-8 腹部手术病人健康教育评价表（健康知识部分）

科别: 床号: 姓名: 文化程度: 年月

分类	评价项目	教育时间	效果掌握	评价了解	未掌握	护士签名
疾病知识	疾病名称、发病因素、症状、治疗方法					
手术前检查	①心电图、胸部X线、超声波检查					
	②三大常规、肝肾功能、生化检查					
手术前准备	①手术方法、麻醉方法					
	②手术前用药（如镇静药、麻醉药等）					
	③备血目的、血的来源					
	④个人卫生准备（包括皮肤、胃肠道的准备）					
	⑤禁食目的与要求					
	⑥贵重物品保管（如饰物、义齿等）					
	⑦术后特殊卧位与床上大小便训练					
手术环境及时间	①手术小组成员					
	②手术时间及等待地点					
	③手术准备室、手术室、手术恢复室环境					
	④手术所需时间及术后麻醉清醒的时间					
术后镇痛方法	①疼痛程度及持续时间					
	②药物镇痛方法（如麻醉镇痛包、止痛药物的使用方法）					
	③非药物镇痛方法（如加压法、放松疗法等）					
术后功能恢复方法	①有效咳嗽、咳痰方法					
	②早期床上活动及下床活动方法					
	③术后功能锻炼方法及进程					
	④自我照顾（如饮食及生活起居、伤口护理等）					
术后进食	①进食时间及方式					
	②膳食调理过程					
其他						

表5-9 腹部手术病人健康教育评价标准（健康信念、健康行为部分）

分类	评价项目	教育时间	效果积极	比较积极	不积极	护士签名
健康信念	① 能表达自我感受					
	② 对手术及治疗信心					
	③ 对家属的依赖					
	④ 对医护人员的依赖					
	⑤ 寻求术后康复信息的意愿					
	⑥ 寻求术后康复知识的意愿					
	⑦ 接受各种术后康复锻炼的意愿					
	⑧ 对出院后社区医疗服务的信任感					
健康行为	① 参与制订术后康复计划					
	② 寻求术后活动方式（如早期下床、功能锻炼）					
	③ 寻求控制疼痛的方法					
	④ 伤口自我监护					
	⑤ 定时有效咳嗽					
	⑥ 主动早期活动（床上、下床活动）					
	⑦ 洗漱与保持口腔卫生					
	⑧ 沐浴、更衣及上厕所（病情稳定情况下）					
	⑨ 配合药物治疗计划					
	⑩ 合理选择手术后营养食品的摄入					
	⑪ 康复与功能锻炼					
其他						

课堂训练 病人健康教育程序实践

一、实践目的

通过对病人案例资料的学习与讨论，了解学生对病人健康教育程序掌握的程度，使学生初步学会运用健康教育程序进行评估、诊断、目标、计划、实施、评价，分析问题以及撰写病人健康教育计划。

二、实践内容

1. 阅读与分析案例资料

2. 小组讨论

3. 撰写病人健康教育计划以及实施、评价的方法

三、实践时间安排

实践共 6 学时，具体安排如下：

1. 案例资料阅读与分析

2. 小组讨论共 2 学时

3. 撰写病人健康教育计划书，2 学时（利用课外时间）

4. 每组选出代表发言交流与师生讲评，2 学时

四、案例资料

据许多年轻爸爸妈妈的反映，家中多了个生命，使家里多了几份生机，但也多了许多烦恼，特别是如何为宝宝提供一个健康和舒适的环境更是家长们要面临的一大难题。他们发现，冬天给宝宝洗澡时宝宝容易感冒，也不知道该怎么给宝宝洗澡，医院不对外提供此类服务，专门洗澡的地方又不好找，即使有这类场所，价格又较贵。

（一）案例

马女士，28 岁，初产一个 8 斤重的男孩，自然生产后回病房。BP：130/70mmHg，P：84 次 /min，心律齐，排尿好，宫底脐上两指，恶露正常，乳房条件好，待明日出院。马女士有强烈学习婴幼儿护理知识的欲望。

（二）讨论思考题

1. 你认为需要对马女士进行哪些生理、心理、社会、精神、文化方面的评估？

2. 主要护理健康教育诊断（包括原因依据）有哪些？

3. 你准备采取的教育措施和活动有哪些？

（三）病人健康教育计划的撰写内容及格式

以下提供健康教育计划的撰写内容、书写格式，作为编写计划的框架。

1. 摘要　用简明扼要的文字概括计划的整个内容，包括计划的设计、实施方法、预期结果，字数在 200 字左右。

2. 引言　明确陈述计划的目的和有关理论基础，概括提出计划的有关知识。

3. 学习评估　主要包括学习的需要、心理适应度、学习意愿、学习能力、学习方法。

4. 教育诊断　列出护理教育诊断项目，并进行排序。

5. 确定教育目标　包括长期目标、短期目标。

6. 制订教育计划　包括教育内容、教学方法选择、时间安排。

7. 实施 包括实施的准备、实施阶段与时间管理、促进实施的策略。
8. 评价 包括评价内容、评价方法。

本 章 小 结

病人健康教育程序由六个步骤结合而成，即健康教育评估、健康教育诊断、健康教育目标、健康教育计划、健康教育计划实施、健康教育评价。构成病人健康教育程序的六个步骤是以病人为中心，具有顺序性、系统性、循环性和交互关联性的特点，形成了一个可以组织临床护理健康教育活动的基本框架。

评估是健康教育程序的第一步，是有计划、有目的、有系统地收集病人学习需求的相关资料，包括学习需求、学习能力、心理状况、社会文化背景、学习态度、健康信念、生理状况等，通过分析资料，提供健康教育诊断的依据。

教育诊断是健康教育程序的重要步骤，是护士通过系统评估和分析后，对病人的学习需求做出判断的过程。它明确了护士健康教育的内容范围和病人学习需要的内容。

教育目标是为健康教育计划提供具体的、量化的工作指标，它是评价健康教育效果、检查健康教育工作质量的标尺。健康教育目标分为长期目标和短期目标。根据布鲁姆的教学目标分类法，目标应从认知领域、技能领域、情感领域三方面考虑，在制订时还应考虑目标的具体性、可行性和可测量性。

教育计划是为达到健康教育目标而设计的活动方案，它的目的是对病人教育工作、教育内容和教育方法作出规定。病人教育计划应包含学习目标、教育内容、教育方法的选择和教育效果评价四部分。

教育计划的实施重点是帮助护士解决"护士怎么教"和"病人怎么学"的问题，包括学习前的准备、实施的时间管理、教育资料及教具的利用，以激发病人的学习兴趣，有效实施健康教育计划。实施后应该做好记录，这种记录与护理记录具有同样的意义和法律效力。

健康教育评价是对教育目标达成度和教育活动作出客观判断的过程。它主要包括评价教育目标是否实现和重审健康教育计划。评价种类主要有形成评价、过程评价、效应评价、结果评价、总结评价。评价方法包括观察法、提问法、测验法。

（包家明）

边 学 边 练

王先生，工程师，67 岁。因直肠癌进行直肠癌根治术，并于腹壁进行肠造瘘口，最多时一天要换 6~7 个造口袋，频繁地更换造口袋会导致造瘘口及周围的皮肤感染。病人一下子不能适应排便方式的改变，自己又不会进行造瘘口的护理，表现出担忧、无奈和痛苦，如何为该病人提供有效的健康教育?

一、健康教育评估

护士通过资料的收集、整理、分析，得出以下结果：

1. 学习需求　病人对如何进行造瘘口自我护理有很强的学习欲望。

2. 学习能力　病人的思维和接受能力强，平时爱好看书。

3. 心理适应度　病人对疾病的发展及预后有充分的认识，处在心理适应期。

4. 社会关系　妻子健在，家庭和睦，有2个子女均在国外工作，经济状况良好，单位领导和同事对他很关心。

5. 生理因素　视力、听力、记忆力良好，造瘘口处有皮肤感染，食欲低下，乏力明显等。

二、健康教育诊断

1. 知识缺乏　缺少造瘘口饮食调理知识；缺少直肠癌根治术后造口袋更换的护理知识。

2. 寻求健康行为　提高造瘘口自我生活能力，建立良好的生活方式。

三、病人健康教育目标

1. 教育目标　帮助病人掌握对造瘘口的自身护理，保持良好的心情，尽快适应新的生活方式，建立新的健康生活习惯。

2. 学习目标　病人掌握造瘘口的自我护理，提高自我生活管理能力。

（1）3天内，陈述造口后饮食种类、生活方式调整的方法、造口袋更换步骤。

（2）1周内，演示造口袋的更换，列出造口病人的适宜食物。

（3）出院后主动进行造口袋的更换，积极建立造口后新的生活方式。

四、健康教育计划

1. 确定实施计划　确定教育诊断的优先次序，分阶段执行教育计划。根据诊断，依次提供以下计划：

（1）指导直肠癌根治术后造瘘口的护理方法，预防造口感染。

（2）提供造瘘后饮食调理的方法知识。

（3）指导造瘘后生活方式调整的方法。

2. 教学方法的选择　采用语言教育法、文字教育法、实践教育法和影像教育综合方法。

（1）让病人阅读资料或观看光碟。

（2）护士讲解（针对病人对阅读资料不理解时）。

（3）护士演示更换造口袋的方法。

（4）向病人推荐学习资料的获取途径，如有关疾病康复知识的书籍、杂志等。

3. 时间计划　病人在出院前掌握上述教育内容。

五、计划实施

1. 实施时间安排　造瘘口护理是一个复杂的过程，指导内容多，可以从以下两方面考虑：

（1）穿插在护士更换造口袋操作过程中。

（2）安排在下午家属探视的时间。

2. 实施准备

（1）地点：①病房示教室或健康教育室；②病房，必要时将窗帘拉起，保持相对安静。

（2）教具：方纱、棉签、造口袋一套、皮肤保护粉、饮食图片等。

（3）指导内容：进行针对性的教育。根据健康教育诊断可以提供以下具体的教育内容：

1）造瘘口部位护理：包括造瘘口部位护理的物品准备、造瘘口皮肤观察方法、皮肤清洁方法、皮肤消毒方法等。

2）造口袋的护理：包括造口袋更换时间、造口袋选择、造口袋剪裁方法等。

3）造瘘口与饮食调整：包括造瘘口后食物品种的选择、识别容易引起腹泻的食物、饮食简易治疗方法等。

4）造瘘口与日常生活方式调整：包括工作时应注意的事项，适宜的运动方式，洗澡、衣着、旅游、怀孕等日常生活要点。

六、评价

1. 目标的达成　通过一系列的造瘘口健康教育完全达到预期目标，使病人能正确地使用和更换造口袋，进行造瘘口护理；使病人掌握造瘘后的饮食方式。

2. 评价方法　采用观察法和提问法进行评价。

3. 教育效果　采用形成评价、过程评价，使教育过程顺利进行，达到最终的知识接受、行为改变、态度建立，保持良好的心理状态。使病人基本能胜任自己的社会和家庭角色，激发病人治疗、生存和学习的信心，提高生活质量。

练 习 题

【简答题】

1. 病人健康教育程序与护理程序有何差异及相同点？
2. 评估病人心理适应度对进行健康教育有何意义？
3. 如何制订病人健康教育计划？
4. 实施健康教育计划时，应考虑做哪些前期准备工作？

【选择题】

1. 一位男性初中学生，被确诊为"病毒性心肌炎"，收住医院治疗，在住院期间需要对病人进行疾病知识、活动等健康指导。该病人心理处在哪个时期进行健康教育效果最佳

    A. 适应期　　　　B. 怀疑期　　　　C. 调整期

    D. 成功期　　　　E. 转变期

2. 一位企业员工，被确诊为"甲状旁腺肿瘤"，收住医院治疗。护士应根据护理健康教育程序进行健康指导。该病人健康教育程序的第二步骤主要内容是

    A. 教育计划　　　B. 精神状况　　C. 教育诊断

    D. 智能评估　　　E. 计划实施

3. 一位在校女大学生确诊为"急性白血病"，护士需要制定健康教育计划对其进行健康指导。对该病人实施的健康教育计划制订过程应包括

    A. 教育目标、内容、方法、评价

    B. 教育内容、目标、方法、评价

    C. 教育方法、目标、内容、评价

    D. 教育评价、诊断、目标、方法

    E. 教育诊断、目标、内容、评价

4. 一位女士确诊为"胆囊癌"进行手术治疗，为做好手术前准备，需要对其进行手术前的健康指导，护士根据健康教育计划进行实施。在实施前应做好的准备工作包括

    A. 选择教具　　　B. 计划时间　　　C. 查看记录

    D. 掌握指导内容　E. 以上均是

5. 一位男士行阑尾切除术后 5 天，伤口出现红肿，对其进行伤口自我管理方法的健康指导，通过指导后的评价使其知道术后伤口护理的重要性及管理方法。这种认识和行为的改变在目标评价分类中属于

    A. 目标完全实现　B. 目标部分实现　C. 目标未能实现

    D. 目标需要调整　E. 重审需要调整

第六章

医院护理健康教育与健康促进

【学习目标】完成本章学习后，学生应该能够
识记：1. 说明医院护理健康教育的意义。
　　　2. 列出病人护理健康教育的基本形式。
　　　3. 熟记质量控制的方法。
理解：1. 描述医院健康促进组织网络的意义。
　　　2. 解释病人健康教育在整体护理中的作用。
　　　3. 比较实施方式中小组活动形式与主题讲座形式的差异。
运用：1. 采用病人健康教育个性指导的方法。
　　　2. 运用组织小组活动形式的团体指导。

随着医学模式的转变和医院服务功能的拓展，医院已成为健康教育与健康促进的重要场所。以医院为中心，结合医院的特定环境和功能，向病人及其家属和广大社区群众开展健康教育与健康促进，是提高人民群众健康意识和自我保健能力、防治疾病、提高医疗质量的重要策略，也是现代医学发展的必然趋势。医院护理健康教育与健康促进也是护士的重要职能，是护理专业发展的必然趋势，是沟通护患关系的桥梁和纽带。通过本章学习可以了解医院护理健康教育与健康促进的任务和组织网络的建立及制度、计划的制订。对于医院护理健康教育与健康促进实施的基本形式、方法、内容的学习十分重要，有益于实际应用。

第一节　医院护理健康教育与健康促进概述

一、概念

医院健康教育（hospital health education）泛指各级各类医疗卫生机构和人员在临床实践过程中伴随医疗保健活动而实施的健康教育。随着社会经济的发展和人民群众对医疗保健需求的不断增长，为加强医院的预防职能，促进临床医疗服务与社区卫生保健相结合已成为医院发展的必然趋势。医院健康教育的对象、范围与内容随之得以极大地拓展，即从院内到社区；从医院

职工到病人，到社区人群；从三级预防到人的生命全过程；从医学知识传播到心理社会影响因素和行为的干预。总之，广义的医院健康教育是以健康为中心，以医疗保健机构为基础，为改善病人及其家属、社区成员和医院职工的健康相关行为所进行的有组织、有计划、有目的的健康教育活动。医护人员是实施健康教育的主体。医院护理健康教育是医院健康教育的重要组成部分。

医院健康促进（hospital health promotion）是健康教育和能促使病人或群体行为和生活方式改变的政策、法规、经济及组织等环境支持的综合，是促使人们提高、维护和改善他们自身健康的过程。健康促进基本特征是健康教育加社会支持达到行为和环境的改变。

1997年，中国健康教育协会医院健康教育学术委员会在海口市宣告成立，标志着我国医院健康教育与健康促进全国协作网络的形成。医院健康促进旨在促进医院的结构及功能实现由以疾病为中心向以健康为中心的转变；通过与病人、病人家属和社区共同采取行动，创造有利健康的医院环境，促进和维护健康。

二、意义和任务

（一）医学模式转变及现代护理学发展的必然趋势

医学社会化促进医疗服务模式由过去单一的医疗型向促进健康、提高生命质量的医疗—预防—保健型转化。医疗服务的发展趋向：以疾病治疗为中心向以健康为中心转化，以个体服务向群体服务转化；从单纯治疗服务扩大到防治结合的综合服务；从单纯生理服务扩大到心理、生理、社会的全面服务；从单纯技术服务扩大到社会性服务；从院内服务扩大到院外服务；从仅为病人个人服务扩大到为健康人群服务。健康教育与健康促进已成为医院工作不可缺少的内容。健康教育与健康促进在这些变革中起着积极的促进和先导作用。

（二）护理服务的组成部分及行之有效的治疗手段

作为医疗服务的组成部分，医院健康教育贯穿于三级预防，是提高病人和社区群众健康意识和自我保健能力、改善从医行为和提高医疗质量的重要手段。

1. 通过护理健康教育可提高病人对医护人员的信任感和依从性　信任是护患关系的重要内容，也是病人形成健康信念，产生从医行为的必要前提。通过积极的健康教育，使病人及其家属建立对医护人员的信任，遵从医嘱，主动配合治疗，可促进康复，提高医疗质量。

2. 满足病人心理需求　通过护理健康教育，可促进病人的心理康复，从而满足病人心理需求，逐步消除病人及家属的不良心理反应，帮助他们建立战胜疾病的信心和学会自我心理保健的方法。

3. 护理健康教育本身也是一种治疗方法　许多疾病与不良生活方式和卫生行为习惯密切相关。例如吸烟、酗酒、缺乏锻炼、高脂饮食、高钠盐饮食是高血压等心脑血管疾病的重要危险因素。降低这些疾病的患病率和死亡率，除药物治疗外，采取合理的膳食、适量的运动、戒烟限酒、调适心理等非药物方法起着至关重要的作用。

（三）促进医院精神文明建设及密切护患关系的纽带

医院护患关系的融洽十分重要，它不仅直接影响病人及其家属的心理状态，而且对疾病的防治效果也产生直接影响。护理健康教育的开展有助于护士强化服务意识，使用文明服务语言，规范服务行为。护士在向病人和群众进行健康知识传播的同时，也带给他们关爱和温暖，增强病人对护士的信赖感和安全感，密切护患关系，促进相互理解和谅解，提高人们对医院的满意度，促进医院文化建设。

（四）改善医院管理、提高社会经济效益的有效途径

健康教育可以促进医院医德医风建设和医疗质量的提高，在健康教育的同时也向社会宣传了医院的新技术、新设备、新项目、新风尚及医院文化，从而扩大了医院的影响和声誉，增强了医院在医疗市场的竞争力，可有效地提高医疗保健服务的社会效益和经济效益。

三、病人健康教育在护理服务中的作用

整体护理的实施推动了我国的护理事业在理论和实践上的变革。护理健康教育在整体护理中发挥着重要的作用，主要体现在以下几方面：

（一）病人健康教育是整体护理的重要内容

整体护理（holistic care）的指导思想是"以病人为中心"，体现护理工作以满足病人的健康需求为导向，通过护理服务来解决病人的健康问题；同时它还表现为充分尊重病人的权利，并鼓励病人参与治疗与康复过程。通过护士耐心细致的健康教育过程，把有关疾病防治的知识和方法传授给病人以及其陪护人员作为治疗的重要的组成部分。护理健康教育更加充实和提高整体护理的内涵。

（二）病人健康教育遵循护理程序的过程

病人教育程序（the process of patient education）是在整体护理中实施病人健康教育的活动过程。它遵循健康教育计划设计、实施和评价的原则，是实施病人教育的一种思维方法和工作方法，是教育走向科学化、系统化的一个标志。临床护理实践中，病人教育程序贯穿于护理程序，两者同步且相互

关联、协调一致。

（三）病人健康教育是加强护患沟通的桥梁

病人健康教育（patient education）是整体护理中的重要内容，护士在实施健康教育过程中必须经常深入病房与病人共同讨论治疗护理方案，拉近了护患之间的距离，促进了护患之间的交流和沟通。护理健康教育犹如在护士与病人之间搭建了一座桥梁。护士用丰富的知识满足病人的健康信息需求，赢得病人及其家属的信任和理解，提高了病人对护理工作的满意度，护士的自身价值也从中得到了体现。

第二节　医院健康教育与健康促进的组织

一、建立组织网络体系

在美国，多数医院设有"健康教育部"，由获得健康教育学位的专业人员组成。"健康教育部"负责制订医院健康教育政策，协调和改进"教育组"的教育计划，评价教育效果，编制教育资料，购置并协调各病区教育器材的使用。"教育组"是医院健康教育的基层组织，成员由专职健康教育人员、临床护士、理疗师、营养师、社会工作者等组成。"教育组"定期在科室组织召开教育评估讨论会，研究制订教育计划，适时调配教育人员到病人床边开展教育工作。例如心脏术后病人撤离呼吸机时，教育人员借助"玩具熊"教学用具，采用讲授和演示的方法，为病人讲解保护伤口、进行有效咳痰的要领。美国医院健康教育任务较重的科室有心血管内科、糖尿病专科、妇产科、肿瘤科、骨科等，这些科室还设有专门的健康教育室，配有必要的图片、资料仪器等，方便开展病人健康教育工作。

近年来，我国各地在开展医院健康教育工作中，形成了较为系统的组织管理模式。医院对外加强与社区、地方政府的合作，努力成为社区健康服务中心、工作场所和学校、企业健康促进的枢纽。许多医院建立了由分管院长挂帅，相关职能部门共同参与的医院健康促进委员会，建立健全在分管院长领导下，以健康教育职能科室为具体协调指导单位，以各科室和医护人员为基础的三级健康教育网络。

（一）院级健康教育专业委员会

院级健康教育专业委员会是医院健康教育工作的领导与决策中心，由分管院长任组长，健康教育职能科室和医务科、护理部等各相关业务部门的负责人参加。其主要职能是领导、规划、组织、协调全院的健康教育工作，将医院健康教育纳入医院工作的议事日程和宏观管理轨道，建立健全医院健康教育工作制度（工作职责、操作规程、工作档案、考核等），将健康教育纳入年终检查评比的内容之一。具体工作任务包括：

1. 定期召开会议　专业委员会每季度或半年召开会议，研究、部署全院健康教育工作，并负责健康教育工作计划的审定和年度经费预算的审批，协调健康教育职能科室与临床业务科室的工作，保证健康教育计划的实施和日常健康教育工作的正常运行。

2. 项目的决策　负责医院重大或专题健康教育项目的决策，以及上级卫生主管部门开展的健康教育活动的组织与实施。

3. 负责全院健康教育工作的检查、评比、总结、表彰　医院健康教育工作纳入了工作的议事日程，进入了宏观管理的轨道，有利于医院健康教育与健康促进工作的开展。

（二）健康教育职能科室

为了保证健康教育工作的经常化、制度化和规范化，在综合医院和专科医院建立了独立的健康教育科（室），也可以将健康教育工作列入社区保健部或预防保健科的工作范畴。设专职和兼职人员分管健康教育工作。医院健康教育职能科室是医院健康教育专业委员会的常设机构，其主要职能是具体负责全院日常的健康教育工作，在医院健康教育领导小组的领导下，负责以下工作：

（1）根据医院健康教育领导小组的工作计划，制订本部门年度和阶段性工作计划，并参与组织、实施。

（2）负责本院各科室以及社区健康教育工作的业务指导，参与全院健康教育工作的检查、评比和组织协调。

（3）负责对本院医护人员进行健康教育业务培训和考核。

（4）负责购置、保管健康教育器材、设备，并充分利用健康教育器材、设备开展健康教育工作；负责健康教育材料的编印、制作和发放。

（5）负责本院健康教育活动的开展，并做好记录和工作总结；负责健康教育资料和档案的整理和保存。

（6）与所属地区健康教育机构加强联系，争取业务技术指导与合作；负责本院健康教育的调查研究和效果评价，不断提高本单位健康教育工作的水平和质量。

（7）负责对社区预防保健人员的健康教育培训，指导本院所属社区的健康教育工作。

医院健康教育科配备一定数量的专业技术人员，以保证医院健康教育工作的顺利开展。从事医院健康教育的工作人员应符合以下条件：

（1）热爱健康教育工作，有工作热情。

（2）具备一定的临床医学和预防知识。

（3）接受过健康教育专业培训。

（4）具有一定的组织协调能力和社会活动能力。

二、制订管理制度

为了保证医院健康教育的稳步发展，健康教育专业委员会制订切实可行的规章制度和工作规范、健康教育操作规程（工作质量手册），专科健康教育指导规范，医院健康教育考核、奖励办法，建立健康教育工作档案等，保证医院健康教育工作的规范化、制度化、科学化。主要制度有：

（一）建立与目标管理相配套的各科室、各岗位责任制，如《健康教育科工作职责》、《健康教育专职人员职责》。

（二）建立健全健康教育操作规程及制度，如《入院教育制度》、《出院前教育制度》、《工休会制度》、《母乳喂养健康教育流程》、《手术后病人健康教育规程》、《孕妇产前健康教育制度》、《控烟教育制度》、《健康教育义诊咨询工作规范》等。这些操作规程和制度的建立可以使医务人员在实施健康教育时规范且有章可循。

（三）建立健康教育工作档案制度。通过对门诊、住院病人及社区居民的调查，建立住院病人、门诊病人、社区群众的健康教育需求档案，有利于对服务对象开展动态的观察和服务。各项健康教育活动，如电话教育、讲座、咨询、宣传栏、派发宣传处方、一对一宣教等逐一进行登记、统计、归档。这些资料既有利于总结经验，又为健康教育的考核评价提供了原始资料。

（四）建立医院健康教育考核考评制度。医院健康教育专业委员会每年对各科室进行 1~2 次考核，并将考核结果作为绩效考核的一项重要指标。

以下是某地区医院健康教育工作制度：

1. 医院岗位人员健康教育工作责任制

（1）导医员：解答病人就诊疑问，做好病人就诊指导工作，向病人或其家属发放相关健康教育宣传资料。

（2）门诊护士：引导病人按照就医程序正确就诊，解答病人的各种疑问，向病人或其家属发放相关健康教育宣传资料，引导病人观看医院健康教育视频。

（3）门诊医生：对病人进行口头教育，为病人开出相应的健康教育处方。

（4）病区医生：为住院病人有针对性地制订健康教育计划，在查房时，针对不同的病人开展多种形式的健康教育，并实施行为干预。

（5）责任护士：责任护士在主管医生的指导下，针对不同病人做好相应的入院、住院、出院健康教育，并实施行为干预。

（6）医技岗位人员：向病人做好检验检查中应注意的事项等健康教育工作。

（7）药剂岗位人员：向病人或家属做好服药注意事项等健康教育工作。

（8）其他岗位医务人员：根据自身岗位特点，及时有效地开展相关健康教育工作。

2. 医院职工健康教育培训考核制度

（1）将健康教育培训纳入继续医学教育管理，定期分批组织各科室健康教育骨干参加市级、省级或国家级健康教育专业培训。

（2）医务人员每年必须至少参加一次由本院举办的健康教育专业理论培训讲座，系统学习健康教育及相关学科的基本理论和方法，以提高自身健康教育专业水平。

（3）医院组织的岗前培训内容必须包括健康教育理论与技能。

（4）医院应在培训时对被培训对象进行健康教育理论与技能掌握情况的测试。

3. 健康教育宣传资料管理制度

（1）各科按要求编写常见病的健康教育资料，健康教育科统一审核。

（2）健康教育资料由健康教育科统一印制，统一存放，各科室到健康教育科领取相关健康教育宣传资料。

（3）各科室做好发放记录，由健康教育科负责全院健康教育资料发放汇总工作。首次就诊的慢性病病人，医生必须向其发放健康教育处方，且病历上要记载发放健康教育处方的医生的签名。在候诊区、输液区、住院病区设置健康教育资料架，放置健康教育小册子、折页、报刊、图书等供病人及其家属取阅。住院病人至少有 1 份健康教育资料。

4. 健康教育工作信息管理制度

（1）按健康教育与健康促进规范化管理要求，严格按档案分类标准收集整理归档。

（2）医院应按要求收集、汇总各科室的健康教育工作信息，及时向市或区健康教育机构上报健康教育计划、总结，宣传日活动报表，季度、年度报表，突发性公共卫生事件工作报表等。

（3）健康教育宣传资料按统一规定的格式，缩小分类入档，以年度装订成册保存。

5. 医院控制吸烟工作制度　医院按照市无烟医院标准，结合医院实际，制订医院控烟制度，做好医院控烟工作。

6. 工作例会制度　健康教育专业委员会定期召开健康教育与健康促进

工作例会，总结健康教育与健康促进工作，通报存在的问题，提出整改意见，发出整改通知，安排落实下一步工作。

三、制订工作计划

计划可以对组织的管理活动起直接指导作用。医院健康促进计划应有正确的理论基础和政策依据，相应的制度保证，以及明确的目标、策略和评价指标。健康促进计划的设计、执行和评价是医院健康促进的重要内容，也是评价医院健康促进的重要指标之一。因此，医院每项健康教育与健康促进的活动无论周期长短都必须有科学的、周密的计划，并要认真科学地制订和层层落实。计划制订的原则包括：

（一）与目标一致原则

计划活动要紧紧围绕目标开展，以保证计划目标的实现。医院健康教育与健康促进计划应有明确的总目标和切实可行的具体目标，以实现计划的整体性、特殊性和科学性。目标要恰当，不能过高和过低，要体现激励机制。

（二）前瞻性原则

计划要有前瞻性，要考虑长远的发展和要求，体现先进性、创新性。例如，护理部可以制订医院专科护士培训规划，有计划地开展培训。从长远发展考虑提高护士专业素质，其中包括逐步提高护士健康教育水平。

（三）整体性原则

制订计划的时候必须考虑到医院的总体目标，不能违背脱离总目标。例如，医院总目标里，在提高病人满意度方面有一个总目标和要求，健康教育和健康促进也要围绕此目标，临床医护人员可以通过加强健康教育工作来提高满意度。

第三节　病人护理健康教育与健康促进的实施

一、实施的基本形式

病人健康教育与健康促进必须与医疗护理服务的特点相适应。根据门诊和住院病人及其家属的不同需求，在诊疗护理过程中有针对性地加以实施。根据健康教育实施场所不同，医院健康教育和健康促进可大致分为门诊教育、住院教育和随访教育三部分。

（一）门诊教育

门诊教育（outpatient education）是指针对病人在门诊诊疗过程中实施的健康教育活动。门诊病人就诊的特点是人数较多、流动性大、人群复杂、病情不同、要求各异。因此，门诊健康教育一方面要针对门诊就医过程的主要环节，另一方面要针对病人的共性问题，并侧重于普及性问题实施教育活动。

1. 候诊教育 指在病人候诊期间，针对该科常见病和就诊注意事项所进行的健康教育。候诊教育能够使病人在短时间内了解一些健康知识和就诊注意事项。候诊教育主要以文字和电视传媒形式进行，如设置宣传栏、黑板报、宣传标语牌、发放卫生科普手册、健康教育处方、广播电视等。

2. 随诊教育 指医护人员在诊疗过程中根据病人病情及相关情况对病人进行的简短的讲解和指导。

3. 健康教育处方 是以医嘱形式提供的健康教育文字材料。针对某种疾病的特点，对病人进行防治知识、用药及生活方式方面的指导。它的特点是针对性强，是辅助口头教育的一种好形式，方便病人阅读和保存。它是指导病人进行自我保健及家庭护理的一种有效的辅助手段。

4. 门诊咨询教育 医护人员针对门诊病人及其家属提出的有关疾病与健康问题进行解答的一种健康教育。咨询是一种针对性很强的对话教育形式，要求咨询人员具有较高的专业水平。

5. 门诊专题讲座 医院针对各专科疾病及大众需求在门诊进行的健康教育。可以将患有同种疾病的病人或需接受相同保健服务的人集中起来，进行有关疾病的专题讲座。这是一种较为灵活便捷、有实效的健康教育方式。

6. 门诊短期培训班 是医院根据到门诊就诊的慢性病病人的需要实施的健康教育活动，如针对哮喘病人举办的"哮喘之家"，针对糖尿病病人举办的"糖尿病联谊会"等。这是一种新型的医院健康教育形式，特点是针对性强、教育面广、效果好，尤其是对慢性病病人的干预能趋于长效管理。

（二）住院教育

住院教育（inpatient education）是指病人在住院治疗期间接受的健康教育。根据病人住院时间长与医护人员接触较多这一特点，有计划、有目的、有组织地安排健康教育活动十分重要。住院教育包括入院教育、病房教育和出院教育几方面。

1. 入院教育 是指病人在入院时由医护人员向其及其家属进行的宣传教育。内容包括住院规章制度及服务内容，并向病人和家属进行必要的安慰。入院教育旨在使病人尽快熟悉住院环境，稳定情绪，遵守住院制度，积极配合治疗。入院教育应该体现医院对病人的人文关怀，给病人留下好的第一印象，为住院健康教育打下基础。

2. 病房教育 是对病人在住院期间进行的经常性的健康教育，是住院教育的重点。将健康教育引入临床治疗范畴，不仅充实了病房教育的形式和内容，而且创新了临床治疗、科研新途径。住院教育应针对病人及家属的个体需求，开展多种形式的教育，尤其是有针对性、体现个性化的教育，并且注重强化教育后的行为干预，使健康教育达到预期成效。

3. 出院教育　是病人出院前，以交谈及结合健康教育处方、出院医嘱的形式，向病人及其家属交代出院后继续用药注意事项和定期复查要求，同时进行生活方式和家庭护理方面的指导，使病人在出院时进一步了解出院后该如何继续巩固治疗、预防复发和定期检查。

（三）随访教育

随访教育（discharge education）又称出院后教育，是住院教育的延伸和拓展，也是医院开展社区卫生服务的一项内容。其主要教育对象是有复发倾向，需要长期接受健康指导的慢性病病人。

二、实施的方法

医院护理健康教育和健康促进的方法较多。通过临床实施使护理健康教育达到预期的目的。不同的实施方式具有不同的教育效果。结合病人需要选择有针对性的健康教育方法是非常重要的，它为病人提供最佳的教育手段。

（一）个别指导

个别指导（individual guidance）是护士根据对病人及其家属已有知识的评估，通过谈话、提问和咨询等面对面交流的方式，解决个体化问题的过程。个别指导这种方式使病人受益最大。护士在个别指导中发挥着重要作用，但需要人力资源的配备。

1. 用交谈方式进行个别指导

（1）充分了解个体情况：首先要收集资料，对病人的基本情况及疾病知识掌握情况进行评估，使谈话有针对性，并能正确地回答病人可能提出的问题。

（2）按计划进行谈话：按照为病人制订的教育计划和教学目标，根据不同阶段的教育内容进行并预测谈话所需要的时间，以便对其有较准确的把握。

（3）掌握提问技巧：在谈话中，提问的目的在于获取信息，建立良好护患关系，以便相互了解和沟通。谈话过程一般是先采用封闭式提问，了解病人的一般情况，后采用开放式提问，使谈话内容逐步深入。

（4）鼓励对方积极参与谈话：谈话是双向交流的过程，要避免一言堂。护士要积极鼓励病人及其家属参与，并认真坦诚地回答问题，要给病人思考及提出自己的看法留有充分的时间。

（5）结束谈话的方式要恰当：结束交谈前，要诚恳地征求对方对本次交谈的意见，应再次重复本次交谈的重点，自我评估本次指导的目标是否达到，积极鼓励和肯定教育对象的表现，使其树立信心，并形成和谐的氛围，为下一次交流打下良好的基础。

2. 用咨询方法进行个别指导

咨询（counseling）有询问、商议、建议、忠告和给人以帮助等含义。在护理健康教育中，咨询是指护士对病人、家属及其他人提出的有关疾病护理、保健及生活中的各种问题进行解答，帮助其做出健康行为决策，以增进身心健康的过程。咨询是一种双向交流形式，护士通过回答病人或家属的询问，用咨询方法进行个别指导，既可以向教育对象传递健康知识，又可以进一步密切护患关系。运用咨询方法进行个别指导的原则有：

（1）回答询问要有针对性：护士要细心听取询问的问题，在了解病人基本状况的基础上，对病人的问题给予明确的回答，不能肯定的问题也要交代清楚。

（2）回答咨询问题要恰当：在面对疑难和严重疾病问题时，护士既要说明疾病的危险性，又要鼓励病人树立战胜疾病的信心，并告知疾病的个体差异性，讲解积极的配合治疗和良好的心理状态有利于疾病的康复，向病人介绍一些同病种病人积极生活和康复的实例。

（3）咨询场所选择要合适：健康咨询场所安排较随意，可以是病房、门诊、家庭、办公室等处，对一般问题的问答不必回避他人，对涉及个人隐私及性生活等问题的咨询时应选择合适的场所，可安排单独房间进行，注意私密性并要有第三者在场。

（4）咨询谈话技巧要掌握好：护士必须熟练运用倾听、提问、反馈、非语言技巧等，创造良好的交流氛围，对一时答复不了的问题要如实相告，并说明可以得到满意答复的途径。

（二）团体指导

团体指导（groups guidance）是以小群体为对象开展护理健康教育的一种方法。相互依赖和情感支持是人的基本社会需要，对病人来说尤其需要这种依赖和参与。病人可以通过群体活动了解信息、交流经验、相互帮助、获得信心和行为动力。常用的团体指导形式包括：小组活动、专题讲座、病友联谊会等。

1. 小组活动形式的团体指导　在健康教育工作中，小组活动是一种非正规的参与性学习过程。小组活动具有合作与民主气氛，整个过程就是教育者和教育对象之间的互动过程，效果较好。小组护理健康教育中，护士是小组活动的组织者。

2. 专题讲座形式的团体指导　专题讲座形式适用于门诊病人的团体指导和社区群体的健康教育。它具有内容系统、时间固定、参与活动人数较多、易于开展等特点。这种形式的讲座对护士的语言表达能力和组织能力要求较高。

（三）演示与练习

演示又称示范，是护士配合授课内容，把实物、模型、标本等直观教具展示给教育对象，或给教育对象做示范性实验。练习则是在演示的基础上，指导教育对象按照要求和操作步骤，实践操作的过程。演示与练习突出了健康教育的实践性和实用性，为教育对象提供了学习和巩固知识及提高技能的机会。例如指导病人家属学习如何测量血压，如何注射胰岛素等。技能的形成要经历定向（通过观察、理解形成印象）→模仿→熟练等环节，学习技能离不开反复观察、练习和具体操作。

（四）网络教育

网络教育是指医患双方通过医院网站、微博等进行互动。病人可在网络上留言或浏览网页上的健康教育知识，提出问题，在一定时间内由医护人员进行解答。这种互动形式不受时间、地点的限制，对上班族是一个较好的教育形式。

三、实施的内容

护理健康教育的领域十分广泛，对于医院病人的护理健康教育，其内容可包括以下方面：

（一）心理指导

所有住院病人都或多或少存在心理问题。护理健康教育的首要任务就是要帮助病人克服这些问题，安心住院治疗。

（二）饮食指导

合理适当的饮食将有助于疾病的康复，如高血压病人宜低盐饮食，糖尿病病人宜无糖饮食，发烧病人宜多饮水等。饮食指导要注意培养病人的饮食习惯。

（三）作息指导

对有活动能力的病人应鼓励其做适当的活动和休息；对需要卧床的病人也应指导其做力所能及的床上锻炼，注意调整卧床休息与睡眠的关系，避免日间睡眠过多造成夜间失眠。

（四）用药指导

应告诫病人认真遵循医嘱，按时服药；同时，应对病人讲清一些药物可能出现的副作用，及发生严重药物反应时应及时与医生和护士联系。

（五）特殊指导

对临床特殊治疗及护理的病人应做好相应的教育指导，包括术前、术中和术后指导，B超检查的指导等。

（六）行为指导

护士指导病人掌握一定的自我护理或促进健康的行为方法是护理健康教育的重要内容，如对慢阻肺病人进行腹式呼吸方法的指导等。

（七）出院指导

病人住院基本恢复健康后，在出院前给予指导，目的是巩固住院治疗及健康教育效果，进一步恢复健康。出院指导尤其应针对预防疾病再次发生的诱因这一项进行防治指导。例如，对冠心病心绞痛病人，要特别交代引起再次发生心绞痛的各种可能因素，加强预防。

（八）健康行为干预

1. 心理干预　矫正因个人的不良心理反应引发的行为。例如对因悲观、绝望心理导致拒绝治疗，产生自杀动机的肿瘤晚期病人进行心理咨询和疏导；对慢性病病人进行心理疏导。

2. 生活方式干预　提供健康的生活方式，矫正个人不良的行为习惯，如戒烟限酒、科学膳食、适当运动等的指导。

3. 技能指导　指导教育对象学习和掌握新的技能，建立健康行为模式及防病治病技能，如教新生儿的母亲学会如何进行母乳喂养。

4. 提高治疗护理的依从性　实施从医行为指导首先要增进医患沟通，建立互信关系，从而增强病人对医嘱的依从性。例如与高血压防治相关的从医行为包括定期测量血压；发现病情变化及时就医；遵医嘱坚持药物和非药物治疗。

（九）美国医院健康教育内容简介

1. 帮助病人提高自我保健意识　对首次入院和因生活方式不当致病的病人，帮助其认识生活行为与疾病的关系，提高自我保健意识。

2. 帮助病人提高自我保健能力　对经常住院的慢性病病人和手术病人，教给其自我护理技巧，帮助病人学会伤口换药、皮肤护理、血糖监测、自我注射、功能锻炼及并发症预防等实用护理技术。例如为鼓励病人下床活动，采用带扶手和脚轮的输液架，病人可手扶输液架上厕所或散步。

3. 帮助病人建立健康行为，提高生活质量　例如对心血管病、糖尿病、哮喘或肿瘤等特殊疾病的病人，定期举办各种专题讲座，让病人及家属了解疾病常识，掌握控制疾病发展、预防并发症和减轻不适的方法，为病人提供教育资料，回答病人咨询，解决病人用药、饮食及生活方面的问题。

4. 开展康复训练、减肥训练、膳食指导、戒烟、戒酒、戒毒和药物滥用等内容的健康教育项目　可采取办培训班、自助小组、健康教育病床、咨询门诊等多种形式。由医生、护士及营养、心理、理疗、健康教育等多学科专业人员对教育对象进行行为指导或行为矫正。

第四节　实施的质量控制

质量控制是一种有目的的管理行为。控制工作是为实现目标服务的。实施健康教育与健康促进计划必须进行质量控制。通过运用过程评估和即时效应评估等手段和方法对实施过程进行监测和评估，了解和评估实施的过程及实施效果，发现和解决实施过程中出现的问题，及时调整实施策略，控制实施质量，以保证计划的顺利实施，达到预期的效果。

一、质量控制内容

（一）进程的监测

进程的监测是指监测活动是否按照实施时间表上的预定时间进行，是否延误。大型健康教育与健康促进计划应该设分项目负责人，并依照实施工作管理要求，按时汇报实施工作的进展情况，建立例会制度，通过召开会议来收集信息，了解工作进程状况、困难和问题。有条件的医院可通过计算机信息系统进行监测，确保实施工作能够按照预定计划进行。

（二）内容的监测

针对活动内容进行监测主要是检查实际开展的活动在内容上、数量上是否按计划进行，另外还包括准备工作做得如何、内容是否符合要求、有哪些人员和部门参加等情况。

（三）状况的监测

对项目活动开展的状况进行监测主要是对实施人员工作状况、目标人群参与状况和相关部门配合状况三方面进行监测。

1. 对实施人员工作状况的监测　主要是了解实施人员是否按计划进入岗位，是否按要求接受了培训，是否掌握了知识与技能。

2. 对目标人群参与状况的监测　主要是了解目标人群的参与率以及目标人群对项目活动的态度。

3. 对相关部门配合状况的监测　主要是了解相关的各个部门是否能够配合行动，支持实施活动，以及为实施活动提供帮助的情况。

（四）对人群知－信－行及有关危险因素的监测

健康教育干预的主要目的在于提高人群保护健康、预防危害方面的知－信－行水平，减少危险因素，尤其是行为危险因素。对人群知－信－行水平及危险因素进行监测，使活动更具有针对性和有效性。

（五）经费的监测

应严格监测活动经费开支，以便控制预算和及时调整预算，保证计划顺利实施。

二、质量控制方法

强调环节管理，倡导持续改进、以病人为中心的原则，全面提高护理质量。质量控制的基本方法有前馈控制、同期控制和反馈控制，称为控制的三级机构理论。

1. 前馈控制又称预先控制   实施健康教育与健康促进所开展的活动应有完整的计划，在活动之前就对结果进行认真的分析、了解病人的需求并采取必要的防范措施，防止产生偏差，达到事先控制。

2. 同期控制又称过程控制   是管理人员对正在进行的具体工作的过程进行恰当及时的指导、监督和纠正。这是在健康教育与健康促进工作计划或活动过程中进行的控制。

3. 反馈控制又称后馈控制   主要分析健康教育与健康促进工作完成情况及执行结果，纠正偏差。

具体的做法如下：

（一）认真制订和审核计划

认真制订和审核实施健康教育与健康促进的工作计划，分析计划的目标要求和具体做法是否合理正确；研究实施计划的工作路线是否切实可行；制订执行中可能遇到的问题和困难的应对预案。

（二）记录与报告方法

项目计划的实施应从一开始就要求各分项目和各部门的负责人做好实施记录（实施日记），即时记录下实施工作中的重要信息，包括活动地点、时间、参加人员、现场情况、经费使用、参与人员的表现及对活动的意见等。实施记录可以反映实施过程、实施内容、实施方法、实施的现场情况。建立报告制度有利于领导和实施负责人了解实施情况、监控实施质量。记录是报告的基础，也是报告的依据。口头报告只能临时采用，原则上以记录为准。

（三）现场考察和参与方法

为了监测实施过程和控制实施质量，主管人员或监督小组人员应该对实施活动现场进行考察，并且亲自参与实施活动，在考察和参与中了解实施工作情况，及时发现问题、解决问题。通过考察和参与掌握第一手资料，使评估实施工作得心应手、信息可靠。现场考察和参与实施活动应有计划地进行，列入实施时间表。监测活动的形式可以由监测人员集体进行，也可以单独进行。应做好监测记录，以便反馈和评价。

（四）调查方法

调查方法可以分为定量调查和定性调查。定量调查一般用于基线调查和效果评价，实施过程中的监测使用不多。定性调查则常用于实施过程中的质量监测，还可以采用专题小组讨论、访谈、观察等定性调查方法获取信息，发现问题。

（五）审计方法

主要用于财务方面的监测。大型项目经费开支情况必须做好分项目审计、阶段性审计和总体审计。

本 章 小 结

医院护理健康教育与健康促进是医学模式转变及现代护理学发展的必然趋势，是整体护理的重要内容，已纳入现代护理规程中。它通过完善的三级组织网络开展工作，网络组织包括：院级健康教育领导小组，主要职能是领导、规划、组织、协调全院的健康教育工作；健康教育职能科室，主要职能是具体负责全院日常的健康教育工作；医院健康教育工作，由专、兼职健康教员组成，主要职能是负责科室健康教育工作。组织制订相应的医院健康教育制度，主要制度有：岗位职责、各部门健康教育制度、健康教育工作档案制度、健康教育考核考评制度。

医院护理健康教育与健康促进必须通过具体的形式、方法和内容实施，才能达到良好效果。实施的基本形式有：门诊教育，包括候诊教育、健康教育处方、门诊咨询教育、门诊专题讲座等；住院教育，包括入院教育、病房教育、出院教育；随访教育。实施的方法有：个别指导，包括用交谈方式进行个别指导、用咨询方法进行个别指导；团体指导，包括小组活动形式的团体指导、专题讲座形式进行的团体指导；演示与练习。实施的内容有：入院教育、心理指导、饮食指导、作息指导、用药指导、健康行为干预等。医院护理健康教育与健康促进实施必须进行质量控制，才能达到持续质量改进。质量控制的内容包括：进程的监测、状况的监测、对人群知－信－行及有关危险因素的监测、经费的监测。质量控制方法采用前馈控制、同期控制和反馈控制；制订和审核计划、完善记录与报告、运用现场考察和参与方法、调查方法、审计方法。

（张镇静）

边 学 边 练

某医院健康教育领导小组要对各科第三季度健康教育工作进行考核、总结，如何进行考核能提高健康教育质量呢？

一、考核组织

由医院健康教育专业委员会组长率专业委员会成员组成。

二、考核内容、标准

考核内容为各科室第三季度健康教育开展情况。具体参见医院健康教育考核表（表6-1）。

表6-1 医院健康教育工作考核表（总分100分） 日期

考核内容及标准、分值		考核情况	得分	考核人
健康教育计划落实情况	10分			
本季度计划完成≥95%	10分			
各项工作完成情况有记录	10分			
职工培训 （医护工等人员均应经过一次培训，培训内容符合要求，签到本、课件）抽查二名医护人员	10分			
健康教育专栏 （每月一期，内容新颖、与专科疾病知识相关，图文并茂、通俗易懂、定期更换）	10分			
健康教育档案 （专人负责，保存良好。记录及时准确、完整）	10分			
健康教育形式、内容、效果 （形式多样，内容恰当，符合本专科病人需求，效果良好。查看活动记录，询问病人和发放调查表反映情况）	40分			

三、健康教育考核结果

（一）考核总体情况

本次考核满分100分。30个科室纳入考核，健康教育工作考核达标的科室24个（≥90分），未达标的科室6个。

（二）健康教育考核中存在的问题

1. 病人健康教育

（1）内容针对性不强的科室：普外科2区、呼吸科、脑外科、儿科、妇科。

（2）形式单一的科室：心内科、产科、中医科、门诊。

（3）调查表反映教育内容不容易懂：20%科室存在此现象。

2. 健康教育专栏

（1）未按时更换的科室：急诊科、传染科、普通外科3区、肾科、骨科。

（2）未图文并茂的科室：肿瘤科、风湿科。

3. 健康教育档案

（1）无专人负责的科室：胸外科、血液科。

（2）记录不符合要求的科室：门诊内科、内分泌科。

4. 职工培训

各科均完成了培训，但部分科室疏忽了对外院来进修医护人员的培训。

四、总结与改进

本次考核结果反映大多数科室对第三季度医院健康工作完成较好。考核结果将纳入科室综合目标考核，并在全院通报。需要改进的方面主要是：健康教育管理科要帮助存在问题科室认真分析原因，制订持续质量改进意见及措施并落实。针对健康教育管理问题需要举办一期健康教育网络成员（兼职健康教员）学习班，进一步统一要求和规范，参观考核达标并工作有特色的科室。健康教育工作规范、成绩突出的（得分前五名）科室将在医院大会上表扬。未达标的6个科室限期整改，并组织复查。

练 习 题

【简答题】

1. 医院健康教育与健康促进的定义是什么？

2. 简述医院健康教育和健康促进实施的基本形式。

3. 简述医院健康教育质量控制的基本内容。

4. 医院健康教育在整体护理中的作用是什么？

【选择题】

1. 医院健康教育的对象、范围与内容得以极大拓展，包括

　　A. 从院内到社区

　　B. 从医院职工到病人

　　C. 从三级预防到人的生命全过程

　　D. 从医学知识传播到心理社会影响因素行为的干预

　　E. 以上均是

2. 医院候诊教育，能够使病人在短时间内了解一些健康知识和就诊注意事项。作为一名导诊护士你认为候诊教育主要形式有

　　A. 发放卫生科普手册

    B. 针对性的发放健康教育处方

    C. 设置宣传栏

    D. 利用广播电视

    E. 以上均是

3. 门诊一糖尿病病人来医院就医，在诊疗过程中发现该病人为 2 型糖尿病患者，为初诊。你作为门诊护士对该病人进行健康指导应采用的形式是

    A. 发放健康教育处方

    B. 指导病人参加专题讲座

    C. 口头咨询

    D. 随访指导

    E. 以上均是

4. 一病人缺乏疾病自我管理的知识，就诊时提出许多问题，医生建议他去教育者处进行咨询。作为一名教育者，对其进行个别指导应采用的交谈方式是

    A. 鼓励病人积极参与谈话

    B. 直接进入主题进行指导

    C. 全程采用开放式提问

    D. 将疾病的全过程进行解读

    E. 以上均是

5. 某医院老年医学科护士，在对住院老年病人实施护理健康教育时，采用了"演示与练习"方式，对于该方式表述正确的是

    A. 把实物、模型、标本等直观教具展示给教育对象

    B. 给教育对象做示范性实验

    C. 指导教育对象按照要求和操作步骤，实践操作的过程

    D. 根据老年病人特点进行个性化指导

    E. 以上均是

第七章

社区护理健康教育与健康促进

【学习目标】完成本章学习后，学生应该能够

识记：1. 简述社区与社区健康的基本概念。

2. 说明社区健康促进组织网络。

3. 指出社区人群实施护理健康教育与健康促进的基本内容和方法。

理解：1. 设计社区健康促进计划。

2. 描述社区人群实施护理健康教育与健康促进的形式和效果评价。

3. 陈述从哪些方面创造社区健康促进的环境。

运用：1. 用社区健康促进组织网络和环境对社区人群实施健康教育与健康促进。

2. 制订社区人群开展健康教育与健康促进的策略。

社区健康教育与健康促进是提高社区人群自我保健意识和健康水平的重要举措之一。随着医学模式与健康概念的转变，护士不仅要对已患疾病的人提供治疗康复和护理，还需要对健康人群提供预防保健护理知识。它对进一步完善社区卫生服务功能，促进社区健康教育的开展，倡导健康生活方式，防治社区常见疾病具有十分重要的意义。本章从社区健康教育与健康促进的计划制订、重点人群、方法选择、生活方式指导等方面，介绍了开展社区健康教育与健康促进的各个方面的问题，并从实用的角度，介绍了各地开展社区健康教育与健康促进的成功案例，为社区健康教育与健康促进工作的规范化管理、科学实施和深入开展提供必要的指导。

第一节 社区护理健康教育与健康促进概述

一、社区与社区健康

（一）社区健康教育

社区健康教育（community health education）是指以社区为单位，以社

区人群为教育对象，以促进居民健康为目标，有组织、有计划、有评价的健康教育活动。其目的是发动和引导社区人民树立健康意识，关心自身、家庭和社区的健康问题，积极参与社区健康教育活动，养成良好的卫生行为和生活方式，以提高自我保健能力和群体健康水平。社区护理健康教育的对象是辖区内常住居民和社区所辖各企事业单位、学校、商业及其他服务行业的职业人群。社区护理健康教育的重点人群是妇女、儿童、青少年、老年人、残疾人和服务行业从业人员。

（二）社区健康促进

社区健康促进（community health promotion）是指以社区为单位，在社区政府的领导下，通过不断地创造与改善自然和社会环境，并不断地扩大社区资源，以促使社区居民生活功能和发挥他们健康的最大潜力，形成相互帮助、相互支持的社区健康促进网络。社区健康促进的战略目标是激励全社区居民关心自己的健康问题，积极参与营造可持续发展的生态环境和全社区健康促进规划的制订、执行和评价，全面提高社区居民生活质量和文明素质，实现世界卫生组织提出的"21世纪人人享有卫生保健"的宏伟目标。

二、社区护理健康教育与健康促进的意义和任务

（一）社区健康教育与健康促进的意义

《中共中央、国务院关于卫生改革与发展的决定》中明确指出："健康教育是公民素质教育的重要内容，要十分重视教育。"健康教育的实质是一种干预，它教育人们在促进健康、疾病预防、治疗、康复等各个层次出现问题时，有能力作出决策。社区健康促进是激励全社区居民积极参与和管理决定他们生活和健康的问题，在营造健康的环境、健康的社会和健康的人群中不断提高社区居民的道德品质和文化素养。社区健康教育与健康促进的意义主要体现在以下几个方面：

（1）是实现初级卫生保健的开路先锋。

（2）是卫生保健事业发展的必然趋势。

（3）是一项低投入、高产出、高效率的保健措施。

（4）是提高广大群众自我保健意识的重要渠道。

1978年国际初级卫生保健会议发表的《阿拉木图宣言》确立初级卫生保健是实现人人享有卫生保健的根本性途径，并将健康教育列为初级卫生保健八项工作任务之首。发展以初级卫生保健为基础的社区卫生服务，是我国卫生服务体系改革的重大决策。社区卫生服务以家庭为单位，以社区人群为服务范围，以社区健康为目标，实施以预防为主，预防、治疗、保健、康复、健康促进一体化的服务。社区健康教育是社区卫生服务的有机组成部分。国

内外研究表明，健康教育与健康促进是一项低投入、高产出、高效益的保健对策。开展以社区为基础的健康教育，提高社区群众的健康意识和自我保健能力，提倡健康文明的生活方式，是预防和控制诸如高血压、糖尿病、冠心病等生活方式疾病的有效措施。自我保健是指人们为维护和增进健康，为预防、发现和治疗疾病，自己采取的卫生行为以及作出与健康有关的决定。自我保健是实现人人享有卫生保健这一宏伟目标的基石。然而，自我保健不能自发产生，只有通过健康教育和健康促进才能提高人们的保健意识和自我保健的能力。加强健康教育、普及卫生知识、提高社区群众的卫生文化水平、提倡健康文明的生活方式，是社区健康教育的使命，也符合我国社会主义精神文明建设的要求。因此，健康教育是公民素质教育的重要组成部分。

（二）社区健康教育与健康促进的任务

开展社区健康教育与健康促进工作，首先应进行调查研究，以掌握健康教育的有关资料与情况，为制定工作规划、计划、对策提供科学依据，做到有的放矢。组织实施社区健康教育活动，是社区健康教育组织的基本任务。社区健康教育与健康促进的任务主要有：

（1）主动争取和有效促进领导及决策层的观念转变，支持并制订健康促进的政策。

（2）促进个人、家庭和社区产生预防疾病，增强促进健康、提高生活质量的责任感。

（3）创造有益于健康的外部环境。

（4）积极推动医疗部门发挥作用，向提供健康服务的方面发展。

（5）在全民开展健康教育，提倡文明、健康、科学的生活方式，提高全民族的健康素质和科学文化水平。

第二节　社区护理健康教育与健康促进的组织

社区健康教育与健康促进应成为社区卫生服务中的先导性工作。做好社区健康促进应综合使用健康促进的五项要素，即制订能促进健康的公共政策、创造支持的环境、加强社区的行动、发展个人的技能和调整保健服务方向。总结我国这几年开展城市社区健康教育与健康促进的经验，其主要组织形式和具体方法有：

一、组织形式与方法

（一）发展社区卫生服务中的健康教育

积极发展社区卫生服务是面向21世纪改革我国城市卫生服务体系的重

大决策。社区护士是社区卫生服务的提供者，也是社区健康教育的实施者。社区卫生服务中的健康教育主要通过如下途径：

（1）建立完善的个人、家庭健康档案，包括医疗保健记录、双向转诊记录、健康教育培训记录等。

（2）进行社区主要疾病高危人群检测及健康教育。

（3）建立驻社区单位（学校、工厂、机关等）定向健康教育服务。

（4）开展家庭病床健康教育。

（二）结合城市爱国卫生运动和创建国家卫生城市开展健康教育

城市居民健康教育的普及率、自我保健水平和公共卫生道德水平的提高，是衡量城市爱国卫生工作和创建国家卫生城市的重要指标。根据城市爱国卫生和环卫工作的任务和重点，调整、部署健康教育的内容，使两者有机结合在一起，互相促进，以充分发挥其在促进城市卫生文明建设、增进社区居民健康方面的协同作用。

（三）利用各种传播渠道，普及医学科学知识

（1）积极争取当地报社、电台、电视台等新闻单位的支持和配合，充分利用报纸、广播、电视及闭路电视等开辟健康教育专栏节目和公益广告，向群众普及医学科学知识。

（2）建立固定的宣传阵地如卫生宣传橱窗、卫生宣传栏，结合社区中心卫生工作和季节性疾病防治，定期更换宣传内容。

（3）组织文化教育部门开展健康教育和全民健身运动，如组织中小学生开展周末街头宣传活动；组织电影院、文化宫、俱乐部的文化娱乐场所放映卫生科普电影或录像片；组织居民积极参加各种文化和健身活动。

（4）利用街道老年活动室、文化活动站开展健康教育活动与培训。

（四）开展"卫生科普一条街"活动

组织发动城市商业区的各行各业，根据行业特点，开展健康教育活动。例如，创建无烟商场，布置卫生宣传橱窗，结合商品介绍、宣传卫生保健知识。

（五）建立健康教育示范小区

抓好典型，以点带面是普遍应用的一种有效的工作方法。建立健康教育示范小区具有典型示范、指导全局的重要作用和意义。健康教育示范小区的组织实施如下：

（1）建立社区健康教育领导小组或社区健康促进委员会，将健康教育考评纳入目标管理。

（2）建立健全社区健康教育网络，培训骨干人员，宣传与动员群众。

（3）创建文明卫生的社区环境，提供健康教育设施、场所、健康教育材料，营造健康教育氛围。

（4）完善社区健康教育管理制度，以行政、组织、社区规范、评比奖惩等措施保证社区健康教育工作的落实。

（5）提供相应的社区卫生服务，包括建立家庭健康档案、重点人群监测、社区常见病普查普治、社区健康咨询等。

（6）评估社区需求，制订并实施社区健康教育与健康促进计划，评价健康教育效果。

（六）地段医院的体制和功能改革

随着社区卫生服务的开展和深入，现有的地段医院正逐步改建为社区卫生服务中心。改建后的社区卫生服务中心在体制和功能上尤其应适应健康教育和健康促进工作的开展。

二、组织网络体系的建设

社区护理健康教育的组织实施是在社区的组织协调下，运用健康教育的理论和方法解决社区群众健康问题的实践过程。其基本策略是组织和协调社区群众，开发和利用社区资源，通过制订和实施社区健康教育规划，帮助社区群众普及卫生知识、树立健康意识、建立健康行为和生活方式、改善社区卫生状况以及提高社区群众健康水平。社区护理健康教育的组织要素包括：

（一）社区领导重视

城市街道办事处和农村乡镇政府是当地健康教育的领导和协调机构。它们对健康教育工作的重视和支持程度是当地健康教育工作能否顺利开展和获得成效的关键。社区的健康问题不可能由卫生部门单独解决，必须在当地政府领导下，社区各有关部门共同对社区群众的健康承担责任才能完成。社区领导应该把社区卫生工作，包括健康教育工作列入重要工作日程，制定政策，协调力量，组织实施，考核评价。

（二）组织网络健全

社区健康教育的对象不仅包括社区居民，而且涉及社区的医院、工厂、商店、机关等各行各业的工作人员。因此，必须建立起结构完整、功能协调、运转有序的社区健康教育工作网络。当前我国社区健康教育的组织网络尚无统一模式，但都应遵循如下原则：

1. 双轨管理　即开展社区护理健康教育，一靠各级政府和卫生行政部门的领导协调，二靠各级健康教育机构的业务指导。两条渠道，对口管理。区（县）健康教育所（中心）在市卫生局主管部门的领导和市健康教育所的组织指导下，负责全区（县）社区健康教育工作的规划、指导、监督和评价，是承上启下连接"双轨"的中心。

2. 条块结合 是以医疗保健（健康教育）机构为主体，以专兼职健康教育专业人员为骨干形成社区健康教育纵向网络；二是社区内各单位协同参加，形成社区主管领导牵头，由教育、卫生、财政、环保、群众团体及各单位领导等共同组成的社区健康教育横向网络。街道办事处（乡镇）健康教育领导小组和居（村）委会社区保健（初保工作）站是条块结合的两个融汇点。

3. 一网多用 即充分利用城乡三级医疗卫生保健网，将社区健康教育有机地融入初级卫生保健体系。此体系将为社区健康教育与健康促进奠定坚实的组织基础。

（三）有各级专业机构的业务指导

医疗卫生专业人员应该是社区卫生服务建立和发展的倡导者之一，也应该是社区卫生计划、实施和评价的基本技术力量。专业人员的参与和在其中扮演的角色还与医学界对社区卫生服务的认识程度有关。目前看来，我国对医务人员从事社区服务的激励机制尚不健全，有相当多地方的医生不愿意到社区工作，还没有经济激励机制鼓励他们到社区工作。因此，需要进一步加强两条渠道，对口管理，逐级负责，交互融会。

（四）资源保证

开展社区健康教育必须有稳定的物力、财力和人力等资源做保证。除积极筹集资金，争取外援性技术、人力、材料及设施外，还应以社区发展为动力，立足于依靠自身的力量，发掘社区内部的资源。与社区健康教育直接相关的社区资源包括：人力资源，如自愿参与健康教育行动的积极分子、志愿为社区提供服务的医护人员、教师及其他技术人员；财力资源，如企事业单位、社会团体及个体劳动者的资助；物力资源，如开办健康教育学校所需的活动场所、教学设施及教材；信息资源，如社区居民对社区健康教育计划的建议、决策及活动实施后的信息反馈。

（五）制订社区健康教育工作规划

健康教育的核心是帮助人们树立健康意识，养成良好的行为和生活方式。因此，传统意义上的卫生宣教是无法完成其使命的，真正意义的健康教育必须进行科学的计划设计。社区健康教育的计划设计应根据当地的需求、现有卫生服务的资源、各种健康影响因素、社区力量及群众参与的可能性等来制订。在设计时，要注意防止不顾当地的实际情况照搬照套，把规划设计得过于"洋化"，不进行科学设计和凭经验而行等倾向。

（六）多种策略综合应用

社区居民的健康和生活质量受到环境因素、行为因素、生物因素和卫生保健服务因素的影响。社区居民又存在着性别、年龄、职业、文化程度、生活习惯、健康状况等多方面的差异。因此，社区健康教育必须采取多部门联合作战，多层次干预和多种干预手段并用的综合性策略和方法。

（七）部门协调、沟通和合作

卫生保健系统（health care system）是卫生服务的提供系统，而卫生领域（health sector）是包括促进、保护和维护健康的相关部门。在卫生保健系统内部存在着功能协调问题，卫生工作不是一个单纯部门的工作，需要许多部门间的协调和合作。在卫生服务和社区健康教育与健康促进的过程中，也存在许多部门间协调和合作问题。对于社区卫生服务来讲，工商、教育、传媒、交通、能源等部门加强合作，建立伙伴关系，共同努力保障人民健康。根据各时期社区卫生服务的工作重点，在政府协调和统筹安排下通过部门间协商，明确共同目标，加强合作，共享专长、技能和资源，提高效率和效益。

（八）社区、家庭和个人参与

社区是健康促进和社区卫生服务的基本场所。这种参与性决定了我们必须在社区进行动员工作，让社区、家庭和个人从被动到主动，从旁观到介入，从观察到行动，积极地作为一份子融入到健康相关活动中。无论是老年保健，还是儿童保健、妇女保健，家庭的影响对健康教育与健康促进的实施均是十分重要的。

三、建立管理制度

社区健康教育与健康促进是在社区街道及社区居委会的具体领导和指导下开展工作的，为使该项工作能有效开展，必须明确组织要求及制订相应管理制度。

（1）健康教育领导小组要完善定期汇报制度和研究制度，专题研究健康教育工作一年应在两次以上。

（2）明确主题，开展健康教育活动，如一月指导群众养成科学的饮食习惯；三月做好"三月三爱耳日"宣传；四月做好爱国卫生月活动宣传；六月进行婴幼儿期保健宣传；七月和八月做好结核病防治及饮食卫生的宣传；九月结合"敬老月"，针对老年人高血压、糖尿病等多发病进行宣传；十月进行艾滋病防治常识宣传；十二月开展各类防疫病的宣传。

（3）街道办事处定期检查和督促辖区中、小学开展多种形式的健康教育课，要有专职健康教育老师，设有卫生宣传栏，向学生及家长宣传卫生知识。

（4）辖区医院、社区卫生服务站要有卫生知识宣传栏，每月更换宣传内容，向病人和家属开展多种形式的健康教育。

（5）街道办事处、社区居委会要有宣传阵地、宣传工具，把健康教育和市民的文明教育结合起来，社区每年向群众开展健康教育知识讲座不少于4次。

（6）依法开展控烟宣传，主要公共场所要有禁烟标志，并设有健康教育专栏；开展评选无吸烟先进单位活动。

（7）定期组织辖区医院、社区卫生服务站进行街头宣传、咨询、义诊活动，普及健康知识。组织居民积极开展各项健康向上的活动，寓教于乐，利用各种宣传工具广泛开展法律法规、思想道德、政策纪律和科学知识等宣传教育，使管理和教育相结合。

（8）健全完善社区各项规章制度，按制度抓好管理，建好各种群防群治队伍，定期实施安全工作大检查，发现问题，及时予以解决。

第三节　社区护理健康教育与健康促进的计划与实施

一、项目计划设计

计划在整个健康教育与健康促进活动中起着决定其工作目标、内容、方法和步骤及其发展方向的作用。社区健康教育项目计划，是指在全面部署社区健康教育整体规划的基础上，针对社区重点人群中需优先解决的健康问题科学制订的项目计划。因此，应遵循以下原则：

1. 参与的原则　强调社区干部和群众积极参与项目的制订及其全过程，这是保证项目成功的一个重要原则。

2. 明确的目标　每一项社区健康教育计划的设计都必须有明确的目的和目标，所要达到的目标必须是明确的和可以测量的。

3. 从实际出发　要根据社区人力、财力、物力因地制宜地制订计划，而不是从主观愿望出发。在制订规划前必须对社区做周密细致的深入调查研究，项目的确立不仅针对人群的健康问题，还包括社会问题、群众的思想、习俗、传统观念、兴趣、文化水平、经济状况，以及工作中可能遇到的困难和障碍等。

4. 重点要突出　计划的重点必须突出，切忌面面俱到、包罗万象；否则，势必造成目标含混不清，干预分散，有限的资源不能集中使用，而使计划难以奏效，同时也难以进行效果评价。

5. 要留有余地　在制订项目计划时，要尽可能预见到实施过程中可能遇到的或发生的情况，留有余地，并事先制定应变对策，以确保计划的顺利实施。

二、项目计划设计程序

社区健康教育与健康促进项目计划设计的程序参照国外成功模式，结合我国健康教育实际，可归纳为以下 6 个步骤：①社区需求评估；②确定优先项目；③制定目标和指标；④确定教育（干预）策略；⑤安排项目活动日程；⑥制订监测与评价方案。

1. 社区需求评估 社区需求评估在制订健康教育规划时，首先考虑社区需要解决什么问题？哪些问题可以通过健康教育干预得到解决？目前应优先解决的健康问题是什么？因此，必须做好社区需求评估，为计划的制订提供必要的资料、数据与依据。社区需求评估包括社会诊断与流行病学调查，具体有以下几种方法：

（1）召开座谈会：通过邀请当地卫生行政部门、爱国卫生机构、预防保健机构、社区管理机构的领导、专家、技术人员以及群众代表等参加座谈讨论，集中大多数人的意见和基层群众的要求，分析、研究、确定社区的主要健康问题。

（2）分析文献资料：从当地卫生部门、统计部门公布的信息资料、专题报告或发表的调查研究文献中获取有关社区人群健康状况、健康危险因素等方面的资料，分析研究，找出社区存在的主要健康问题。

（3）流行病学调查：发现哪些是社区最严重、最主要的健康问题和需要优先解决的健康问题，并分析哪些行为因素和环境因素是引起这些健康问题的危险因素以及其中影响最大的因素是什么，特别是行为危险因素在社区人群中的分布情况，哪一类人群受影响最大等，为制订干预策略提供科学依据。

2. 确定优先项目 确定优先项目在于真实地反映社区存在的群众最关心的健康问题，以及反映各种特殊人群存在的特殊健康问题，决定最重要、最有效的以及所用的人力、资金最少而能达到最高效益的项目。确定优先的原则是：

（1）重要性：主要看疾病或健康问题的频度和危害程度，通过分析社区人群中发病率、病残率、死亡率以及疾病或健康问题造成的经济负担、社会负担、康复成本、经济损失等来确定其重要性。

（2）有效性：主要看疾病或健康问题是否能够通过健康教育手段得以解决。干预实施后，是否会收到明显的效果和社会效益。

（3）可行性：主要分析社会以及政策对疾病或健康问题干预的支持力度和有利条件，包括领导的支持、社会有关部门的配合；人力、物力、技术支援的条件，特别是经济资源的支持；以及健康教育是否会得到社区人群，尤其是干预对象的支持和赞同。

3. 确定规划目标 当项目确定后，就要针对项目计划干预的内容，确定干预人群、范围、计划所要达到的目标以及为实现目标要求而制订的各项指标。

（1）制订目标：目标是健康教育计划活动的总方向，即在执行计划后，预期要达到的理想结果。目标一般是比较宏观、笼统、长远，它只是给整个计划提供一个总体上的要求或努力方向。例如通过本项目计划的实施，使社区内吸烟人数减少，吸烟率降低，与吸烟有关的慢性病发病率得到控制。

（2）制订指标：指标即具体的目标，是目标要达到的具体结果，要求是明确的、具体的、可测量的而又必须达到的指标。指标包括 5 个要素，即对谁？什么变化？多长时间？变化程度多大？如何测量这种变化？一项健康教育计划通常包括三方面的指标，即教育指标、行为指标和健康指标。

1）教育指标：是指为实现行为改变所应具备的知识、态度、信念和技巧等。它是反映健康教育计划近期干预效果的指标。例如实施围产期保健健康教育计划一年后，知识方面：100% 的孕妇能说出产前检查的好处；信念方面：100% 的孕妇相信她们能够用母乳喂养自己的孩子；技能方面：100% 的产妇能够掌握母乳喂养的技巧。

2）行为指标：是指健康教育计划实施后，干预对象行为变化的指标，也是反映计划中期效果的指标。例如实施母乳喂养健康教育计划 2 年后，使社区 90% 的产妇实现母乳喂养。

3）健康指标：是指通过健康教育计划的实施，反映干预对象健康状况改善情况的指标。由于要使干预对象的健康状况改变往往是一个较长的时期，所以健康指标反映的通常为远期效果，包括发病率的降低、健康水平和生活质量、平均期望寿命的提高等。例如执行控烟健康教育计划三年后，使社区内 35 周岁以上的居民高血压患病率由目前的 12.65% 下降至 8% 以下。

4. 确定教育（干预）策略 在确定目标后，应确定达到目标的方式、方法和途径，即干预策略。教育（干预）策略主要包括以下几项内容：

（1）确定教育方法：健康教育干预是通过卫生知识传播、保健方法和技术的应用指导等来实现的。因此，按干预手段和目的的不同，可将教育方法分为信息传播类、行为干预类和社区组织方法三大类。不论采用哪一种方法，都必须以如下原则作评价：是否容易为受教育者所接受、方法是否简便、效率与效果如何、是否经济。

（2）确定教育内容：计划中的教育内容，应针对目标人群的知识水平、接受能力、项目的目的和要求来确定。教育内容要有科学性、针对性、通俗性和实用性。

（3）确定教育材料：社区健康教育活动的教育材料主要有视听材料和

印刷材料两大类，可购买出版发行物，也可自行编印。不论选择哪一种教材，其内容设计都必须符合教育（干预）内容的要求。

（4）组织与培训：确定组织网络和执行人员，搞好培训，是执行计划的组织保证。组织网络以健康教育专业人员为主体，吸收政府各部门、基层组织、各级医药卫生部门、大众传播部门、学校等参加，组成具有多层次、多部门、多渠道的网络，确保计划目标的实现。

5. 项目计划的实施（安排项目活动日程） 健康教育项目计划实施大致分为四个阶段：

（1）调研与计划设计阶段：包括基线调查、确定教育对象、制订教育目标、设计监测和评价方案等。

（2）准备阶段：包括确定教育内容、选择教育方法、制作教育材料、建立教育网络、培训教育执行人员、准备物质和其他材料等。

（3）执行阶段：包括争取领导和社会支持，各种传播、教育（干预）手段的运用，对活动过程进行监测和评价等。

（4）总结阶段：包括收集、整理、分析资料及数据，撰写活动执行情况和项目总结报告，找出存在的问题和不足，提出今后改进的意见。

6. 设计监测与评价方案 在项目的设计阶段就要考虑评价问题。对监测与评价的活动、指标、方法、工具、时间、监测与评价负责人等作出明确的规定。

7. 项目经费预算 根据项目的活动，分别测算出每项活动的开支类别即所需费用，然后汇总，列出整个项目的预算。

三、项目的基本内容

社区护理健康教育是社区健康教育和社区卫生工作的重要组成部分，其实施地点包括城镇社区和农村社区两大块，其基本内容概括如下：

（一）城镇社区护理健康教育

1. 社区常见疾病防治的宣传教育

（1）慢性非传染性疾病的社区防治：慢性非传染性疾病（以下简称"慢病"），如高血压、冠心病、脑血管病、癌症、糖尿病等，已成为我国城市居民重要的致死、致残原因，严重威胁人们的健康与生命。针对这些慢性病的健康教育的主要内容有：①提倡健康的生活方式，控制行为危险因素；②普及慢病防治知识，提高自我保健能力；③增强从医行为，提高对社区卫生服务的利用，如定期体检、积极参加健康咨询及疾病普查普治、遵医嘱坚持药物和非药物治疗、做慢性病社区三级预防的积极参与者和接受者等。

（2）传染病的社区防范：由于国际间交往的快速增加，城市过分拥挤，安全饮用水的缺乏，处理和加工食品方式的变化，社会人群中思想观念和生活方式的多元化，以及滥用抗生素而出现抗药性等诸多因素，造成新出现或重新出现的传染病，如 HIV 感染者、性病、乙型肝炎、戊型肝炎、结核病等已构成对居民健康的极大威胁，应加强对这些传染病传染源、传播途径及防治方法的宣传教育。

（3）加强安全教育：防止意外伤害、意外伤亡，如交通事故、劳动损伤、溺水、自杀等，是当前造成青年人死亡和病残最常见的原因。教育居民在日常生活和工作中，提高自我防护意识，加强青少年的安全防护措施，防止意外事故的发生。

2. 家庭健康教育

（1）家庭饮食卫生与营养：家庭饮食卫生与营养包括膳食的合理搭配，食物的合理烹调，定时定量饮食，炊具、食具的简易消毒方法，碘盐的保管与食用，夏季食品的简易冷藏和贮存方法，暴饮暴食、偏食、酗酒对健康的影响，以及常见食物中毒的预防知识等。

（2）家庭急救与护理：家庭急救知识应包括烧伤、烫伤、触电、跌伤等意外事故的简易急救方法和处理原则，人工呼吸操作方法，家庭中常用药物的保存与使用方法，以及血压计、体温表的使用方法等。

（3）居室环境卫生知识：居室环境卫生知识包括居室环境的卫生要求，居室的合理布局，居室装修的卫生问题，居室采光照明的卫生要求及对健康的影响，冬季取暖应注意的问题，如预防煤气中毒、减少煤烟污染等。

（4）生殖健康教育：生殖健康教育的内容包括计划生育、优生优育优教、妇幼保健、性生活知识等。

（5）家庭心理卫生教育：家庭生活周期是家庭心理卫生教育最基本的理论框架。家庭的发展经过创立期、生育期、学龄期、创业期、空巢期等不同阶段，每一阶段有其特定的角色和责任。如果家庭成员不适应或处理不当，便会产生相应的健康问题。家庭心理卫生教育是根据家庭发展阶段与问题，适时提供咨询和指导，协助家庭成员正确解决面临的问题。例如独生子女教育，正确对待与处理夫妻之间、婆媳之间、父母与子女之间关系，保持良好的人际关系、和睦的家庭氛围，防治和消除社会心理紧张刺激，促进家庭心理健康。

3. 创建健康城市　我国目前已有 6 亿多城市居民。为了使城市拥有健康的人群、健康的环境，从而促进经济和社会的发展，中国自 1990 年起开展创建全国卫生城市和国家卫生城市检查评比活动。由于卫生城市是由 90% 以上的卫生单位和 90% 以上的卫生家庭组成，只有增强社区的凝聚力和提高全民的健康意识，动员每一个人、每一个家庭和单位共同参与，才能移风易俗，改变城市卫生面貌。因而，社区健康教育与健康促进是城市创卫工作的重要内容和基本途径。

（二）农村社区护理健康教育

1. 农村常见疾病防治的宣传教育

（1）传染病及寄生虫病防治知识：为预防传染病的发生和流行，必须采取消灭传染源、切断传播途径、保护易感人群的措施。针对传染病发生和流行的三个环节，健康教育应包括以下内容：计划免疫、法定传染病的疫情报告、各种传染病的隔离知识、消毒知识、杀虫灭鼠知识、药物防治及家庭护理知识、社会与卫生公德教育。

（2）慢性非传染性疾病防治知识：这方面知识应包括高血压、心脑血管疾病、癌症、呼吸系统疾病等各种常见病的致病因素、防治知识、早期症状、及时就医与合理用药以及家庭护理常识。

（3）地方病防治知识：地方病是由自然地理环境或生活条件因素所致，以地域性发病为特点的一类疾病，通常包括碘缺乏病、地方性氟中毒、克山病和大骨节病等。地方病是目前严重危害我国农村居民，特别是贫困地区人群的重要疾病，普及地方病的防治知识是落实综合性防治措施的重要内容。

（4）与农业劳动相关的疾病防治知识：包括常用农药的种类、保管方法，预防农药中毒的措施、急性农药中毒的临床表现及群众自救、互救知识；农田中暑、稻田性皮炎、农民肺等的健康史、危害、预防措施、早期症状及发病后的治疗和家庭护理的知识。

（5）防止意外伤害：目前农村中发生意外伤害事件日趋增多，其主要原因有：①农村用电及机械化程度提高了，但农民缺乏相应的安全防护意识和措施；②乡镇企业增多，有的管理不善，有些设备落后，操作简单粗糙；③随着城乡交通事业的发展，农村机动车事故呈上升趋势。健康教育应着重于提高农村居民尤其是农村青年的安全防护意识，普及有关农村常见意外伤害的原因、预防及救护方面的知识。

2. 农村爱国卫生与环境保护　通过广泛的宣传教育和社会动员，让广大农民充分认识到爱国卫生、环境保护、农业致富和可持续发展的密切关系，培养爱国卫生和环境保护的意识和习惯，促进农村两个文明建设的健康发展。

四、项目计划的实施

社区健康教育项目计划的实施，应按照计划设计的要求，有序而有效地组织实施社区干预等活动，以保证计划目标的实现。在落实执行计划中，应重点做好五项工作：制订实施计划表、建立实施组织、实施质量控制、培训工作人员、配备材料设备。

1. 制订实施计划表 为了使项目活动有步骤地落实，在计划执行之前，应该制订项目各项工作的计划表，明确规定工作内容、要求、实施时间、地点、负责人、经费预算等内容。如在执行计划中有特殊要求，也应在计划表内列出或说明。

2. 建立实施组织 实施组织通常包括项目领导小组与项目技术小组，项目领导小组由与项目执行直接有关的部门领导和项目计划的业务主持负责人组成。

3. 实施质量控制 质量控制主要是对实施过程进行监测和评估。

（1）质量控制的内容：包括对计划工作的进度、计划活动内容、计划活动情况进行监测；对目标人群的知－信－行及有关行为危险因素变化情况进行监测；对活动经费使用情况进行监测。

（2）质量控制的方法：包括记录与报告方法、现场考察与参与方法、审计方法、调查方法等。

4. 培训执行人员 培训执行人员的目的是使项目执行人员全面了解计划执行的目的、意义，掌握计划活动的内容、方法和要求，学习项目工作相关的专业知识和技术，提高工作水平与技能，并激发他们的工作热情。培训的原则是：时间要短，内容要精，针对性强，要重视技能训练和参与式教学。

5. 配备材料与设备 按照计划的各项活动要求选择订购或自制教材。

五、项目实施的形式与途径

社区卫生服务是以居民健康为中心，以社区为范围，以家庭为单位，以老年人、妇女、儿童和残疾人为重点人群，适应居民需求的、综合性的基本卫生服务模式。

（一）社区健康教育与健康促进的主要形式

（1）建立完整的个人、家庭健康档案，包括医疗保健记录、双向转诊记录、健康教育培训记录等。

（2）进行社区主要疾病高危人群监测及健康教育。

（3）建立驻社区单位（学校、工厂、机关等）定向健康教育服务。

（4）开展家庭病床健康教育。由于城市社区的居住和活动范围相对集中，经济、文化、娱乐条件较好，社区居民文化水平较高，因此适合城市社区的家庭病床健康教育的途径和方法多种多样。

（二）社区健康教育与健康促进的主要途径

1. 卫生墙报、橱窗 利用街道、单位的黑板报、宣传板、橱窗宣传卫生知识。其特点是经济实用，简便易行，图文并茂，群众喜闻乐见，便于经常更换。编写时内容要精炼，文字要通俗，字迹要清楚，版面要活泼，标题要鲜明。在社区内设置卫生报栏也是一种受群众欢迎的方式。无论是墙报还是报栏，都要注意内容的选择和及时更换。

2. 小型卫生科普展览　它是利用展示陈列的形式，把卫生知识通过通俗化、形象化、艺术化的手段表现出来。展览的主题要明确，内容要集中；要配有文字说明，最好配备讲解人员。展览分固定和流动两种形式，其中，制作设有支架的展板到各居民小区流动展出，更具灵活性。

3. 卫生科普晚会　由街道办事处或居委会组织居民和驻街单位用文艺形式宣传卫生知识。晚会一般以文艺演出为主，可以穿插本社区与健康相关的人和事，还可适当配合演说、板报展示等形式。卫生科普晚会一要注意内容的选择，避免因注重娱乐性而忽视科学性；二要注意调动群众的积极性，要组织本社区群众广泛参与。

4. 举办卫生科普一条街活动　根据本社区卫生工作重点，如创建卫生城市、计划免疫、控烟等，组织社区内有关单位和居委会在社区繁华地段利用橱窗、板报、咨询、秧歌队、发放卫生科普资料等形式，开展健康教育活动。这种活动声势大，社会效果好，可临时举办，也可相对固定。

5. 开展卫生科普知识竞赛　知识竞赛是一种参与人数多，普及面广，社会影响大，传播内容深入、规范，能够充分调动参与者积极性的教育形式，但组织工作难度较大，需要一定的经费投入。组织时要注意出题的科学性，竞赛规划的严密性和参加者的广泛性。

6. 举办卫生科普讲座　针对社区群众关心、与群众健康密切相关的健康问题，如心脑血管病的防治、糖尿病的防治、心理卫生知识等，通过讲座的形式进行普及。其特点是规模可大可小，主题明确，可就一个问题详细阐述，听众可获得较系统的知识。但科普讲座不同于专业讲座，授课人应注意讲座内容的通俗性，最好同当地的实际相结合，以获得最佳效果。

7. 发放卫生科普资料　向社区居民发放传单、小册子、小折页等卫生科普资料，是社区健康教育的又一种常用方法。其特点是覆盖广泛，知识准确、系统，居民学习不受时间限制。这是一种不需要更多条件，可以在社区普遍开展的健康教育形式。

第四节　社区护理健康教育与健康促进的质量控制

一、质量评价指标

（一）社区护理健康教育评价指标

健康教育指标是指通过健康教育计划的实施，反映干预对象健康状况改善情况的指标。由于干预对象的健康状况改变往往是一个较长的时期，所以健康指标反映的通常为远期效果，包括发病率的降低、健康水平和生活质量、平均期望寿命的提高等。

1. 卫生知识均分 = 受调查者知识得分之和 / 受调查者的总人数

2. 卫生知识合格率 = 卫生知识达到合格标准人数 / 受调查者的总人数 × 100%

3. 卫生知识知晓率（正确率）= 知晓（能正确回答）某卫生知识的人数 / 受调查者的总人数 ×100%

4. 信念流行率 = 有某种信念的人数 / 受调查者的总人数 ×100%

5. 行为流行率 = 有特定行为的人数 / 受调查者的总人数 ×100%

6. 行为改变率 = 在一定时期内某行为发生改变的人数 / 观察期开始时该行为的人数 ×100%

（二）社区健康促进的评价指标

由于社区健康促进涉及面广，评价的指标也复杂，除了评估项目规划的效果有特定的要求之外，归纳起来有以下主要指标：

1. 人口统计学指标 包括年龄构成、性别、文化、职业等。

2. 自然环境质量 包括污染指标、基础设施的质量、住房质量、供水和环境美化程度。

3. 经济状况 包括收入水平、失业率。

4. 社会环境质量 包括社会心理紧张水平、社会服务质量、文化水平和居民素质。

5. 行为指标 如饮食习惯、居民锻炼情况、吸烟率、酗酒率及吸食违禁药品情况。

6. 传统的健康指标 如发病率、患病率、死亡率、致残率等。

此外，还包括人身安全、教育水平与质量、社区政府组织结构、社区群众参与程度；各部门间的协调与合作水平、健康的公共政策情况和社会支持程度、社区健康服务质量、人人享有卫生保健的程度。

二、质量效果评价方法

根据评价的内容、指标、研究方法的特点，评价被分为五类：形成评价、过程评价、效应评价、结果评价、总结评价。其中效应评价、结果评价及总结评价属于效果评价的内容。

（一）效应评价

效应评价是评估实施社区健康教育计划导致的目标人群健康相关行为及其影响因素的变化。健康教育计划的效应评价称为近期和中期效果评价。

效应评价内容

（1）倾向因素：目标人群的卫生保健知识、健康价值观即对健康相关行为或疾病的态度，对自身易感性疾病潜在威胁的信念等。

（2）促进因素：卫生服务机构或实行健康行为资源的可及性。

（3）强化因素：目标人群再采纳健康行为时获得的社会支持，家属、朋友的看法及采纳行为后自身的感受。

（4）健康相关行为：干预前后目标人群的健康相关行为是否发生改变，改变量多少，各种变化在人群中的分布如何。

（二）结果评价

结果评价着眼于评价实施健康教育项目导致的人群健康状况及生活质量的变化。不同的健康问题，从行为改变到出现健康状况的变化所需时间的长短不同，但均在行为改变之后才能观察到健康状况的改变，故结果评价又称后期效果评价。

1. 结果评价　包括①生理指标：如身高、体重、体质指数、血压、血红蛋白、血糖、血脂等。②心理指标：如智力、人格、忧郁程度、情绪等。③疾病与死亡指标：如发病率、患病率、死亡率、婴儿死亡率、平均期望寿命、减寿年数（用于反映超前死亡而导致的寿命损失水平）等。结果评价应注意教育的前后比较。

2. 生活质量

（1）生活质量指数（physical quality life index，PQLI）：该指数由婴儿死亡率指数、1 岁预期寿命指数、识字率指数组成，公式如下：

$$PQLI =（im+e+i）/3$$

式中：　im——婴儿死亡率指数，即（229– 婴儿死亡率）/2.22 ；

　　　　e——1 岁预期寿命指数，即（1 岁平均预期寿命 –38）/0.39 ；

　　　　i——识字率指数，指 15 岁及以上人口中的识字者的百分比。

识字率大于 80%，为高生活质量人群；识字率在 60%~80% 之间，为中生活质量人群；识字率小于 60%，为低生活质量人群。生活自理能力，包括穿衣、室内活动、大小便控制、洗澡、修饰、吃饭、上厕所等内容，主要用于老年人和慢性病病人功能的评估。

（2）生活质量量表（LSI）：常用于测定主观生活质量，以反映人们客观环境的心理感受。例如，对家庭、居住环境、工作、经济、健康状况等方面的主观满意程度。

（3）社会健康状况指标：主要包括两个方面，即社会适应性和社会支持。

常用的测量社会健康状况的量表还有社会关系量表（SRS）、社会支持问卷（SSQ）和 Katz 适应量表等。

3. 效益　效益指健康教育改变人群健康状况带来的远期社会效益和经济效益，指标是社会质量，如劳动生产力、福利、环境的改善、长寿、人们的精神面貌、降低卫生保健成本等。

（三）总结评价

总结评价是综合效应评价、结果评价以及对各方面资料做出总结性的概括。通过总结评价，对各项计划完成情况、成本—效益等作出总的判断，总结经验教训，全面反映计划的成败，为今后的计划决策提供更准确的科学依据。

三、质量控制的影响因素

1. 时间因素　时间因素可影响评估结果的真实性。健康教育工作不可能立即见成效，如健康状况的改善、平均寿命的提高都不可能在短时间内得到证实。

2. 测试或观察因素
（1）暗示效应
（2）健康教育成员的成熟性
（3）评定错误
（4）测量对象（目标人群）成熟性

3. 回归因素　指由于偶然原因，被检测者的某特征过高或过低，以后测量中可能恢复到原有水平的现象。

4. 选择因素评价　研究中确定干预对象的同时，设立对照组人群，以克服某些影响评价结果真实性的因素。

5. 失访　指在目标项目实施中或评价阶段，目标人群由于各种原因不能被干预或评价。当目标人群失访比例较高（超过 10%）时，会导致评价结果出现偏倚。

四、成本效果分析和成本效益分析

成本效益与成本效果分析方法的原理是健康教育工作的开展必然要耗费一定量的人力、物力、财力资源。健康教育投资就是在健康教育活动中所耗费的一切经济资源的总称。成本效益分析（costbenefit analysis）的基本思想就是通过比较项目的总成本和总效益（以货币值表示）来确定投入一定（单位）成本的产出。然而，卫生领域中的很多效益难以转化为货币值，如疼痛减轻、满意度增加等。为此，使用成本效果分析（costeffectiveness analysis），即成本以货币值体现。效益改用效果指标表示，如行为改变率、发病率等，确定单位成本取得的效果。

（一）成本

成本（cost）即开展一项计划所投入的资源，包括人力、物力、财力的投入，并以货币值表示。出于不同的目的，可以将成本进行不同方式的分类。

1. 直接成本　直接成本指在为某特定人群提供服务时直接消耗的资源。一项健康教育项目的直接成本应包括：①所有全职工作人员的工资、津贴、专家咨询费、讲课费、调查人员劳务费；②设备、材料费、计算机、放像机、健康教育材料等；③交通费用、通讯费用、电话、邮件、传真等；④日常消耗品、纸张、文具、复印资料等。

2. 间接成本　间接成本指与项目有关，但又未直接应用于项目的那部分成本。例如目标人群为参与项目而付出的时间、交通费用，用于克服某些副作用而花费的成本。

3. 无形成本　无形成本是影响直接成本和间接成本的重要因素，可塑性较大。

（二）效益与效果

1. 效益　效益（benefit）指开展某项健康教育计划所得到的利益或节省的开支金额。从全社会利益的角度出发，效益可分为：

（1）直接效益（direct benefit）：指实行了某项健康教育计划后所节省的费用，如高血压社区综合防治项目实施后节省的用于高血压病人治疗的费用。

（2）间接效益（indirect benefit）：指实行健康教育项目后减少的其他方面的经济损失，如控烟计划实施后减少的与吸烟有关的火灾造成的损失。

（3）额外效益（extra benefit）：指在计划以外所得到的利益，如预防氟中毒而实行的改水项目同时也减少了肠道传染病的发生，但一般进行成本效益分析时不考虑这部分效益。

（4）无形效益（intangible benefit）：健康教育项目实施后所带来的人群精神面貌的改善、家庭生活的幸福等。

2. 效果　效果（effectiveness）指实行某计划后产生的实际结果，无须以货币值表示，常采用直接的客观指标来衡量，如知识提高率、行为转变率、发病率、死亡率等。使用这些指标，只能进行同一项目不同方案之间的比较，无法进行项目间的比较，因为不同的疾病即使发病率或死亡率相同，其对人群健康状况的影响也是不一样的，为此专家建议以质量调整生命年（quality adjusted life years，QALY）作为指标来进行跨病种的比较。

（三）货币的时间价值

在任何一项投资项目中，一个不能忽视的问题是时间对货币值的影响，因此我们不能直接比较不同年份的货币值，在比较之前必须折算未来货币值的现值，然后进行比较。这种折算现值的过程称为贴现。

（四）分析意义

成本效益（效果）分析的意义为：

1. 在项目计划阶段进行方案可行性评价或选择出单位成本效益（效果）最大的方案。

2. 在项目评价阶段，评价项目单位成本的实际效益（效果）。

（五）分析步骤

1. 在分析有关数据之前熟悉项目计划，要全面了解项目背景，明确计划目标及具体内容。

2. 确定成本与效益（效果）：包括计算总成本、计算总效益（效果）。

3. 贴现　将发生在不同时间的成本、效益贴现，求出各年成本与各年效益的现值。

4. 计算分析

（1）成本效益分析：计算贴现值（NPV），计算效益成本比（BCR）。效益成本比即为总效益的现值与总成本的现值之比。

（2）成本效果分析：计算净成本（net cost）。净成本 = 总成本 – 计划节余资金。

（3）计算成本效果比：成本效果比 = 净成本 / 质量调整生命年。

5. 敏感性分析　敏感性分析（sensitivity analysis）指在进行计划可行性分析和方案优选时，有些关键数据并不是十分确定，如贴现率、发病率等，多数情况下需根据文献和计划当时的情况进行估计，其值就有可能与计划实施时的实际情况有所不同。当这些不确定数字发生较大幅度变化，项目的成本、效益关系变化不大时，我们认为项目具有较好的稳定性、较低的敏感性。这样的项目可以比较放心地决策。反之，若项目的敏感性高，需要审慎考虑决策方向。

本 章 小 结

本章节描述社区健康、社区护理健康教育与健康促进的概念和任务；介绍了社区护理健康教育与健康促进的组织形式与方法、组织网络体系的建设、相关的管理制度以及如何创造社区健康促进的环境；重点阐述了社区护理健康教育与健康促进项目计划的制订、项目的基本内容、项目计划的实施和实施的形式与途径；并介绍社区护理健康教育与健康促进的质量评价指标、效果评价方法、质量控制的影响因素和成本效果分析和成本效益分析。

（何国平）

边 学 边 练

周先生、王先生、童大爷、李奶奶等15名退休干部，大专以上文化程度，湖南省常德市人，平均年龄67岁，平均体重75kg，现住市区一高档小区内，小区内设有社区医疗点。15名老人中患有高血压性心脏病的10人，糖尿病3人，处于脑出血后康复期2人。这些病人身体状况良好，病情稳定，性格开朗，乐观向上，积极锻炼，家庭幸福。社区医疗服务站定期为小区病人进行身体检查和健康教育，效果良好，病人满意度高，如何为社区人群提供健康教育与健康促进？

一、本小区实施健康教育与健康促进的基本形式

对本小区15名退休干部实施项目计划的主要形式从以下两方面进行：

1. 语言方式教育　在小区内定期进行演讲、报告、咨询等口头语言教育和报刊、书籍、宣传册等文字语言教育，激发他们积极参与的热情和自我保健意识。根据不同的疾病制订详细的健康教育手册、宣传画等，方便小区老人的业余生活。

2. 电化教育　采用电视、录像等教育方式，提供高血压、糖尿病、脑出血等疾病的治疗、康复、护理、健康指导。

二、本小区进行健康教育与健康促进常用的教育方法

本小区的患病老人有15人，采用群体教育法，每周2~3次集中进行小组讨论会和专题讲座的方式进行健康教育。指导者围绕疾病中心议题展开讨论，让学习者之间互学互帮，加深理解。讲座中间可以穿插通俗易懂、生动简明的文字材料进行健康教育。

三、本小区健康教育与健康促进的基本内容和效果评价

（一）高血压病的健康教育与健康促进

原发性高血压的控制要采用预防与治疗相结合的方法，重在预防，采用药物与非药物的综合性手段治疗。目前，国内原发性高血压的综合防治对策采用以社区为范围的健康促进模式，预防高危人群和一般人群进入原发性高血压的行列；已患高血压病的病人减缓进入晚期或并发症阶段，采取二级预防措施，尽可能提高其健康水平。根据该小区人群特点主要内容为：

1. 高血压筛检

（1）定期普查：对周先生等 15 名退休干部人群定期进行普查。

（2）高血压危象人群筛检：对 10 名已患高血压人群作为筛检的重点对象，预防疾病的进一步演变，达到事半功倍的效果。凡具有下列一项危险因素者，均可定为高危对象：①曾有脑血管意外、心脏受损、心绞痛、肾脏受损；②超过标准体重 20% 者；③血压水平 > 140/90mmHg 者。

2. 高血压健康教育

健康教育内容：主要针对高血压的危险因素，采用相应的干预措施，包括控制体重与减肥、限盐饮食，限制饮酒与戒烟、合理膳食、增进和保持适量有氧运动、放松与应急处理训练及定期测量血压等。

（二）脑卒中、糖尿病等高危人群的健康干预与健康教育

（1）通过社区诊断，建立健康群体资料库，尤其是健康问题和危险因素基线状况资料。

（2）有针对性地设计危险因素干预措施计划，制作适合公众群体的心脑血管疾病和糖尿病健康教育材料。

（3）通过大众媒体进行广泛的健康倡导、知识传播。

（4）定期评估健康传播效果，推进健康教育资料和工具的建设，完善健康教育手段，尤其提倡合理膳食、科学健身、控制危险因素的策略；更好地建立支持性环境，尤其是政府支持、伙伴关系、社区群众参与和社区资源动员。

根据评价的内容选择不同的效果评价方法，以确定健康教育计划的先进性和合理性；确定达到预期目标的程度及其影响因素；总结健康教育项目的成功与不足之处；向公众介绍健康教育的结果，扩大影响。

练 习 题

【简答题】

1. 如何建立社区健康促进组织网络体系？
2. 如何设计社区健康教育项目计划？
3. 论述社区人群评估的内容及意义。
4. 论述社区健康教育的重点对象及主要内容。
5. 实施社区健康教育的形式与途径有哪些？

【选择题】

1. 社区护士对社区的慢性病病人进行上门护理服务，此种性质的护理工作主要属于

　　A. 疾病治疗　　　B. 疾病防控　　　C. 卫生保健

D. 健康教育　　　E. 减轻病痛

2. 为了能提高病人的依从性、生存质量，节约医疗资源，社区护士成功实施社区健康教育的基础是

A. 建立相互信任的关系

B. 宽松的沟通氛围

C. 敏锐的观察能力

D. 丰富的专业知识

E. 解决问题的能力

3. 为增加糖尿病高危人群对糖尿病的了解，某社区护士计划展开一次健康教育，其最常用的教育方法是

A. 提问　　　B. 讨论　　　C. 讲授

D. 角色扮演　E. 案例分析

4. 某社区计划对辖区特殊人群展开重点保健，不包括

A. 儿童保健　B. 妇女保健　C. 中年保健

D. 老年保健　E. 青少年保健

5. 社区健康教育与健康促进实施主要形式有

A. 创建卫生城市

B. 定向健康教育

C. 提高平均期望寿命

D. 计划免疫

E. 开展控烟

第八章

不同生命周期的护理健康教育与健康促进

　　人类从出生到死亡经历很长的时间，因此为他们提供的健康促进和保健措施的范围也很广。本章将从儿童、青年、中年和老年等不同生命周期特点进行阐述，对每一阶段的人群从生物、心理、社会、精神等方面提出了健康教育与健康促进的内容，以便能够为他们提供指导性和综合性的健康促进措施。

第一节　儿童健康教育与健康促进

一、儿童生长发育特点

　　儿童（child）处于不断生长发育的动态变化过程中。为了更好地做好健康教育与健康促进工作，根据小儿生长发育不同阶段的特点，将其分为以下六个时期：

（一）新生儿期

　　新生儿期（neonatal period）是指自胎儿娩出、脐带结扎至生后28天。此期小儿脱离母体开始独立生存，体内外环境发生巨大变化，由于其生理调节和适应能力尚不完善，所以发病率（morbidity）和死亡率（mortality）较高。在胎儿期，神经系统的发育领先于其他系统，故新生儿出生时即具有对寒冷、疼痛等刺激的反应，嗅觉和味觉发育良好，有灵敏的触觉，出生后3~7

天听觉发育已相当完好。

（二）婴儿期

婴儿期（infant period）是指出生后到1周岁。此期是小儿出生后生长发育最迅速的时期，身高在一年中约增加50%，体重约增加2倍，脑发育较快。婴儿由于生长发育迅速，对营养素和能量的需求相对较大，但消化吸收功能尚不完善，因此容易发生消化功能紊乱和营养不良。在婴儿期后半年，因经胎盘所获得的被动免疫力逐渐消失，故婴儿易患感染性疾病。神经心理发育方面，6个月的婴儿能辨认陌生人，明显地表现出对母亲的依恋及分离性焦虑（separation anxiety）情绪；7~8个月的婴儿能发出"爸爸""妈妈"等复音，但无意识；10个月的婴儿能有意识地叫"爸爸""妈妈"。

（三）幼儿期

幼儿期（toddler's age）是指自满一周岁到三周岁。此期幼儿生长发育速度稍减慢，由于活动范围增大，接触周围事物增多，故智力发育较快，语言、思维和交往能力增强，从学步到会跑并开始独立行动，但对各种危险的识别能力不足，易发生意外。幼儿的自身免疫力仍然较低。神经心理发育方面，1~1.5岁幼儿能通过视觉、触觉、体位感与听觉的联系，逐渐理解一些日常用品的名称，如"奶瓶""汽车"等，并逐渐从讲简单的句子发展到复杂的句子，表达心情。语言、动作及心理发育有明显进步。

（四）学龄前期

学龄前期（preschool age）是指自满三周岁到六七周岁。此期儿童生长速度较慢，每年体重约增加2kg，身高约增加7cm，免疫功能增强，智力发育日趋完善，好奇多问，模仿性强，个性开始形成，能有意识地控制自己的情感。防病能力有所增加，但因接触更加广泛，仍易患传染病、免疫性疾病或发生各种意外。

（五）学龄期

学龄期（school age）是指自六七岁到进入青春期之前。此期体格发育平稳增长，除生殖系统外，其他器官的发育到本期末接近成人水平。智力、理解能力、综合能力增强，求知欲望强。感染性疾病发生率较前降低，而近视、龋齿的发病率增高。

（六）青春期

青春期（adolescence）又称少年期，一般女孩从11~18岁，男孩从13~20岁。此期体格发育突然加速，体重、身高增长幅度加大，生殖系统迅速发育，第二性征逐渐明显。女孩出现月经，男孩出现遗精，生长发育个体差异较大。此阶段是从童年向成人过渡的时期，由于神经内分泌的调节功能还不稳定，使其在心理、行为、精神方面也不稳定，易受社会、周围环境的影响，常出现心理、行为、精神方面的问题。

二、婴幼儿健康教育与健康促进

儿童是人的一生中生长发育最重要的阶段，而婴幼儿时期的健康教育与健康促进需求将对一个人的终生健康产生巨大影响。对婴幼儿提供健康教育与健康促进时，主要是从营养、排泄、睡眠、活动、免疫接种等方面着手。

（一）营养

成功的婴儿喂养除了使婴儿能正常生长发育外，还应使其在情感上得到满足。婴儿期母乳喂养（breast feeding）是最为重要的健康促进策略。母乳营养丰富，易于消化吸收，蛋白质、脂肪、碳水化合物比例适当，是婴儿最佳食品。研究表明，母乳喂养儿的发病率和死亡率均低于人工喂养儿。只有当母乳不足或母亲不能用母乳喂养婴儿时，才选择部分母乳喂养或人工喂养。配方奶粉是优先选择的代乳品。随着婴儿月龄的增长，对营养素及能量的需要日益增多，因此，无论选择何种方式喂养，一般6个月以上的婴儿均应及时添加辅食。

当幼儿的消化功能逐渐成熟时，应供给足够的能量和优质蛋白，饮食以肉类、乳类、蔬菜水果、谷类、豆类及其制品为主。食物应细、软、烂、碎，易于咀嚼。经常变换食物的品种与制作方法，创造良好的进食环境，鼓励并满足幼儿自我进食的欲望，培养良好的进餐习惯和独立进食的能力。

（二）排泄

新生儿一般生后24小时内排尿，最初几天因摄入少，每日排尿仅4~5次，以后随着液体摄入的增加，排尿次数增至20~25次/日，1岁时15~16次/日。婴儿肾脏功能不成熟，尤其浓缩功能较差，排出同量的溶质需比成人多2~3倍的水分，故易发生脱水。因此，预防脱水是婴儿期一个非常重要的健康促进策略，应注意补充足够的水分。

新生儿一般生后12小时内开始排胎粪，2~3天内排完。婴儿大便的颜色取决于喂养的方式。母乳喂养儿粪便呈金黄色，糊状，不臭，每日2~4次。人工喂养儿粪便呈淡黄色，较干，有臭味，每日1~2次。添加辅食后粪便接近成人，每日1次。腹泻是小儿常见病，婴幼儿发病率高，主要表现为大便性状改变和大便次数增多。因此，健康教育应包括对看护人进行新生儿粪便性状、腹泻等常识教育。

18~24个月的婴儿开始能够自主控制肛门和尿道括约肌，而且随着认知的发展使他们能够表示便意，因此应对其进行大小便的训练。在训练过程中，应采用赞赏和鼓励的方式，训练失败时不要表示失望或责备婴儿。大便训练常较小便训练先完成，在环境突然变化时，婴儿已经形成的排便习惯可能会改变，但幼儿情绪平稳后，排便习惯会恢复。对看护人提供咨询以判断婴儿的生理发育水平是否已经能够接受大小便训练也是健康教育的策略之一。

（三）睡眠

充足的睡眠是保证婴儿健康的先决条件之一。婴儿所需的睡眠时间个体差异较大，随年龄增长睡眠时间逐渐缩短，清醒时间逐渐延长。新生儿一般每天80%的时间在睡觉，但1岁时每天睡眠时间就减至50%。为保证充足的睡眠，婴儿睡眠方面的主要健康教育策略是培养良好的睡眠习惯。一般1~2个月小婴儿尚未建立昼夜生活节律，胃容量小，可夜间哺乳1~2次，但不应含奶头入睡；3~4个月后逐渐停止夜间哺乳，任其熟睡。婴儿的睡眠环境不需要过分安静，光线可稍暗，睡前应避免过度兴奋，可利用固定的乐曲催眠，不拍、不摇、不抱。各种卧位均可，但通常侧卧位是最安全和最舒适的，侧卧时要注意两侧经常更换，以免面部和头部变形。

幼儿一般每天晚上睡10~12小时，白天小睡1~2次。幼儿睡前常需要有人陪伴或抱着喜欢的玩具上床，使其有安全感。幼儿就寝时家长不要给其阅读紧张的故事或让其做剧烈的运动，以免影响睡眠质量。

（四）活动

家长应每天带婴儿进行户外活动，呼吸新鲜空气和晒太阳，有条件者可进行空气浴和日光浴，以增强体质和预防佝偻病的发生。经常抚触婴儿、抱着婴儿并让他们玩一些安全的玩具，能为婴儿的身体发育提供足够的活动。

幼儿应根据不同的年龄选择合适的玩具，1~2岁幼儿宜选择能发展走、跳、投、扔等活动的玩具，如球类、积木、滑滑梯等。2岁后的幼儿开始模仿成人的活动，喜欢玩沙土、橡皮泥等，还喜欢奔跑、蹦跳等剧烈运动。成人应引导和帮助幼儿玩耍，鼓励幼儿独立活动，以发展其动作的协调性。幼儿期活动方面的健康促进策略是提供新的、安全的锻炼机会来促进和加强运动技巧。

（五）预防接种

预防接种（preventive vaccination）能降低儿童某些传染病的发病率。我国卫生部规定，小儿在1岁内必须完成卡介苗、脊髓灰质炎疫苗、百白破混合制剂、麻疹疫苗和乙肝疫苗的接种。此外，小儿还可根据本地疾病的流行情况、家长的意愿选择疫苗进行接种，如流脑疫苗、乙脑疫苗、流感疫苗、腮腺炎疫苗、甲肝疫苗等。鼓励看护人尽可能按照儿童计划免疫程序进行预防接种，是预防儿童传染病的一个非常重要的健康教育与健康促进策略。

三、学龄前和学龄期儿童健康教育与健康促进

学龄前和学龄期儿童无论生理还是心理方面，都出现了较大的发展，因此，对该阶段儿童实施健康教育与健康促进显得非常必要。

（一）营养

学龄前和学龄期儿童饮食接近成人，食物制作要多样化，要求膳食营养充分而平衡，并做到粗细、荤素搭配；食谱经常变换，以促进食欲；同时要培养良好的饮食习惯，不挑食、偏食和吃零食；鼓励他们多吃鱼、瘦肉、家禽、蛋奶、豆制品、蔬菜水果等，保证能量和营养素的摄入，以满足生长发育需要。学龄前儿童除三餐外，上午、下午可加餐；学龄期儿童早餐要保证较高营养价值，提倡课间加餐。

此阶段儿童还应注意避免不良饮食习惯，如暴饮暴食造成肥胖（obesity）。肥胖不仅影响小儿的健康，还可成为成人肥胖症、冠心病、高血压、糖尿病等疾病的诱因。避免儿童肥胖的健康促进策略是向家长提供营养方面的相关知识，使家长意识到要让孩子加强锻炼，不要用食物作为奖赏，并让小儿知道吃饱了就不要再吃了。

（二）排泄

此阶段小儿的排泄习惯大致和成人相同了，大便每日 1~2 次，小便每 3~4 小时一次，但有一些孩子可能会有排泄问题，如遗尿症（enuresis）。遗尿症通常发生在 5 岁以上的小儿。对于患遗尿症的小儿，最主要的健康教育策略是防止伤害小儿的自尊和自信，明确遗尿症的原因，一旦器质性的原因被排除，护士应当指导家长建立排尿训练计划，不可责骂、讽刺和处罚小儿；教育孩子晚餐后控制饮水量，睡前排尿；熟睡后家长应在经常遗尿时间之前叫醒小儿，使其习惯于觉醒时主动排尿；也可使用警报器协助排尿，必要时给予药物治疗。

（三）睡眠

此阶段小儿一般每晚睡 8~10 小时，但学龄前儿童下午常需要午睡，而大多数学龄期儿童白天不打盹，其健康促进策略是帮助孩子形成规律的就寝时间。

（四）活动

学龄前儿童对外界环境的兴趣能使他们获得足够的活动。锻炼活动的最好方法是在无组织、非竞争性的环境中，让孩子不断地尝试，从而学会运动技能。主要的健康促进策略是要保证活动的环境绝对安全。学龄期儿童应每天进行户外活动和体育锻炼，体操、跑步、游泳、球类活动等都是很适合该年龄段小儿体育锻炼的项目。其健康教育与健康促进策略是鼓励小儿参加

体育锻炼，以达到增进健康和预防疾病的目的。

四、青春期健康教育与健康促进

青春期是由儿童发育到成人的过渡时期，以生理、性（sexuality）、心理成熟为特征。这种成熟意味着健康促进的责任从健康提供者或家长转移到个体。

（一）营养

青春期体格生长迅速，需要补充充足的营养，并应注意合理营养、平衡膳食，建议食物多样化、以谷类为主，多吃蔬菜、水果，常吃奶类、豆类、鱼、禽、蛋、瘦肉，少吃肥肉和动物油。青春期的孩子食欲通常十分旺盛，但由于缺乏营养知识以及受成人不良饮食习惯的影响，他们喜欢吃一些营养成分不均匀的流行食品，并常常不吃早餐，从而造成营养不良而影响体格发育。所以，促进青少年全面营养摄入，最重要的健康教育与健康促进策略是教育他们选择营养适当的食物和保持良好的饮食习惯。

（二）性教育

性教育是青春期健康教育的一个重要内容，包括性生理、性心理和性道德三个方面。

1. 性生理方面　向该阶段青少年介绍生殖器官的结构和功能、第二性征的出现、月经和遗精、妊娠、性传播疾病等知识。月经初潮是女性青春期发育的重要标志，健康促进策略主要是向少女传授有关月经初潮、经期卫生等知识。遗精是男性青春期发育的重要标志，健康促进策略主要是告诉少男遗精是男性青春发育期的正常生理现象。

2. 性心理方面　教育他们不为自己的生殖器官感到害羞，能与异性朋友正常交往，自觉抵制黄色书刊、录像等不良影响。对青少年的自慰行为如手淫（masturbation）等给予正确引导，避免夸大其对健康的危害，以减少恐惧、苦恼、懊悔等心理。

3. 性道德方面　教育他们要节欲，不过早发生性行为，确保发生性行为时能正确采用避孕措施，并对自己的行为负责。青春期少年性行为以及由此造成的怀孕、流产、儿童抚养及承担做家长的责任是一个严重而复杂的社会问题。最重要的健康教育与健康促进策略是要预防青春期少女怀孕。

（三）心理卫生

青春期最常见的心理行为问题有出走、自杀、酗酒、吸毒、神经性厌食（nervous anorexia）等。此时最主要的健康促进策略是指导青少年树立健康的行为，通过科学的生活方式，保持健康的体魄和积极向上的心态。研究表明，影响青少年心理健康的因素很多，但最主要的因素是家庭和学习的压力。所以，在进行青春期健康教育时，应该由家庭、学校和社会共同参与，同时给予青少年更多的心理支持。

第二节　青年人健康教育与健康促进

青年的定义在世界各地因政治、经济和社会文化等情况的不同而有较大差异。世界卫生组织（2013 年）将 44 岁以下的人定为青年人；我国青年联合会将年龄在 18~40 岁之间的人定义为青年（youth）。在 20 世纪以前，青年期很少被视为个体发展过程中的一个独特时期。直到 1904 年，美国心理学家 G.S. 霍尔出版了他的经典著作《青少年：它的心理学及其与生理学、人类学、社会学、性、犯罪、宗教和教育的关系》之后，青年期才作为个体发展过程中的一个重要阶段得以承认。以青年人的心理为特定研究对象的青年心理学也是在此之后，尤其是在 20 世纪 30 年代之后真正发展起来的。青春期开始的生理和情感变化会一直持续到成年时期的前几年。因此，有关这些变化的知识仍然是健康促进和疾病预防的重点。

一、青年人的生理、心理特点

青年期是个体从不成熟走向成熟的过渡时期。处于这一时期的青年人，无论是生理成熟方面，还是心理发展方面，都具有独特性。

（一）生理方面

青年期是人生历程中生理发育成熟的时期，这主要表现在：

1. 生长发育　青年在 22 岁左右身体生长发育完全成熟。此时骨骼已全部骨化，身高达最大值；第二性征在 19~20 岁彻底完成。

2. 生理功能　进入青年期的人的各项生理功能日渐成熟，包括：

（1）脉搏：随年龄的增长而逐渐减慢，18~19 岁时趋于稳定。

（2）血压：收缩压和舒张压都随年龄的增长而增加。收缩压的稳定时间男女都在 18~19 岁；舒张压的稳定时间却男女各异，男子在 18~19 岁，女子在 15 岁以后。

（3）肺活量：随年龄增长而增大。男性从 12~13 岁开始增长加快，19~20 岁趋于稳定；女性的肺活量也随年龄而增长，但较为平稳，15 岁后增长减慢，18~19 岁后趋向稳定。

3. 身体素质　身体素质包括机体在活动过程中表现出来的力量、耐力、速度、灵敏性和柔韧性等，它们的发展都在青年期进入高峰。据研究，中国青少年身体素质各项指标发展的特点是：男子的发展高峰在 19~22 岁，23 岁后缓慢下降，呈单峰型；女性在 11~14 岁出现发展的第一波峰，14~17

岁趋于停滞甚至有所下降，18 岁后回升，19~25 岁出现发展的第二波峰，呈双峰型。

4. 脑的发育　至童年期以后，脑的形态和功能都已成熟。脑的重量在 20 岁左右停止增长，大脑兴奋过程和抑制过程的平衡在 17~18 岁以前完成，18~25 岁脑细胞的结构和功能剧烈地复杂化。

（二）心理方面

青年期的心理特点，主要表现在以下四个方面：

1. 精神生活空间扩大　青年期突破了少年期局限于学校和家庭的活动范围，扩大到社会的各个方面。青年人开始独立与社会交往，在建立新的人际关系中，社交结构也由简单向复杂化发展，跨越了一个较大的心理跨度。青年会离开家庭、跨入社会；同时开始了以智力生活为重要特征的精神生活。他们在学习和社会实践中了解过去，观察现在，预测未来，无限地扩展视野。

2. 认识能力明显提高　随着实践活动的明显增加，青年的思维活动有了明显的进步，并从逻辑思维向辩证思维过渡，出现了特有的独立批判性和创造性。他们开始用批判的眼光看待周围事物，理想、信念、人生观初步形成。由于自我意识基本成熟，青年的自我评价、自我教育和自我控制以及对别人与社会的评价已达到一定的水平，当然还不成熟和全面，所以还会产生种种复杂的矛盾。

3. 性功能的成熟　性的问题是生理的、心理的和社会的问题。由于性功能成熟的前倾，出现了很多与此相联系的一系列内心情感体验，但因缺乏必要的性科学知识，对性冲动又缺乏心理上的准备，从而产生神秘感和好奇心、羞耻心及不安感等心理矛盾，随之又会产生对异性的向往和爱慕，这是青年期心理发展的一个重要特点。

4. 情感日益丰富　青年人的情感发展日益丰富，他们的集体主义情感、爱国主义情感、义务感、道德感、美感和理智感都有很大发展，爱情的体验也已出现；但遇事仍易激动，不善于用理智控制感情，表现出情感动荡不定。青年人此期若受到不良思想的支配，易出现不轨行为。

二、青年人健康教育与健康促进

一般来说，人的生理功能在 20~25 岁以前就发育完全。因此，在此期间健康促进的策略仍然是通过营养、体育锻炼、休息和心理调适来保持机体健康，但也必须对一般健康问题如肥胖和压力过大进行干预。

（一）营养

青年人必须有良好的饮食习惯，如一日三餐要吃好、营养要均衡、不吃零食、不暴饮暴食、不抽烟、不喝酒或适量饮酒，避免营养过剩造成肥胖。

统计资料显示，我国青年人中约有 1/3 超重。肥胖对生活质量的影响是降低人体的灵活性、生理耐受性以及适应社会、学习和工作的能力。平衡营养饮食的健康促进策略在于唤起青年人的社会认同感和自信心。调整饮食是降低体重最常见的健康促进策略。进行饮食调整时要考虑青年人的宗教、种族、生活方式和经济状况。

（二）体育锻炼

为保持身体健康，必须坚持体育锻炼。在日常生活中，进行有规律的体育锻炼有利于预防冠心病、高血压、肥胖和糖尿病等。此外，体育锻炼还能提高自信心和加强自我满意度等。向青年人提供健康教育时，强调锻炼的短期效果如感觉良好、增强美感比强调锻炼的长期效果更有效；同时，还应告诉青年人过量运动的潜在危险，生理和运动功能达到极限的青年人如果进一步加大运动量和强度则可导致运动过度性损伤。即使普通的运动如跑步、快走、游泳等都可能造成潜在伤害，因此锻炼的类型和强度应以保持身体健康为准。此时，健康教育与健康促进的策略是为青年人提供运动类型、强度、速度等方面的知识。

（三）休息

许多青年人都睡眠不足，可能的原因有工作时间长、就寝时间不规律以及压力过大。健康教育与健康促进策略是让青年人认识到他们缺乏睡眠，并鼓励他们保证一天的休息时间。除了睡眠外，紧张和焦虑也会影响青年人的健康。长期紧张也是导致青年人高血压的重要因素。研究表明，冥想（meditation）对缓解紧张所造成的心理和生理反应特别有效，而且从紧张中恢复得也比较快，因此冥想是缓解紧张的健康促进策略之一。

（四）心理调适

青年时期的心理往往处于不稳定状态，做好心理卫生保健是保护和加强心理健康的重要措施之一。青年人的身心健康，对学习和工作效率的提高，对恋爱婚姻的成功及家庭的幸福和美满，都是非常重要的。因此，青年人必须做到以下几点：

1. 树立高尚的情操 人们在青年时期经过对思维能力的锻炼，知识和经验逐渐丰富，稳定而积极的情绪逐渐形成，事业心和责任感也逐渐建立，独立思考问题的自我意识开始成熟，有能力进行自我评价、自我检查与自我监督的同时，也有能力评价他人的行为。此时如果树立高尚的理想情操，就能对社会、对人生有正确的认识，并且能用科学的方法分析及处理社会上的复杂事物。

2. 正确对待生活压力　随着社会的进步和科学的发展，人们的生活节奏不断加快，心理负担不断加重，学习工作压力不断加大，此时要学会在紧张的学习工作中合理安排休息和参加一些有益的集体活动，培养良好的生活习惯，工作时全力以赴埋头苦干，学习时刻苦钻研不断追求，做到学习、工作与休息相交替。

3. 戒除不良行为　吸烟和酗酒是青年人的两大不良嗜好。遇到吸烟酗酒的青年人，护士应该利用一切机会与他们讨论吸烟与酗酒所引起的相关疾病，并建议他们戒烟、戒酒或适量饮酒。他们只有在反复多次被告知其危害性后，才可能试图戒掉；同时还应给他们提供相关的健康教育，教育之后经常随访并不断给他们提供支持，只有这样才可能帮助其成功地戒除自己的不良行为。

第三节　中年人健康教育与健康促进

人到中年人体发育已经成熟，中年期充满生机和活力。中年（middle age）是指处于青年和老年之间的年龄阶段，按照世界卫生组织（WHO）2013 年确定新的年龄分段标准：45~59 岁为中年人。

一、健康促进对中年人的重要性

在人生旅途中，中年是人生创造的高峰时期。中年人既要承担工作和事业上的重担，又要肩负赡养老人、抚育儿女的重任。然而，中年既是有所成就的时期，也是"病机四伏"的阶段，各种生理机能开始减退，中年人的身体从充满活力的青年阶段，开始转向衰退的老年阶段。中年阶段所采取的健康措施将影响年老后的健康状况，随着年龄的增加，中年人会越来越接受促进健康的生活方式。中年人开始意识到人类老化问题，对保持健康和增进健康都产生了较大的兴趣。中年人的患病原因已经不单纯是生物的，还与家庭、工作、心理和社会都有着密切的关系。

二、中年期：全人的转变期

中年期在生物、心理、社会和环境等方面都会出现明显的改变，而有些改变是受生活方式和儿童期、青年期的健康教育与健康促进活动的影响。虽然中年人的一些健康状况可以直接反映以前所采取的健康方式，但此期的健康教育活动对中年人仍然是十分有益的，对确保未来生活达到最佳状态也是相当重要的。

（一）生物领域

刚刚步入 40 岁的中年人一般健康状况良好，但随着年龄的增长，在生理方面会发生很多变化，如活动能力和新陈代谢的降低导致体重增加。此期生殖方面的变化尤为显著，妇女开始进入更年期（climacteric）；男性尽管生殖能力还会持续很长时间，但他们的性能力可能会发生改变。当然，慢性病（chronic illness）除了会影响生理改变的速度，而且还会影响中年人的社会心理健康。

1. 女性更年期 女性在 45~55 岁的这段时期内，随着卵巢功能的逐渐衰退直至最终丧失而导致绝经。由于月经的停止而出现各种生理和心理的变化，表现为潮热、面部潮红、心悸、头痛、紧张、失眠、易怒等，称之为"更年期综合征"。

2. 男性更年期 男性虽然改变的速度较女性慢，但改变仍从中年时期就开始。这段时期，男性所出现的生理和心理方面的变化与女性有很多相似之处，如体重增加、情绪波动、性欲减退等。55 岁以后男性性功能开始衰退，而且衰退是逐渐进展的，此期男性性功能减退的原因多是生理性的，应对其进行全面的评估。

（二）心理领域

中年期是人们责任重、操心多的时期，他们除了要承担繁重的工作任务外，还要尽到敬老育幼的责任，此阶段的不良表现是自私自利。如果中年人的经济收入不断增加、社会影响不断扩大，那他们赡养老人、抚育儿女的任务就可能实现，而此时中年人的自我观念和自我实现的意识会加强。与此相反，一些中年人会把这段时期看成是机会不断受到限制、获得成功可能性不断减少的时期。他们把中年生活看作是人生的转折点，健康状况开始下降，精神状态也开始下滑。

（三）社会领域

中年人的一些变化是随着家庭责任的改变而变化的。儿童成为成年人之后，他们离开父母独立生活；而父母成为老年人之后，他们的依赖性却逐渐增强。另外，中年人虽然有了稳定的工作和成就感，但在工作中的人际关系极为复杂，不仅要处理好与同事间的关系，也要处理好与上级领导或下属间的关系。这样才不会使自己的心理失去平衡而产生内心的矛盾冲突，给自己带来不利的影响。

（四）环境领域

环境对保持健康和促进健康至关重要。有些环境对健康是有利的，有些环境则会损害健康，如空气污染、水污染、噪音和紧张的工作环境等。在中国，吸烟对环境造成的污染不容忽视，由于吸烟对呼吸系统和循环系统的危害具有明显的迟滞期，因此吸烟所导致的疾病主要发生在中老年人，更严重的是被动吸烟也会影响健康，如吸烟者的配偶和子女患呼吸系统疾病的发病率较高。

三、中年人健康教育与健康促进

中年人虽然越来越关注健康和健康促进问题，但因其在社会、家庭都有重要的地位，身心负担较重，男性吸烟、酗酒、在外应酬的机会较多，形成了不良的生活习惯，因此主要的健康促进策略是在这个时期养成健康的生活方式，这对年老后保持机体的功能状态也能起到较好的作用。

（一）营养

营养平衡可以促进健康，每日的饮食对健康有很大的影响。进食不当、活动减少，易导致肥胖、糖尿病、高血压、冠心病等疾病。中年人需摄取优质蛋白质食物以维持细胞功能和修补体内的组织，如牛奶、蛋、鱼、禽肉等；多食绿色蔬菜和水果，控制对动物性脂肪的摄取，适当多食植物油，增加钙的摄取量；每日的食盐摄取量应控制在 2~5g。中年人每日摄入的热量为 30 ~35kcal/kg，三餐分配为早餐 25%~30%、午餐 40%、晚餐 30%~35%。为使食物容易消化吸收，食物必须经过合理的烹调，如大豆制作成豆腐和豆浆，蔬菜先洗后切也可减少维生素 C 的浪费。同时，中年人应该在愉快的气氛下用餐，细嚼慢咽，避免过度疲倦时用餐。

（二）体育锻炼

体育锻炼可以帮助中年人保持骨骼力量，预防骨质疏松，增加外周血循环和维持心血管的耐受力。此外，体育锻炼还可以降低癌症的危险性，如锻炼可以增加肠蠕动，从而降低结肠癌的发病率。虽然体育锻炼有许多益处，但也应该考虑到锻炼可能会给某些人带来危险，因此在实施锻炼计划之前应进行全面的身体评估，尤其是对肥胖或患有心血管疾病的人。中年人运动应以有氧运动为主，能持之以恒，剧烈运动之前应进行热身运动，运动量应逐渐增加。速度和力量要适宜，避免过度运动，以激烈运动后 10 分钟心跳呼吸可以恢复正常，且不感到疲倦为宜。

（三）休息

休息和睡眠对促进健康极为重要。中年人一般需要每晚 6~8 小时的安静睡眠，但临近退休时，因活动量减少，睡眠时间会减为 5~6 小时。中年人的生活方式和对睡眠的需求已经开始改变，其在睡眠方面的改变表现在晚上经常醒、熟睡时间减少、容易受外界干扰影响等。护士可以向他们提供各种各样的认知和行为干预建议，如播放一些轻松的音乐、洗澡、按摩、加强锻炼、减少茶或咖啡等食物的摄入，而依靠安眠药物或酒精来促进睡眠是不可取的。

（四）戒烟

研究表明，戒烟对中年人十分有益，它能降低心血管负荷，降低发生呼吸系统感染和癌症的危险性，还能改善呼吸系统功能和保持肺功能的稳定性。护士应该掌握能够帮助戒烟者戒烟的最有效方法，努力鼓励吸烟者戒烟。为戒烟者提供支持和不断的鼓励、长期进行随访并提供有关烟瘾复发的咨询是成功戒烟所必需的。研究表明，逐渐减少吸烟量，并改变对烟的心理依赖行为对戒烟非常有利。

（五）心理调适

健康的心理是身体健康的保证。中年人由于超负荷的工作及家庭负担，特别要注意提高自我心理保健意识。

1. 保持健康的心理情绪　中年期是同龄人社会地位升迁、经济收入悬殊较大的年龄阶段。面对同龄人成为上司或时代骄子，应以坦然豁达的心理面对这一切；正确认识到别人的长处及机遇，避免产生虚荣、嫉妒、自卑的心理。

2. 建立良好的社会支持　在遇到压力和困难时，要积极争取朋友、同事、家人的帮助和支持。在任何时候，你的朋友、配偶、父母、子女、兄弟姐妹都是使你能获得力量的人。具有良好的社会支持体系，是中年人缓解心理压力最简单也是较有效的方法。

3. 安排合适的业余生活　健康的业余爱好可以使人保持愉悦的心情。合理安排自己的业余生活，积极参加适合自己的文化娱乐活动，如听音乐、练书法、绘画等。中年人还要学会放松技巧，如深呼吸、静坐等，及时进行自我心理调节。

（六）预防疾病

中年人是青年向老年的过渡时期，健康状态在下降。随着岁月的推移，衰老的迹象已开始出现，也易受到各种疾病的袭击，应定期体检、及时就医，对疾病应有正确的认识，一旦患病也无须过分担忧、恐惧。中年人应注意更年期保健，做好慢性病和癌症的预防和筛查（screening）工作，护士应该努力为慢性病或癌症病人提供健康教育与健康促进的方法。

第四节　老年人健康教育与健康促进

一、老年人口学特征和发展

由于生命的周期是一个渐变的过程，中年到老年的分界线往往是很模糊的，国际上划定的老龄界限也不统一。世界卫生组织于 2013 年确定新的年龄分段：60~74 岁为年轻老年人，75~89 岁为老年人，90 岁以上为长寿老人。我国卫生部规定 60 岁以上为老年人。北美和多数欧洲国家则以 65 岁为界，超过此界限者定为老年人。老年人是一特殊群体，了解老年人口学特征有利于建立对老年人群的总体印象。

（一）我国人口学特征

人口老龄化是当今世界面临的重大问题。目前，世界上所有发达国家都已经进入老龄社会。1999 年，中国也进入了老龄社会，是较早进入老龄社会的发展中国家之一，也是目前世界上老年人口最多的国家。我国老年人口占全球老年人口总量的五分之一，占亚洲老年人口的 1/2。

1. 老年人口规模巨大　中国的老年人越来越多，所占人口比例也越来越高，2011 年我国老年人口比重达 13.7%。2012 年 10 月 23 日，全国老龄委办公室发布消息称，2013 年我国 60 岁以上老年人口将突破 2 亿，未来 20 年我国老年人口将进入快速增长期，到 2050 年老年人口将达到全国人口的三分之一。

2. 老龄化发展迅速　65 岁以上老年人占总人口的比例从 7% 提升到 14%，发达国家大多用了 45 年以上的时间，中国只用 27 年就可以完成这个历程，并且在今后一个很长的时期内都保持着很快的递增速度。

3. 地区发展不平衡　中国人口老龄化发展具有明显的由东向西的区域梯度特征，东部明显快于西部。将最早进入人口老年型行列的上海（1979 年）和最迟进入人口老年型行列的宁夏（2012 年）进行比较，时间跨度长达 33 年。

4. 城乡倒置显著　发达国家人口老龄化的历程表明，城市人口老龄化水平一般高于农村，但中国的情况则不同。目前，农村的老龄化水平高于城镇 1.24%，这种城乡倒置的状况将一直持续到 2040 年。这是中国人口老龄化不同于发达国家的重要特征之一。

5. 性别差异明显　目前，老年人口中女性比男性多出 464 万人。2049 年将达到峰值，多出 2645 万人。21 世纪下半叶，多出的女性老年人口基本稳定在 1700 万 ~1900 万人。

6. 高龄化趋势明显　过去说"人活 70 古来稀"，现在说"活到 70 不稀奇"。我国高龄老年人口以每年 5.4% 的速度增长，高龄人口已从 1990 年的 800 万增长到 2000 年的 1100 万，到 2020 年将达到 2780 万。

7. 老龄化超前于现代化　发达国家是在基本实现现代化的条件下进入老龄社会的，属于"先富后老"或"富老同步"，而中国则是在尚未实现现代化，经济尚不发达的情况下提前进入老龄社会的，属于"未富先老"。

（二）我国人口老龄化发展趋势

人口老龄化有两个含义：一是指老年人口相对增多，在总人口中所占比例不断上升；二是指社会人口结构呈现老年状态，进入老龄化社会。国际上通常看法是，当一个国家或地区 60 岁以上老年人口占人口总数的 10%，或 65 岁以上老年人口占人口总数的 7%，即意味着这个国家或地区的人口处于老龄化社会。

21 世纪的中国将是一个不可逆转的老龄社会。从 2001 年到 2100 年，中国的人口老龄化发展趋势可以划分为三个阶段：①从 2001 年到 2020 年是快速老龄化阶段。这一阶段，中国将平均每年增加 596 万老年人口，年均增长速度达到 3.28%，大大超过总人口年均 0.66% 的增长速度，人口老龄化进程明显加快。到 2020 年，老年人口将达到 2.48 亿，老龄化水平将达到 17.17%，其中，80 岁及以上老年人口将达到 3067 万人，占老年人口的 12.37%；②从 2021 年到 2050 年是加速老龄化阶段。伴随着 20 世纪 60 年代到 70 年代中期的新中国成立后第二次生育高峰人群进入老年，中国老年人口数量开始加速增长，平均每年增加 620 万人。同时，由于总人口逐渐实现零增长并开始负增长，人口老龄化将进一步加速。到 2023 年，老年人口数量将增加到 2.7 亿，与 0~14 岁儿童人口数量相等。到 2050 年，老年人口总量将超过 4 亿，老龄化水平推进到 30% 以上，其中，80 岁及以上老年人口将达到 9448 万，占老年人口的 21.78%；③从 2051 年到 2100 年是稳定的重度老龄化阶段。2051 年，中国老年人口规模将达到峰值 4.37 亿，约为少儿人口数量的 2 倍。这一阶段，老年人口规模将稳定在 3 亿 ~4 亿，老龄化水平基本稳定在 31% 左右，80 岁及以上高龄老人占老年总人口的比重将保持在 25%~30%，进入一个高度老龄化的平台期。

二、老年人的生理、心理特点

老年人受到遗传、环境、饮食、健康及各种因素的影响，老化程度及严重程度因人而异，个体差异较大，但仍然有自然规律可循，而且是可以预期的。

（一）生理方面

老年人的各种器官逐渐地丧失其正常功能，身体各器官系统逐渐地失去其自我更新的能力，即为老化。衰老最明显的变化是外形的改变，主要有身高缩短、毛发发白、牙齿松动、皮肤干燥无弹性、出现皱纹和色素沉着等；此外，感知的变化表现为感觉不灵，听力、视力、味觉和知觉等均存在不同程度的减弱，反应迟钝，记忆力和学习能力减退。

（二）心理方面

1. 情绪改变　有的老人退居二线后产生失落感，表现为沉默寡言、闷闷不乐、苦闷压抑，或急躁易怒、感情易冲动、好发脾气；有的老人由于接触社会和同事的机会减少，表现为好静懒动、情感淡漠，产生"与世隔绝"的感觉；有的老人退休后，子女又不在身旁，易产生孤独感；还有些老人常担心患病，整日惴惴不安，易产生恐惧心理。

2. 性格改变　有的老人显得啰嗦，说话多重复，遇事好唠叨，过于小心谨慎，唯恐出错；有的老人变得不修边幅，生活懒散，不注意个人卫生；有的老人变得幼稚，喜欢与孩子们在一起，贪吃零食，即常说的"老小孩"；有的老人变得自私、贪婪，好占小便宜。

三、老年人健康教育与健康促进

（一）营养

老年人由于自身的生理特点，对营养与饮食有特殊的需求，通过对老年人饮食营养方面的教育和照顾，可以防止老年人的过早衰老，减少疾病，保持良好的体力和精力。

老年人基础代谢低，所需能量也应相应减少，但蛋白质摄入对老年人尤为重要，老年人应多吃富含优质蛋白质的食物如大豆、奶类、鱼类、瘦肉和蛋类。此外，老年人还应适当多吃含钙和维生素丰富的新鲜蔬菜和水果，以延缓衰老、维持健康。在烹调方面，食物加工应切碎煮烂，尽量少吃油炸、过甜和过于油腻的食物。

合理营养可以减轻常见病对老年人的影响，改善老年病人的生活质量。老年人的常见病有骨质疏松、肥胖、高血压、心脏病和癌症等。良好饮食不仅可以减少这些疾病的危险性，而且可以控制症状。合理的营养能提高生活质量，使老年人独立完成基本日常活动。因此，护士将营养分析列入老年人整体评估是非常必要的，通过营养分析，就会发现老年人体内缺乏的营养素，从而给他们提出相应的建议。

（二）睡眠

由于年龄和其他因素的影响，老年人会出现各种各样的睡眠障碍（dysomnia），如入睡难、易醒多醒、熟睡时间少、卧床时间虽长但不能入睡。促进老年人健康睡眠的措施主要有：让他们放松，克服焦虑等心理因素；建立稳定的睡眠时间；坚持日常锻炼；晚上不喝酒、咖啡等饮料，睡前喝杯牛奶；保证睡眠环境少刺激。充足的睡眠对于促进老年人健康至关重要。

（三）体育锻炼

规律性的、持之以恒的体育锻炼能增强身体各器官的功能，尤以心、肺、脑、肌肉和骨骼最明显，对老年人保持健康非常重要，还可充实老年人的生活，使其心情舒畅、精神饱满，有利于积极、乐观向上心态的形成。因此，体育锻炼是老年人健康长寿的重要途径。

老年人体育锻炼应遵循轻微、适量、循序渐进的原则，适宜的项目有走路、散步、慢跑、爬楼梯、太极拳、跳舞等。体育锻炼的强度可用心率来衡量，不经常锻炼的人开始锻炼时，心率应该保持在最高心率的60%，最终增加到80%或按照护士的建议进行锻炼。锻炼最终能降低血压、降低胆固醇、增强心血管功能、增强骨骼和肌肉力量，还能预防骨质疏松症、控制2型糖尿病。

（四）心理健康

老年人的心理健康是由许多因素决定的，包括：①生理因素：人到老年大脑和其他器官生理功能开始退化。如果大脑衰老过快或者不能很好地调适自己，有可能导致心理失常；②环境因素：人的心理健康与否与环境有直接的关系。如果生活在一个经常受到恶性刺激的环境里，可产生不良心理，甚至心理变态；③生活因素：有意义的活动、良好的生活习惯有益于人的心理健康，若参与一些不良活动如赌博、酗酒等就会损害人的心理健康；④文化因素：一个人有较高的文化素养，就会对人生有一个正确态度，能正确处理人生道路上遇到的一切挫折和不幸，而不会因意外情况的产生而导致心理失常。

注意老年人的心理调适，让老年人保持良好的心理状态十分重要。在此介绍美国心理卫生协会提出的保持身心健康的几点建议：①不对自己过分苛求，把目标定在自己能力范围内；②对他人期望不可过高，否则一旦达不到，内心落差大，易对身心造成损害；③善于疏导自己愤怒的情绪；④心胸开阔，不斤斤计较，以减少不必要的烦恼；⑤遭遇困难、挫折时，暂时放下；⑥当烦恼时，可找亲友、同事倾吐；⑦乐于助人，通过为他人服务，忘却烦恼。

（五）死亡教育

死亡是生命历程的终结，是人类不可抗拒的自然规律。谈论死亡、认识死亡、正视死亡，会使我们更加全面地认识生命，珍惜生命存在的价值。步入老年以后，死亡已不再是遥远的将来。此时应以唯物主义的观点提出生命有尽，让老年人祥和地度过自己的岁月，追求自己的理想，完成未完成的事业，做好想做的事情，对死亡有较充分的思想准备。死亡教育的目的不是让老年人坐待人生的结束，而是发挥老年人的健康潜能，尽各种力量来抗拒衰老、延缓衰老，与死亡作斗争。

对老年人健康教育的重点是：①能够正确地对待疾病，对战胜疾病充满信心；②树立正确的生命观、人生观、价值观和荣辱观，这是每个人心理健康的关键；③心理上对死亡做好充分的思想准备，这对临终前的老年人非常重要；④最大限度地减轻病人难以忍受的病痛的折磨，在法律允许的范围内，在病人清醒、家属同意的情况下，允许病人作出接受或不接受某项治疗的选择。

本 章 小 结

健康是人们共同追求的目标，由生命周期贯穿始终。本章针对婴幼儿、学龄儿、青少年、成人以及老年的不同护理需求介绍了健康促进的方法，并根据生命各阶段的健康需要，实施健康教育与健康促进。

根据不同年龄期的特点，将儿童分为婴幼儿、学龄前和学龄儿、青春期三个阶段来介绍健康教育与健康促进的内容，其在生物领域包括营养、排泄、睡眠和活动以及预防接种等方面的相关健康教育与健康促进策略，对青春期少年还必须为他们提供性教育与心理卫生方面的健康指导。

青年时期是一个相对比较稳定的时期，针对青年人的健康促进主要是帮助他们建立健康的生活方式。此期健康教育与健康促进的策略仍然是通过营养、体育锻炼、休息和心理调适来保持机体健康，但也必须对一般健康问题如肥胖和压力过大进行干预。

中年期是人的转变期，在生物、心理、社会和环境等方面都产生了明显的改变。中年人又因其在社会、家庭中的重要地位，身心负担较重，易形成不好的生活习惯，因此在此期主要的健康教育与健康促进策略是养成健康的生活方式，这对确保未来生活达到最佳状态也是相当重要的。

人口老龄化问题是当今世界上一个重大的社会问题，人们预言 21 世纪将是老年人的世纪，老年人的健康将会促进社会的发展，应该为老年人提供每一个健康促进的机会。老年人的机体各系统都会因年龄的改变而改变，护士应特别关注这些改变，并向老年人提供处理这些改变的健康促进技巧。此期的健康教育与健康促进的策略包括鼓励老年人平衡膳食、保证充足的睡眠、坚持体育锻炼和保持身心健康等。

（林晓云）

边 学 边 练

某社区很多年轻夫妇反映，家中多了个小生命给家里增添了很多快乐，但同时也增添了许多烦恼，特别是很多年轻夫妇反映害怕给新生儿洗澡。他们发现自己给宝宝洗澡容易让宝宝感冒，不知如何是好。许多医院不开展对新生儿洗澡的业务，专门为新生儿洗澡的地方很少而且价格贵。鉴于客观需求，社区护理服务中心的护士计划在社区开展关于新生儿护理及洗澡的健康教育及健康促进项目，如何为社区年轻夫妇提供健康教育与健康促进？

一、学习需求及社区环境评估

（一）学习需求

（1）孕妇首先希望得到新生儿护理知识的占 50%，疾病知识占 27%，孕期保健知识占 23%。

（2）准妈妈们对新生儿洗澡问题关注比较多的是：新生儿洗澡应该把水温控制在多少度为最佳？一天内应该洗几次？什么时间洗澡最佳？怎样保护新生儿的皮肤？

（二）社区环境

1. 社区政策环境　是否有与本项目计划相一致的政策。

2. 社区经济环境　社区年轻人群的就业、教育、人均年收入等情况。

3. 社区文化环境　社区年轻人群的一般文化程度、与健康行为有关的特殊风俗习惯等。

4. 社区服务环境　卫生服务系统特征、卫生服务的覆盖面、人群利用卫生服务的情况等。

5. 社区资源情况　有无明确的预算、人力资源中能参加健康教育与健康促进工作的人员及其数量、年龄、职称等。

（三）人群生活质量

1. 社会性指标　社区年轻人群失业率、卫生政策与卫生服务、年轻人居住的密度等。

2. 主观性指标　社区年轻人群对生活满意程度的主观感受。

二、制订健康教育与健康促进计划

（一）总目标

使社区接受健康教育的年轻夫妇掌握新生儿护理的知识和洗澡方法，提高新生儿的健康素质。

（二）具体目标

1. 知识方面　年轻夫妇对新生儿护理知识的知晓率达到 90%，85% 的准妈妈能掌握新生儿的洗澡方法。

2. 态度和行为方面　90% 的年轻夫妇表示愿意经常为新生儿洗澡，为新生儿提供舒适的生活环境。

3. 信念和价值方面　80% 的年轻夫妇相信自己能坚持为新生儿洗澡，90% 的人认为新生儿洗澡对健康很重要。

三、干预策略

（1）对准妈妈进行重点指导，并进行个体化指导，实行科学化、系统化管理。

（2）联系医院，让医院定期派专家来社区开展相关活动指导。

（3）社区护士通过各种方式开展健康教育与健康促进的活动。

（4）经常组织社区卫生服务中心的工作人员跟年轻夫妇进行沟通交流，从而及时地了解他们的情况。

（5）举办一些知识竞赛，提高年轻夫妇的学习及参与意识。

（6）对社区健康教育护士进行考核评估，以促进健康教育的顺利开展。

四、实施方法

（一）实施前准备

（1）与某一医院联系并建立合作关系，以便开展专家讲座之类的活动。

（2）联系好社区卫生服务中心的工作人员，制订好健康教育工作计划。

（3）对社区护士进行新生儿护理等干预技巧培训，从而能更好地开展工作。

（二）实施方法

（1）每3个月开设一次新生儿护理及洗澡方法的讲座。

（2）医院每半年派专家到社区开展工作，如健康教育讲座、接受咨询、相互交流。在社区内制作宣传栏、黑板报加以宣传。

（3）社区护士利用家庭随访的形式给准妈妈进行个别指导。

（4）每月组织社区护士随机打电话到准妈妈家询问并指导各方面有关新生儿护理的知识。

（5）成立一个健康教育学习室，提供相关专业知识与护理的书籍。

（6）在计划实施半年后，举行一次有关知识竞赛，并提供奖品以吸引年轻夫妇参加。

（7）每年对社区护士及其他社区医疗工作人员进行考核评估。

练 习 题

【简答题】

1. 婴幼儿健康教育与健康促进的措施有哪些？

2. 青春期性教育包括哪些方面？

3. 如何保持青年人的心理健康？

4. 为什么说中年期是人的转变期？

5. 我国老年人口学特征主要表现在哪些方面？

【选择题】

1. 调查发现学龄期儿童因学业负担重，普遍存在睡眠不足的现象，为此，开展了健康教育与健康促进活动，以保证学龄期儿童每晚睡眠时间在

　　A. 6~8 小时　　　　B. 8~10 小时　　　　C. 10~12 小时

　　D. 12~14 小时　　　E. 14~16 小时

2. 某小学在创建健康促进学校的过程中，非常重视发动学生参与，他们培训红十字少年、组织学生夏令营、组织知识竞赛等，实际上这是实施

　　A. 健康活动　　　　B. 健康咨询　　　　C. 健康课程教学

　　D. 学校环境改造　　E. 学校卫生服务

3. 护士在某社区针对青年夫妇讲授计划生育的意义，并给予避孕方法的指导，提供避孕工具，结果大部分妇女都自愿地实行避孕，也有少部分人不执行，有关方面按政策对不执行者进行处罚，整个过程实际上属于

　　A. 心理咨询与个别访谈过程

　　B. 健康指导与行为改变过程

　　C. 健康教育与健康促进过程

　　D. 全科医疗与卫生服务过程

　　E. 宣传教育与卫生保健过程

4. 某高校在调研中发现，大部分中年教师既要承担工作和事业上的重担，又要肩负赡养老人、抚育儿女的重任，感到压力较大，不知道如何缓解心理压力，你认为最简单而有效的方法是

　　A. 听音乐　　　　　B. 深呼吸　　　　　C. 抽烟喝酒

　　D. 暴饮暴食　　　　E. 建立良好社会支持系统

5. 某社区护士在与老年人交谈时发现，很多老年人存在入睡难、易醒、卧床时间虽长但不能入睡等睡眠障碍，于是护士对老年人的健康睡眠进行了指导，下列不妥的是

　　A. 学会放松　　　　B. 口服安眠药　　　C. 睡前喝牛奶

　　D. 坚持日常锻炼　　E. 避免外界干扰

第九章

心理障碍与护理健康教育及健康促进

【学习目标】完成本章学习后，学生应该能够：

识记：1. 说出心理健康的家庭护理管理策略。
2. 列出心理健康教育的内容。
3. 说明心理障碍的流行病特征、主要危害和疾病特点。

理解：1. 解释心理健康教育的干预计划。
2. 叙述心理健康教育计划的评价。
3. 分析心理健康教育的指导标准。

运用：1. 设计心理健康的家庭护理管理策略。
2. 运用心理健康教育的干预计划和实施开展心理护理健康教育工作。

社会的急速变革与发展，竞争压力的增加，以及疾病谱的变化，人们的心理问题呈现快速上升趋势，它已成为当今危害人们健康的主要问题。因此，心理健康问题已引起社会的极大关注，心理健康教育与健康促进成为心理健康问题预防最关键的措施和方法。

第一节 心理障碍的流行病学特征与主要危害

心理健康（mental health）可以定义为：个体能够适应当前和发展着的环境，具有完善的个性特征，认知、情感、意志行动处于积极状态，并保持正常的调控能力。心理健康表现为：身体、智力、情绪十分协调；适应环境，人际关系彼此能谦让；有幸福感；在工作和职业中，能充分发挥自己的能力，过有效率的生活。

一、流行病学特征

转型期中的中国人，面临着新型的心理压力。这些压力的妥善解决，既是形势所迫，更是个人健康所需。中国有 2 亿人存在不同程度的心理问题，北京心理危机干预中心执行主任费立鹏研究员认为，精神问题和自杀（通常为精神疾病的结果）是中国大陆最重要的一类疾病。心理有正常和异常之分，在许多情况下两者有着实质性的差异，但两者的界限又是不能绝对确定的。心理正常是一个常态范围，在这个范围内还允许不同程度的差异存在。异常心理活动是人脑功能障碍的表现，研究病态情况下心理活动的异常表现（即精神症状）的科学称为症状学，又称现象或精神病理学。

心理障碍的人群及时间分布特点是：

世界卫生组织（WHO）保守估计抑郁症在人群中的患病率为3%，有15%的抑郁症病人自杀身亡。当今，我国精神病发病率逐年增高，城市白领阶层受精神困扰的人数增长速度比较快，尤其是在新闻行业、私营企业、广告业等行业工作的精英人群，问题尤为严重。在地域上，中国人群的心理健康有南北差异，北方人主要是饮酒问题，南方人是吸毒问题。北方人酒精成瘾问题严重，与北方气候寒冷，人们养成了饮酒御寒的习惯有关，也与酒文化有关。日本人、韩国人由于工作压力大，加上下班去饮酒的文化，酒精成瘾的现象比中国还严重；相比之下，我国白领压力大，失眠时多选择吃药物。而美国100人以上企业中，90%以上为员工购买了心理咨询服务（EAP），这就使尽可能多的人免费享受到心理帮助。

目前全世界至少有5亿人患各类心理精神障碍，占人口的10%。我国目前有各种重型精神病病人约1600万，有专家预测，20年内精神障碍将成为全世界仅次于心脏病的第二大疾病。世界卫生组织估计的数字是：目前中国有心理障碍的人数在2亿~3亿。专家推算，中国精神疾病负担到2020年将上升到疾病总负担的1/4。中国的情况与世界其他地区没有显著差别，名列前三位的心理健康问题依次是：抑郁（忧郁）、焦虑、失眠。中国人患抑郁症、焦虑症的人数分别占到总人数的5%，而在抑郁症病人中，会有10%~15%的人自杀；患失眠症的占到总人数的42%。据统计，中国人一生中有过抑郁的人占到30%以上，焦虑的占到30%以上，失眠者则在42%以上。防治精神疾病最关键的是早发现、早治疗，而国内现有病人中，有90%的病人是患病2~3年后才医治，这样治疗的效果便会大大降低。

二、危险因素与疾病特点

（一）心理障碍的危险因素

影响心理健康、造成心理障碍的因素是复杂、多样的，如生物遗传因子的作用、个体自我心理冲突、不良人格特征、早期教育与家庭环境问题及应激性生活事件的影响等。概括起来是生物、心理、社会等三方面因素综合作用的结果。

1. 生物学因素　生物学因素的影响主要有：①遗传因素的影响；②细菌、病毒感染所造成的影响；③化学物品导致的依赖和中毒；④严重躯体疾病和生理功能障碍的影响；⑤颅脑外伤的影响。

2. 心理因素　心理因素的影响主要有：①心理冲突；②挫折；③特殊的人格特征。

3. 社会因素　社会因素的影响主要有：①社会文化因素；②早期教育与家庭环境；③生活事件与环境变迁。

（二）心理障碍的疾病特点

1. 器质性心理障碍　器质性心理障碍特点是：原发性病因与器质性精神症状不存在特异性的依存关系，在不同病人身上，相同的器质性病因可以引起不同的心理障碍，而不同的器质性病因又可引起相同的心理障碍。

2. 精神疾病　精神疾病多见于青壮年，一般无意识障碍，病程多迁延，最终可发展为慢性精神衰退。

3. 神经症　神经症起病可与精神应激或心理社会因素有关；症状复杂多样，但无任何可证实的器质性基础；病人有自知力，求医心切；社会适应良好。

三、主要危害及后果

（一）躯体疾病所致的心理障碍

1. 焦虑（anxiety）

2. 抑郁（depression）

3. 妄想（paranoia）

4. 偏执倾向（paranoia tendency）

5. 疑病倾向（hypochondriacal tendencies）

（二）器质性心理障碍

1. 谵妄　谵妄是急性脑病综合征（acute brain syndrome）的同义语，指的是由于脑部广泛性代谢失调所引起的急性器质性精神病性反应，其关键性症状是意识障碍。

2. 痴呆　痴呆是一种主要常见于老年人的慢性脑病综合征，很多颅内及颅外疾病都可引起痴呆。根据我国和西方国家的调查资料，引起痴呆的最常见原因是阿尔茨海默病（Alzheimer），其次为血管性痴呆。我们通常所说的老年痴呆主要是指 Alzheimer 病。

（三）常见心理障碍导致的精神疾病

1. 精神分裂症（schizophrenia）　精神分裂症是以基本个性改变、精神活动与环境不协调为主要特征的一类最常见的精神病，表现为不正常的思维、感觉、情绪和行为。

2. 神经症（neurosis）　神经症是指由不同心理因素影响导致的缺乏器

质性病变为基础的大脑功能紊乱。它不是指某一特定的疾病单元，而是指包括病因、发病机理、临床表现及治疗均不一致的一组轻度精神障碍的总称。

3. 情感性精神障碍（affective disorder） 情感性精神障碍是指心境显著而持久的改变（高涨或低落）为基本特征，伴有相应思维和行为异常的一类精神疾病。有双相情感障碍（躁狂和抑郁交替发作）、抑郁症和躁狂症三种类型。

4. 药物依赖（drug dependence） 药物依赖是指带有强烈渴求与不间断地使用某种精神活性药物或物质，以取得特定的心理效应，并借以避免断药时的戒断综合征。

5. 暴力行为（violence behavior） 暴力行为是指精神病病人中对自身具有一定危害，同时也可能伤及他人，影响周围环境，造成各种意外事故及不良后果的一类最严重的精神病行为。

其他还包括自杀、自伤、外走精神病、木僵。

（四）青少年常见心理问题

1. 性格缺陷（character flaws） 青少年的性格缺陷有两个极端：极度内向，表现为孤僻、懦弱、过敏、多疑、狭隘、不善（愿）宣泄不良情绪；过分外向，表现为鲁莽、狂躁、轻浮、敌意、攻击。常采取爆发式、破坏性行为，抗拒教育。

2. 心理障碍（psychological barriers） 是心理活动中出现的轻度创伤，是在特定情境和特定时段由不良刺激引起的心理异常现象，属于正常心理活动中暂时性的局部异常状态。例如，青少年遭遇重大挫折或面临重大抉择时会表现出情绪焦虑、恐惧或者抑郁，有表现沮丧、退缩、自暴自弃，或者表现愤怒甚至冲动报复。

第二节　心理障碍的预防与健康教育策略

一、意义与作用

心理健康问题（mental health problems）为人们重视的程度与社会经济的发达程度呈正比例关系。一般来说，社会发展的程度越高，人们所承受的社会压力越大，人们的心理健康问题越突出。心理健康教育日益为人们所重视，它反映了社会发展对教育提出的必然要求，其意义与作用如下：

（一）心理障碍是社会发展的必然结果

首先，随着社会的进步，人类物质生活水平的逐渐提高，在基本的生存和温饱问题得到解决之后，心理健康问题便显示出来。其次，伴随着医学科学的进步，人类卫生习惯和生活条件的改善，许多昔日严重危及人类生命的疾病已经得到有效的治疗和控制。迄今为止，世界各国的经验表明，社会的现代化程度越高，发展速度越快，人类心理健康的意义也就越突出。

（二）心理健康是全面推进素质教育的需要

学校学生的素质包括思想道德素质、科学文化素质和身体心理素质。这几方面素质密切相关，互相影响。而未成年人的思想道德方面表现出来的许多问题，都与心理健康有关，所以心理障碍的预防与健康教育对策是全面推进素质教育的需要。

（三）心理健康是构建和谐社会的需要

和谐的社会（harmonious society）包括人与他人及社会、人与自然、人的内心等方面的和谐。社会人群如果没有健康的心理，内心不和谐，就不能处理好与他人和社会的关系，将会影响和谐社会的构建。社会出现了诸多新问题包括家庭离异、学习负担、升学压力、人际关系等。

二、预防管理策略与方法

（一）心理障碍的流行病学调查

通过调查了解和研究心理障碍在人群中的分布和决定因素，进行诊断和分类建卡，针对不同病人的情况落实防治措施，是心理障碍预防的基础。其主要内容包括：①心理障碍和精神疾病的普查；②抽样调查；③精神疾病登记；④病因调查。

（二）心理障碍的预防性干预

近年来，针对儿童、成年人心理适应不足的现状，对具备促发精神异常的危险因素者进行预防性干预在国外较为盛行，其目的是增加儿童和成年人的应对技巧，降低发生心理障碍的频率；改变精神障碍高危人群的病因形成条件，积极防止发病。预防性干预可以在心理健康中心进行，也可以在基层卫生机构进行。

（三）对心理素质较弱者的实验性干预

预防性干预（preventive intervention）项目主要集中在年龄较小、社会功能欠缺且出现早期行为障碍的儿童。对有早期行为障碍的儿童开展较长期的训练项目，提高心理社会功能欠缺儿童的认知性解决问题的技能，以此来减少儿童的冲动行为或消极回避行为。方法是：从入学前8周即开始让儿童集中精神从事游戏活动，遵守规则，逐步从游戏产生的问题进入到思维、情绪和动机的水平。

（四）对成年人的干预与训练

由于生活节奏的加快，现代人承受的压力较大。某些个体因缺乏自信和应对技巧，在遭遇应激源刺激时易陷入长久的应激状态，甚至导致心理、生理功能的紊乱。在国外，妇女和老人是需要关注的对象，相关的机构会帮助他们提高自控能力和应对技巧。具体措施是在社区成立互助小组，进行自信能力训练项目。研究发现，社会和情感活动是精神分裂症康复期病情复发和波动的主要原因。因此，减少易感因素对降低复发十分重要，主要措施是向病人家属讲授疾病的性质、病程和治疗特点，指明由于病人的症状造成家属的不愉快感受，为达到理想的教育效果，有时需对家庭成员进行心理治疗。

（五）心理障碍预防管理和技术指导网络

心理障碍的预防涉及社会的各个方面，目前已组成由卫生、民政、残联、劳动、教育等部门共同组成的防治管理和技术指导网络，其主要任务是制订疾病防治规划，掌握动态和收集资料，调查研究和制订疾病预防的有关制度。在技术指导方面，主要是进行卫生宣传、早期诊断、早期治疗和制订合理的治疗方案。

（六）精神疾病的基层专科门诊

由经过培训的基层专职或兼职精神科医生或社区医生开设的基层专科门诊，可为心理障碍的早期发现、早期诊断和治疗及持续的综合服务提供良好的基础。

三、心理健康教育的内容

（一）心理指导

1. 自我意识　自我意识教育包括如何认识自己、悦纳自己，做到自重、自尊、自爱、自信，如何评价自己，如何正确对待别人对自己的评价，如何以成熟的自我意识对待自我的发展等。

2. 学习心理　学习心理教育包括如何科学用脑，如何运用和开发自己的智力，如何强化学习兴趣、学习动力与进取心，如何克服学习中的焦虑并形成良好的学习心态和学习习惯，如何运用学习策略创造性地学习等。

3. 人际关系　人际关系教育包括如何培养负责守信、友善乐群的健康人格，如何正确处理亲子关系、师生关系和同伴关系等。

4. 生活和社会适应性　生活和社会适应性教育包括如何培养顽强的意志力，如何适应群体，如何以积极的心态去面对生活压力、升学压力、择业压力、工作压力，如何正确对待挫折等。

5. 心理健康　心理健康教育包括什么是心理健康，心理健康的意义，心理健康的标准，怎样维护自己的心理健康，对心理困惑如何进行自我调适等。

（二）心理维护

1. 心理健康维护　心理健康维护教育是提高人们基本素质的教育内容。具体内容包括：①智能训练；②学习心理指导；③情感教育；④人际关系指导；⑤健全人格的培养；⑥自我心理修养指导；⑦性心理教育。

2. 心理行为问题矫正　心理行为问题矫正教育是面向少数具有心理、行为问题的人群而开展的心理咨询、行为矫正训练的教育内容，多属矫治范畴。具体包括：①社会适应问题；②情绪问题；③常见行为问题；④身心疾患；⑤性行为问题。

3. 心理潜能和创造力　开发心理学研究表明，中小学时期是心理潜能开发的最佳期。因此，心理潜能的开发与创造力的培养是学校心理健康教育的重要内容，它主要包括对学生进行判断、推理、逻辑思维、直觉思维、发散思维及创造思维等各种能力的训练和培养。同时，还包括对学生自我激励能力的训练等，以提高学生的自主意识与能动性。

（三）心理健康教育原则

1. 主体性原则　社会人群自始至终是主体，在心理健康教育中必须真正体现社会人群的主体地位。这一原则要求：开展心理健康教育与健康促进活动必须让社会人群广泛参与。

2. 目标性原则　心理健康教育的根本目标在于促进人们健康发展，提高人们的基本素质，培养人们的优良心理品质，提高人们的生存、适应能力，促进人们自主发展的潜能。此外，还应包括与之相关的心理测验、咨询辅导、课程安排、活动训练等各项工作。

3. 全体与个别相结合原则　心理健康教育首先应该面向所有的社会人群，也要注重对个别人群的辅导。这一原则要求：要把心理健康教育有机地纳入全面推进和展开的素质教育的范畴，心理健康教育的内容要有针对性；注重个别指导和个案研究，以心理咨询的方式帮助个别有心理困惑与心理障碍的人群，尽快摆脱他们的心理困扰，调整心态，以良好的健康心理状态，融入社会和生活之中，从而促进人群的心理素质整体提高。

其他还包括系统有序原则、差异性原则、现实性原则、发展性原则、联系实际原则、活动性原则等。

四、家庭护理管理策略

家庭心理健康是把家庭作为一个整体进行心理辅导的方法。实施家庭心理健康的基本原理是：帮助病人的家庭成员找出病人发病、症状持续加重的家庭因素，引导他们共同去克服或消除这些障碍，使病人的病情或症状得到减轻或改善。

（一）家庭心理健康策略

在家庭心理健康教育过程中，应采取一定的策略，遵循一定的规律，才有可能收到好的效果。家庭成员在这方面应坚持的策略有：

1. 开展家庭心理健康教育的前提　前提是转变观念。教育实践的大量事实证明：理想、志气、进取心、勤奋、宽容等优良的个性品质，对于促进人们的发展和成才具有重要的作用，每位家庭成员必须把心理健康作为家庭和睦、家庭健康的目标和内容加以充分重视，在教育子女时做到爱而不宠，严而有度。

2. 开展家庭心理健康教育的基础　基础是相互了解。夫妻之间、父母同子女之间必须相互了解其个性、情感、兴趣、能力、理想等个体素质。一般孩子好活动、好模仿、好奇、好问，还具有喜欢成功、喜欢被称赞、渴望得到理解的心理。

3. 开展家庭心理健康教育的关键　关键是相互信任。父母同子女的关系，既是长辈和晚辈的关系，又是朋友关系。应在平等、信任的基础上，采用民主协商的方法，并循循善诱，耐心启发，动之以情，晓之以理。

4. 开展有效的家庭心理健康教育　家庭心理健康教育应避免对孩子长期的心理惩罚，如果家长自身容易冲动，会更加重孩子的心理问题；更不要在学习上、升学上对孩子施加压力，把孩子的成绩作为评价孩子的主要标准，久而久之，会使孩子产生厌恶学习、憎恶考试等心理障碍。

（二）家庭心理内容及实施方法

1. 一般性家庭心理指导　一般性家庭心理指导是普通常规性家庭心理学。实施方法是让病人和家属在一起，讨论他们当前存在的问题，并观察家庭成员之间的人际交流情况。

2. 行为性家庭心理行为指导　行为性家庭心理行为学派认为，家庭问题是由于不良行为在家庭成员中不断被强化而形成、巩固或加重，或是因为良好行为没有得到家庭的鼓励而逐渐消退。实施方法是：帮助家庭成员共同确定行为改善目标与进度，充分运用学习的原则，给予适当奖惩，促进家庭行为的改善。

3. 交流性家庭心理问题指导　交流性家庭心理问题的发生与家庭中的规矩及家庭中人际交流不良有关。实施方法是：帮助他们改变不良的家庭规矩，改善和促进家庭成员间的交往和交流。

4. 结构性家庭心理问题指导　其重点放在家庭的组织关系，角色与权利之执行等结构。实施方法是：使用各种具体方法，以纠正家庭结构上的问题。

（三）实施步骤

1. 对象　实施对象主要是情绪障碍、行为障碍、心身疾病、躁郁症的康复期、青少年适应障碍及神经性厌食等。

2. 调查　调查阶段由护士向病人及家属介绍家庭心理的性质、目的、意义，并制订互相要遵守的原则。了解家庭当前的问题，为制订家庭干预的具体计划提供依据。

3. 实施　实施阶段是运用各种方法，协助家人练习改善个人及彼此之间的关系。实施的主要方法是根据家庭治疗的目标改善家庭结构系统，引进良好的应付方式，改善人际关系，让成员间相互交流，提高解决问题的能力。

4. 巩固阶段　巩固阶段是培养家人能自行审查，培养改进家庭行为的能力，并巩固已修正行为，恢复家庭的自然秩序，使家庭能维持良好的功能。

（四）常见心理障碍的家庭护理

1. 精神分裂症的家庭干预　家庭干预（family intervention）是世界卫生组织在心理健康领域推荐的一项心理与社会康复的重要措施，通过实施家庭干预可以减轻精神症状，减少疾病复发，改善社会功能，提高病人生活质量，减轻家庭负担。家庭干预的主要内容有：①继续疾病知识教育；②进行用药常规教育；③了解家庭交流关系；④解决不良行为问题。

2. 青少年适应障碍护理　青少年适应障碍与家庭问题有密切关系。家庭护理实施目标是改善家庭关系，促使症状减轻，帮助家庭作出一些有利的改变。

3. 情绪障碍护理　情绪障碍是家庭成员之间矛盾激化，出现心情不好、情感恶化现象。家庭护理通常采用淡化"缺点"，强调"好处"的技巧，帮助夫妻或家人就同样的事情换个观点或立场，往好的方向去解释。

（五）家庭功能失调导致的危机与处理

1. 危机发生　危机发生表现为家庭功能失调导致的危机与家庭发展有关的障碍；家庭成员之间关系所引起的障碍；多子女家庭中兄弟姐妹之间所引起的关系障碍；整个家庭发生障碍，家长式的统治，成员之间无法自由交流思想，或子女成为家中小霸王、父母无能管教，父母行为不端，子女行为发生障碍等。

2. 处理方法

（1）与当事人交谈：护士与当事人交谈时可以让其他家庭成员在旁边静听，不插嘴。这样的谈话能使家人得到启发，看到为什么当事人能与护士进行正常交谈，反思自己在家庭谈话中的态度和方式，认识到自己的问题所在。

（2）与家庭其他成员交谈：具体处理方法是使当事人了解到其家人的做法是有依据；反思自己所表现的行为是否存在问题，是否有的行为缺乏道理，是否有的行为表现过激。

（3）家庭成员之间的对话：不要过分去追究责任和弄清谁是谁非，引导当事人从好的方面去思考或换位思考；或换一个新的话题，讨论如何在家中建立良好的对话气氛。对于家庭问题的处理，视问题的严重程度，一般经1~5次讨论会就能收到满意的效果。

第三节　运用护理健康教育程序完成计划的实施

一、计划的设计

（一）计划项目优先次序的排列
对确定的心理健康教育诊断根据排序原则进行优先次序排列。

1. 常见心理健康问题的排序　焦虑、挫折、疑病倾向、偏执倾向、妄想、心理冲突、恐惧、抑郁等。

2. 对常见精神疾病进行排序　精神障碍、心因性精神障碍、神经症、精神分裂症、躁狂抑郁症、癫痫性精神障碍等。

（二）教学方法选择
根据对病人的评估，选择适合病人的学习方式。

（1）让病人阅读资料或观看光碟。

（2）护理人员讲解，进行家庭访视和护理。

（3）护理人员进行现场宣教。

（4）与病人和家属共同讨论心理健康的预防与干预措施。

（三）学习资料的获取
向病人推荐有关疾病康复知识的书籍、杂志等。

二、计划的实施

（一）教育目标
提高全民的心理素质，充分开发他们的潜能，培养乐观、向上的心理品质，促进人格的健全发展；指导人们不断正确认识自我，增强调控自我、承受挫折、适应环境的能力；培养全民健全的人格和良好的个性心理品质；对少数有心理困扰或心理障碍的人群，给予科学有效的心理咨询和辅导，使他们尽快摆脱障碍，调节自我，提高心理健康水平，增强自我教育能力。

（二）心理健康教育的主要内容
社区和学校心理健康教育的主要内容包括：帮助广大人群适应新的环境、新的集体、新的生活与感受生活工作的乐趣；在社区和学校活动中，善于与更多的人群交往，建立合群、乐学、自立的健康人格，培养自主、自动参与活动的能力。

（三）具体工作

（1）制订并讨论心理辅导工作计划。

（2）做好心理健康教育的宣传和氛围建设工作。

（3）组织全体人们学习有关心理辅导的知识、方法等。

（4）利用居委会向居民宣传"家庭心理辅导"的有关内容。

（5）做好年度总结及资料积累，开展个案分析，建立心理档案。

（四）具体措施与要求

1. 组织学习　组织学校和社区人群学习，提高心理健康教育的思想认识，重视心理健康教育工作。

2. 进行健康教育讲座　请专家给学校和社区人群进行专业心理健康教育讲座。

3. 举办主题活动　组织居民开展有关心理健康教育主题活动。

三、计划的评价

心理健康教育作为学校和社区教育必不可少的内容，需对其途径、形式等进行评价，才能了解其有效性。通过对心理健康教育的评价内容（即静态性基本条件、动态化的人格特征）、评价原则（即弹性原则、发展性原则等）及其具体评价方法（即问卷法、测试法、自我报告法、比较法）等方面进行深入的探讨，从而促进心理健康教育的开展。心理健康教育评价原则包括：

1. 综合性原则　为保证评价的客观性、加之心理健康教育的特殊性，评价的结果不应该仅由一项指标决定。

2. 发展性原则　心理健康教育的基本目的是为社会培养所需的人才。

3. 弹性原则　心理品质是发展的、动态的，所以评价工作不应是一次性的，每项评价工作应该由几次评价结果的总评完成。

四、心理健康教育指南

建立心理健康教育指南的目的是从科学、系统、效果和质量等方面考虑，为护士开展心理健康教育活动提供科学、完整、系统的指南，使护士开展具有护理特点的心理健康教育活动，促进健康教育与健康促进活动在学科理论的指导下有序地进行。具体指导内容如下：

1. 疾病特点和治疗原则

（1）压力来源：包括繁重家务、同事冲突、职务调动、离婚等。

（2）压力的主要症状：包括思维迟缓、记忆力下降、抑郁、神经衰弱、焦虑、恐惧、强迫症等。

（3）心理危害行为是可预防和治疗的。

（4）治疗和心理干预，可以促进压力缓解和心理的调适。

（5）抗压力药物与心理联合治疗具有协同效果。

2．用药指导

（1）适当使用药物或联合治疗：如药物与心理治疗、药物与心理咨询联合治疗等。

（2）药物与食物之间的相互排斥作用，如用药时同时饮酒。

（3）一些药物有长效作用，应常规监测和接受随访。

（4）遵医嘱用药，避免过量使用镇静药。

（5）所有的药物应贮放在安全地方。

3．心理治疗

（1）心理指导的有效性及过程，强调心理指导时病人诚实的重要性。

（2）建立心理治疗目标和计划的意义。

（3）常用心理行为治疗的方法，如理性情绪疗法、生物反馈疗法等。

（4）减轻压力和保持心理健康的方法，如放松疗法、与他（她）人倾诉发泄情绪、适当运动、旅游等。

4．生活方式与行为调整

（1）健康饮食对压力、行为和情绪的作用。

（2）减轻压力和锻炼对心理行为和情绪的作用。

（3）避免和应对各种冲突：如家庭、工作和人际关系等。

（4）情绪健康对降低压力、调整行为和情感的重要性。

（5）过多饮酒和用药对行为和情感的伤害作用。

（6）保持健康心理行为的条件和重要性：如情绪、工作环境和生活环境等。

（7）强调家庭暴力常引发行为和情感的问题，鼓励病人寻求适当的社区资源。

5．运动与锻炼

（1）解释中等量运动可以促进血液循环、提高机体能量和睡眠质量、降低紧张度及心理压力。

（2）制订和实施活动与锻炼计划。

6．压力自我管理

（1）压力应对：如敢于向别人诉说压力来源，用一段时间来思考和理清思路，用深呼吸、散步、旅游方法等。

（2）工作压力应对：如改掉把工作带回家的习惯、避免拖延日常工作和周末工作、学会与同事进行沟通、对自己有足够的信心、做事不要操之过急等。

（3）环境压力的应对：如改变自己单调的业余生活、对他人要尊重、建立起不断学习的思维方法、缓解家庭压力等。

（4）保持心理平衡：如正确对待自己、正确对待他人、正确对待社会、用乐观和积极的态度看世界、建立三个快乐（即助人为乐、知足常乐、自得其乐）。认识自己的生理周期、有目的地获取心理医生的帮助，学会失眠疗法、行为治疗、食物治疗等方法。

7. 自我监管与复诊

（1）自我管理的情况和效果。

（2）帮助病人回顾治疗计划，定期进行心理咨询。

（3）强调定期接受随访和咨询的意义和作用。

8. 信息与资料获取途径

（1）压力预防及心理健康手册与资料获取处：如网络、书店、心理咨询站、医院等。

（2）个性心理治疗的书面处方获取处：如心理咨询站、医院等。

（3）获取社区心理卫生资源的途径，如心理咨询、心理治疗、社交协作网络等。

本 章 小 结

本章简述了心理健康的流行病学特征和主要危害，心理健康的危险因素与疾病特点；重点介绍了如何诊断和判断精神性疾病，疾病的危险因素和护理对策。

描述了护士在开展心理健康教育的干预计划设计，计划的具体实施。阐述了心理健康教育计划的评价体系、心理健康教育的指南。运用健康教育和健康促进知识对心理健康的人群予以计划的设计、实施和评价。

介绍了心理健康的预防策略与方法，心理健康教育内容和家庭护理管理策略，如何对有心理障碍的家庭病人进行护理健康教育，选择不同的方法对病人进行健康教育与健康促进活动。

（杨　芳）

边 学 边 练

小刘，女，16岁，某市重点高中重点班学生。家庭经济条件优越，独生女，初中时成绩优异，进入重点班后学习成绩下降，出现心情压抑。经常有头疼、失眠、胸闷、厌食、腹泻等不适症状，一天有时只吃一顿饭。她曾多次对家长说"不想上学"。在家每隔2~3天就要发泄式地痛哭一次，每次痛哭家人无法哄劝。有时在墙上乱涂乱画，用纸剪出一个大大的"死"字，时常晚上在家既不写作业也不睡觉，长时间呆坐。曾经考试失利后用小刀划自己的手背，对任何事物都无兴趣，情绪非常低落，总想回到原来初中的班级，如何为小刘提供心理健康指导？

一、问题评估与分析

小刘的抑郁自评量表（CES-D）测量表明：大部分抑郁症状出现的时间为3~4天，总分为34分，抑郁程度十分显著。心理学研究表明，抑郁是一种持续的以情绪低落为主要表现的心理状态。

1. 情感原因　小刘幼年时期的心理需要：爱、归属感得不到满足，失败后的需要得不到满足，引起小刘情绪压抑低落，没有学会如何正确对待焦虑和冲突的方法，消极的经验在孩子的潜意识中留下了深深的烙印。家长一味重视学业，忽视了孩子情感的沟通，进入重点班后失去了老师的喜爱，成绩下降，加重了内心的无奈和挫折，悲观压抑。

2. 认知原因　小刘消极的自我评价，对自己的能力、品质等自身因素评价过低，采取自责、自罚的方法，消沉沮丧。

3. 行为原因　面对失败的情形，内在的心理防御机制为避免内心受到伤害，选择以身体健康为代价，使自己的行为合理化，消沉倦怠。过低的抗挫折能力使她无法面对学习成绩的下降，不能及时调整自我，日积月累，容易产生"抑郁情结"。

二、计划与实施过程

1. 计划　根据小刘的实际情况，我们确定采用以"支持性心理干预"为主的综合性心理辅导干预策略。让小刘充分讲述痛苦的体验，宣泄情绪，同时给她安慰和信任。运用辅导者的知识和关怀来支持她构建新认知，伴有一定行为技巧的学习应用与生活指导，使她的压抑情结得以疏解，激发她战胜挫折的勇气和信心，引导她走出心理危机。

2. 实施过程

（1）对小刘的个别辅导：①宣泄释放；②寻找症结；③解释澄清；④自我及时强化。

（2）和家长沟通：通过和家长的沟通调整家长和孩子的教育心态，相信孩子的自觉性；要经常和孩子交流，多给予关心、安慰，倾听孩子的讲述，给孩子以情感上的理解和支持，将心比心，体会他们感受，给孩子以表扬，学会赏识教育。

（3）与学校班主任老师的协调：在小刘的自我强化阶段，让老师有意识地改变她的学习环境，及时鼓励和表扬，建议其他同学与小刘多接近，用快乐的心情感染她，消除她的孤独与苦闷。

三、评价

经过两个月的心理辅导，咨询者情绪渐趋稳定，能够在校园进行正常学习；性格较前开朗、活泼，与家人相处融洽，未出现头痛、胸闷、失眠等不适症状；谈话时有说有笑，学习成绩提高，抑郁症状明显好转。这与后期父母的努力、老师的关怀、同学的帮助、积极配合治疗有关。

练　习　题

【简答题】

1. 心理健康教育的主要内容是什么？
2. 心理健康教育的干预方法有哪些？
3. 心理障碍的主要危害有哪些？
4. 结合心理健康教育谈谈如何进行家庭病人管理。

【选择题】

1. 心理干预的方法包括
   A. 预防性干预　　　B. 提高适应能力　　　C. 控制病因
   D. 改善心理社会功能　E. 减少刺激源

2. 学生张某，失恋半年来学习成绩明显下降，孤僻少语，生活懒散，对老师、家长的批评持无所谓态度，还经常照镜子并且自言自语，说镜子里自己的脸变形了。这种长期心理障碍所导致的精神疾病是
   A. 抑郁　　　　　　B. 疑病倾向　　　　　C. 精神分裂症
   D. 怀疑　　　　　　E. 强迫症

3. 心理健康维护内容包括
   A. 身心疾患　　　　B. 直觉思维　　　　　C. 负责守信
   D. 悦纳自己　　　　E. 自我心理修养指导

4. 精神分裂症的家庭护理管理与干预为
   A. 一般性家庭心理
   B. 淡化病人缺点
   C. 强调病人的优点
   D. 进行用药常规教育
   E. 与当事人交谈

5. 护理心理健康教育指南建立和使用的目的是
   A. 有护理特色　　　B. 心理治疗作用　　　C. 心理预防
   D. 进行实验性干预　E. 流行病学调查

第十章
高血压护理健康教育与健康促进

【学习目标】完成本章学习后，学生应该能够
识记：1. 说出高血压的致病因素和治疗原则。
　　　2. 解释高血压病的家庭管理。
理解：1. 阐述高血压病人的健康教育评估方法。
　　　2. 列出高血压病人护理健康教育内容。
　　　3. 比较高血压病人生活方式的干预措施。
运用：1. 建立高血压高危人群和高血压病人健康档案。
　　　2. 制订高血压健康教育计划。

　　高血压是一种常见心血管疾病，是全球范围内的重大公共卫生问题。研究证明，开展高血压健康教育与健康促进是控制和预防高血压发病率日益增长的关键，经常性地强化健康教育，通过健康促进干预措施可以改变社区人群行为危险因素水平；同时通过对控制高血压、吸烟、高脂血症和增加运动等行为干预，可以降低心脑血管疾病的发病率和死亡率。

第一节　高血压的流行病学特征与主要危害

一、流行病学特征

　　高血压（hypertension）的流行情况随其经济、社会、文化的发展而变化，是当今世界最常见的心血管疾病。我国高血压发病率呈现快速增长的趋势，发病年龄也趋于年轻化。据统计，我国高血压现患病人数已突破3.3亿，因此，我国已成为世界上高血压危害最严重的国家。我国高血压发病率有北方高于南方、男性高于女性的特点，农村高血压发病率正在快速上升，"城乡差别"明显减小；年轻人群高血压患病率的增加趋势比老年人更明显。

二、危险因素与疾病特点

（一）发病的危险因素（risk factors）

1. 遗传　高血压有明显的遗传倾向。流行病学研究提示高血压发病有

明显的家族聚集性。双亲均有高血压、双亲一方有高血压和双亲无高血压的，其子女发生高血压的概率分别是 46%、28% 和 3%。但是，这并不意味着遗传决定了一切，高血压的发生还与生活习惯、环境等因素有关，如果能够养成良好的生活习惯，高血压病同样是可以预防或延缓的。

2. 性别与年龄　高血压的发病率随着年龄的增长而上升，40 岁以后高血压的发病率有明显升高。女性在更年期以前，患高血压的比例较男性略低，但更年期后则与男性患病率无明显差别，甚至高于男性。

3. 不良生活习惯　大量调查结果表明饮食结构对高血压、脑卒中的发生和发展有着重要的影响。过多的钠盐、大量饮酒、膳食中过多脂肪的摄入，均可使血压升高。另有研究表明，有经常熬夜习惯的人易患高血压，甚至发生脑卒中；而生活井然有序，平时早睡早起者患高血压的概率较熬夜的人低。

4. 超重或肥胖　体重与血压有高度的相关性。有关资料显示，超重、肥胖者高血压患病率较体重正常者要高 2~3 倍。我国居民平均体重指数（BMI）中年男性和女性分别为 21~24 和 21~25，近 10 年来居民的 BMI 均值及超重率有增加趋势。BMI 与血压呈显著的正相关。前瞻性研究表明，基线 BMI 每增加 1，高血压 5 年内发生的危险增加 9%。

5. 职业因素　随着社会文明的不断进步，竞争也越来越激烈，人们生活节奏越来越快，各方面的压力也越来越大。脑力劳动者高血压的发病率高于体力劳动者。

6. 疾病史　有高胆固醇血症、糖尿病、心脏疾病或肾脏疾病病史者，高血压的发病危险性较高。

（二）疾病特点

1. 发病率较高　从世界各地区的发病情况看，发达的西方国家高血压的发病率明显高于不发达国家及地区。西方国家发病率为 20% 左右，我国的平均发病率为 11.8%。近两年我国流行病学调查资料显示我国发病率有逐年上升的趋势。

2. 发病特点　我国的高血压的发病率有以下特点：脑力劳动者高于体力劳动者；北方地区高于南方地区；城市高于农村；有高血压家族史者高于无高血压家族史者；高盐饮食者高于低盐饮食者；有烟酒嗜好者高于无烟酒嗜好者；身体超重者高于正常体重者；长期从事易导致精神紧张的工作者高于其他工作者。

3. 并发症严重　高血压的早期症状往往不明显，有的甚至没有任何感觉，但当血压急剧升高时，可以出现剧烈头痛、恶心呕吐，甚至发生晕厥。随着病情的发展，逐渐出现一些脏器损害及并发症，如冠心病、脑动脉硬化、脑血管意外、肾动脉硬化等。

4. 预防和治疗周期长　高血压的预防和治疗是一个长期的过程。可以说，一个人自患上高血压之后，用药和预防将伴随终生。所以，一旦患上高血压，必须树立长期治疗和长期预防的思想。从专家多年的防治经验看，对原发性高血压病人，要长期坚持降压治疗，把血压控制在正常或基本正常水平，才能有效地控制和减少并发症；对继发性高血压病人首先是治疗原发病，才能较好地控制高血压。

三、主要危害及后果

高血压对人脏器的损害和引起的病变需要一个漫长的过程。高血压发展到中、晚期，由于心、脑、肾等脏器受损害会出现一系列合并症。

（一）对心脏的危害

主要表现在：

（1）对冠状动脉血管的损害：高血压病人冠心病的发病率明显升高。根据资料显示，冠心病病人中有 62.9%~93.6% 的人有高血压病史。一旦出现冠状动脉粥样硬化，病变是不可逆转的。

（2）对心脏的损害：由于血压长期升高增加了左心室的负担，左心室逐渐肥厚、扩张，经数年或十几年后形成高血压性心脏病，可逐渐导致左心室衰竭。

（二）对大脑的危害

高血压对大脑的危害，是严重威胁人体健康和生命的最危害因素。高血压病引起的脑血管疾病主要有脑出血、高血压脑病和大脑梗死等。其中脑出血是晚期高血压最常见的并发症，需紧急处理，一般死亡率较高，易遗留后遗症。

（三）对肾脏的危害

高血压对肾脏的影响，在一般情况下需要一个比较缓慢的过程。主要从肾小球动脉硬化、狭窄，使肾脏缺血逐渐出现肾脏萎缩，而发生肾功能不全至发展成为尿毒症，这时肾脏的损害将是不可逆转的。

（四）对眼底的危害

在高血压早期，眼底检查大多都是正常的。当高血压发展到一定程度，视网膜动脉可有痉挛性收缩、管颈狭窄，进一步发生硬化。随着病情的发展视网膜可出现出血、渗出、水肿，严重时视神经乳头水肿。时间长了，这些渗出物质就沉积于视网膜上，可引起视觉障碍，如视物不清和变形等。

第二节　高血压的预防与健康教育策略

一、意义和作用

我国高血压患病人群普遍存着高血压患病率高、死亡率高、残疾率高的"三高"，知晓率低、治疗率低、控制率低的"三低"和不规律服药、不难受不吃药、不爱吃药的"三不"特点。面对这种情况就要求医护人员更新观念，调整对策和措施，变被动为主动，通过对就诊的高血压病人进行健康教育，并利用义诊、咨询等走出医院的机会进行健康教育活动，把工作的核心从单纯治疗型向康复等综合防治转化，达到人人享有卫生保健的宗旨和目的。

（一）综合防治

以健康教育为主导的全方位综合防治，提高人群对高血压疾病的认识，做到合理营养、稳定情绪，对可控性危险因素给予纠正，使高血压病人遵医服药，使他们养成良好的生活方式，提高全民高血压的知晓率、治疗率与控制率。试验证明，减少脑卒中的关键并不在于所用的药物，而在于降低血压的程度。健康教育的目标是有效控制高血压病人的血压。

（二）提高防治意识

面对我国高血压患病人群普遍存在的"三高"及"三低"现象，我国的高血压健康教育及健康促进工作任重而道远。通过健康教育与健康促进工作，要唤起全民对高血压病的防治意识，调动全民关心健康和争取健康的积极性，提高自我保健的意识和技能，培养健康生活行为和生活方式，达到预防和控制高血压的目的。

二、护理健康教育内容

（一）不同人群的基本教育内容

高血压的健康教育应根据文化、经济、环境和地理的差异，针对不同的目标人群开展不同内容的健康教育（表10-1）。

表10-1　不同人群健康教育内容

正常人群	高血压的高危人群	已确诊的高血压病人
什么是高血压，高血压的危害，易患高血压人群，健康生活方式，定期监测血压 高血压是可以预防的	什么是高血压，高血压的危害，易患高血压人群，健康生活方式，定期监测血压 易患高血压人群，有针对性的行为纠正和生活方式指导	什么是高血压，高血压的危害，健康生活方式，定期监测血压 高血压常见并发症，有针对性的行为纠正和生活方式指导 高血压危险分层的概念和意义 非药物治疗与长期随访的重要性和坚持终生治疗的必要性。高血压是可以治疗的，正确认识高血压药物的疗效和副作用

209

（二）血压的自我监测

高血压的早期没有特异性症状，因此掌握血压的自我监测（monitoring）非常重要。测量血压是高血压诊断及评价高血压严重程度的主要手段，成年人每年至少应测量血压一次，高危人群每半年至少应测量血压一次。对社区中的成年人应进行血压筛查（screening inspection），或在医院门诊建立为各科病人常规测量血压的制度等，有利于高血压的防治。

1. 血压水平的定义和分类（表10-2）

表10-2　血压水平

类别	收缩压（mmHg）	舒张压（mmHg）
理想血压	< 120	< 80
正常血压	< 130	< 85
正常高值	130 ~ 139	85 ~ 89
1 级高血压	140 ~ 159	90 ~ 99
2 级高血压	160 ~ 179	100 ~ 109
3 级高血压	≥ 180	≥ 110
单纯收缩期高血压	≥ 140	< 90

2. 血压监测的方法

（1）医院或诊所偶测血压：由医护人员在标准条件下按统一的规范进行测量，是目前临床诊断高血压和分级的标准方法。最好选择符合计量标准的水银柱式血压计进行测量。

（2）自我测量血压：自测血压可以提供日常生活状态下有价值的血压信息，在提示单纯性诊所高血压（病人因见到医护人员紧张而引起的高血压）、评价降压效应、改善治疗依从性以及增强诊治的主动参与性等方面具有独特的优点。一般来说，自测血压值要低于医院或诊所测得的血压值，目前推荐135/85mmHg 为正常上限参考值。

（3）动态血压监测：动态血压监测能较敏感、客观地反映实际的血压水平，能观察到血压变异性和血压昼夜变化的节律性，估计靶器官损害以及预后，比偶测血压更为准确，但不能取代常规的测量方法。动态血压监测使用符合国际标准的监测仪，一般监测 24 小时，受测者处在日常生活状态下，测压间隔时间为 30~60 分钟。

（三）改善生活方式

1. 控制体重　控制体重（weight control）有助于降低血压。减重的方法，一方面是减少总热量的摄入，强调低脂肪饮食并限制过多碳水化合物的摄入；另一方面则需加强运动和锻炼。建议将体重指数（BMI）控制在 20~24。

2. 合理膳食　合理膳食（a reasonable diet）一般指改善动物性食物结构，少食含脂肪高的猪肉，多食含蛋白质较高而脂肪较少的禽类和鱼类。饮食中应增加含钾和含钙丰富的食物，如含钾丰富的水果（香蕉、橘子等）和蔬菜（油菜、苋菜、香菇、大枣等）以及绿茶、鲜奶、豆类制品等；减少钠盐的摄入，世界卫生组织建议每人每天食盐的摄入量不超过 5g，要减少烹调用盐及含盐高的调料。

3. 加强运动与锻炼　坚持有氧运动（aerobic exercise），根据个体自身的身体状况，选择合适的运动项目，如快步行走、慢跑、太极拳等。运动强度需因人而异，运动强度指标可采用：运动时最大心率＋年龄＝170 或 180；运动频度一般要求每周 3~5 次，每次持续 30~60 分钟。中老年人最好在医生的指导下进行运动和锻炼。政府部门应给百姓提供适当的体育活动场所和条件。

4. 减轻心理压力，保持心情愉快　长期的精神压力是引起高血压和其他一些慢性病的重要原因之一，对有精神压力和心理不平和的人，要加强干预，要鼓励他们多发现生活中的积极因素，以乐观的态度对待人生，追求精神愉快。

5. 戒烟少酒　饮酒与血压水平以及高血压患病率之间呈线性关系，且饮酒会降低降压药物的药效，因此提倡高血压病人应戒酒。如饮酒，建议男性每日饮酒的酒精量应少于 20~30g，女性则应少于 10~15g。尼古丁可以使血压一过性升高，也可增加降压药物的剂量，对高血压病人来说应戒烟。

上述也称为高血压的非药物治疗，它与高血压的药物治疗占同等重要的地位。

（四）药物治疗的注意点

目前，药物治疗仍然是高血压治疗的最有效方法。通过药物治疗降低血压能有效地减少心血管并发症的发病率和死亡率，防止脑卒中、冠心病、心力衰竭和肾病的发生和发展。

1. 药物治疗的原则

（1）剂量：以最小的有效剂量获得可能有的疗效，从而使不良反应减少到最小，如有效，可以根据年龄和反应逐步递增剂量以获得最佳疗效。

（2）给药方式：要求做到一天 24 小时平稳降压，最好服用一天一次给药、有持续 24 小时降压作用的药物（长效控释片）。

（3）联合用药：为达到提高降压效果但同时不增加不良反应，用低剂量单药治疗效果不佳时，可以采用两种或两种以上药物联合治疗。

2. 药物的选择　主要取决于药物对病人的降压效果和不良反应。对不同的个体来说，能有效控制血压并适宜长期使用的药物，就是合理的选择。在选择药物的过程中，还要考虑病人靶器官受损的情况以及有无糖尿病、血脂和尿酸等代谢异常，要考虑降压药与其他使用的药物之间的相互作用。另外，病人的经济承受能力、药物的供应等也是在选择用药时要考虑的。

3. 常用降压药

（1）利尿剂：主要用于轻中度高血压，尤其是老年高血压或并发心力衰竭者，可选择使用双氢氯噻嗪、吲哒帕胺等。此类药物痛风病人禁用，糖尿病和高脂血症病人慎用。

（2）β受体阻滞剂：主要用于轻中度高血压，尤其是在静息时心率较快（＞80次/分）的中青年病人或合并心绞痛时，可选择使用美托洛尔、阿替洛尔等。此类药物哮喘、慢性阻塞性肺疾病、心脏传导阻滞、周围血管病等病人禁用，1型糖尿病病人慎用。

（3）钙拮抗剂：可用于各种程度的高血压，尤其是老年高血压或合并稳定性心绞痛者。优先选择使用长效制剂，如硝苯地平控释片、维拉帕米缓释片等；一般情况下也可选用硝苯地平或尼群地平普通片。心脏传导阻滞和心力衰竭病人禁用非二氢吡啶类钙拮抗剂。

（4）血管紧张素转换酶抑制剂（ACE-I）：主要用于高血压合并糖尿病、并发心脏功能不全者、肾脏损害有蛋白尿的病人，可选择使用卡托普利、依那普利等药物。此类药物妊娠、双侧肾动脉狭窄、肾功能衰竭（血肌酐＞3mg/dl）病人禁用。

（5）血管紧张素Ⅱ受体拮抗剂：适用和禁用对象与ACE-I相同，但副作用更小，可选择使用氯沙坦、缬沙坦等药物。

三、家庭管理

（一）树立健康意识

家庭管理（family management）是通过宣传和教育，让人们意识到家庭中所有成员对高血压病的认识。树立改变不良生活习惯和不良行为的决心，对维护家庭成员的健康至关重要，因为每一个家庭成员的生活习惯和行为，都会对这个家庭中的其他成员产生有利或不利的影响。

（二）建立良好的生活习惯和生活方式

生活习惯（life habits）和生活方式（life style）对高血压的发生至关重要。建议家庭在烹饪时使用限量小盐勺，便于控制每天盐的摄入；少食各种咸菜和熟食；除了少食含脂肪高的猪肉外，还要减少烹饪中的食用油；提倡多吃新鲜水果和蔬菜；平时应多运动，改变久坐不动的习惯；戒除烟酒嗜好，家庭中的成员应相互起到监督、管理作用；家庭成员还要做到和睦相处，彼此间表达良好的理解、尊重与关怀，以减轻个体的心理压力，保持精神愉快。

（三）监控血压

在家庭中一般推荐使用符合国际标准的上臂式全自动或半自动电子血压计，不推荐使用手腕式和指套式电子血压计；也可以采用水银柱式血压计，但必须对使用者进行柯氏音听诊法的培训。对已患高血压病的病人一天中最好能在不同的时间反复测量血压，每天测定血压的时间固定，便于观察血压变化。

（四）提高治疗依从性

由于多数病人需要长期乃至终生治疗，故提高治疗依从性非常重要。家庭成员应对病人起到鼓励、支持和监督作用，要督促病人坚持遵医嘱规律服药，并定期门诊随访。

（五）适量运动

高血压病人以有氧代谢运动为原则，应该选择有全身性的、有节奏的、容易放松、便于全面监控的项目。较适合高血压病人的运动种类和方法有气功、太极拳、医疗体操、步行、健身跑、有氧舞蹈、游泳、娱乐性球类、郊游、垂钓等。医务人员应指导病人根据自身的身体状况、个人喜好和实际条件，选择合适的运动项目。

（六）心理调整

高血压是一种慢性、进展性疾病，患病后由于其治疗用药的漫长性及病情进展的不良预后，容易使病人产生焦虑、厌烦、悲观失望或紧张不安等不良情绪，促使血压产生波动、升高，甚至发生心、脑血管并发症。因此，保持良好的心态，避免不良刺激，培养业余爱好，丰富精神生活，保持愉悦心情，创造放松的心境是有益于稳定血压的。

四、预防管理策略与方法

（一）宣传与教育

通过各种途径的宣传与健康教育，提高各级领导、医疗卫生人员和广大群众对高血压的认识，从而达到预防高血压、减少与高血压有关的疾病的发生和死亡的目的。积极发挥各界的力量，争取政策上、经费上、环境上的支持，促使政府部门、机关团体等组织出台一些制度和法规如控烟、强制性食物标签等。宣传方式可采取广播、电视、小册子、宣传画、传单等多种传播媒介，或在工矿企业、社区、医院的门诊和病区适时开展讲座和面对面的人际传播。

（二）改善环境

不良环境是指对人们健康有害的生活环境和社会环境，前者诸如环境污染、噪音等，后者主要是指人们的一些不良行为和不良生活方式，如吸烟、酗酒、暴饮暴食、摄入过多的脂肪和钠盐、久坐不动和精神压力过大等。改善环境要依靠政府行为和个人行为的结合。政府行为包括制订有关的政策、法规和制度，鼓励食品行业生产低脂和低盐的食品、无酒精和低热量的饮料，推广食品营养成分的食物标签，在公共场所禁烟等；个人行为则主要通过健康教育提高相关的知识水平，从而改变不良的行为和习惯，培养良好的自我保健意识、行为和方法。

（三）指导生活方式

通过综合性干预如健康教育与健康促进，对高血压病人实行检出、加强随访与复查等，对人群的生活方式加以指导，如减重、限烟、限酒等。

（四）高血压病人的检出和随访

高血压病人检出的主要方法有三种：①基层医疗单位病人登记；②医院首诊病人测血压制度；③人群筛查（如对社区中的成年人，主要是35岁以上的成年人进行血压筛查）。

下列对象应作为筛选的重点：①血压值超过正常标准的；②体重超过正常标准的20%；③有长期烟酒嗜好的；④有高血压家族史的；⑤每日食盐摄入量超过10g的；⑥工作紧张、生活环境不良的；⑦缺乏锻炼的。对检出的高血压病人，应指导其进行恰当有效的治疗，详细做好随访记录。

（五）干预要点

高危人群重点进行生活方式、血压监控干预，高血压病人重点就生活方式、血压监控、随诊、坚持药物治疗情况进行跟踪及干预。

第三节 运用护理健康教育程序完成计划的实施

一、计划的制订

（一）社区评估与诊断

针对社区人群，通过评估了解社区人群中是否存在高血压的危害因素，确定社区人群的主要问题。对高危人群和已确诊高血压病人应确定其目前行为状况，确定知识、技能水平和学习能力，确定病人态度和信念，确定近期内病人首先需要采取改变的问题。

（二）制订护理健康教育策略

根据评估的结果，确定目标人群，即健康人群、高危人群、高血压病病人，为不同的人群设计健康教育的活动目标、内容、传播渠道和方式方法，有针对性地进行干预措施。社区护士应争取当地领导的支持和配合，对社区一般人群开展高血压防治的宣传和教育。宣传的形式可多样化，如组织健康教育俱乐部、定期举办健康讲座、制作宣传栏或黑板报、通过地方广播电台或电视台宣传、印刷文字宣传材料。

二、计划的实施

（一）组织协调与管理

建立慢性病防治的组织机构，由政府牵头，多部门协作，建立高血压管理的组织网络，做好各项管理工作；动员社区人群参与社区高血压防治的计划、实施和评价全过程。护士应积极配合社区做好包括建立健康档案、高血压的筛检、预防、保健、治疗、康复和教育等服务性工作，提倡健康生活方式，促进高血压的早期检出和营造良好的高血压病防治的社会环境，使健康教育与健康促进活动得以有效落实。

（二）人员培训

通过举办有关高血压防治最新进展的学习班、研讨会，对专业医护人员进行培训，使之能不断更新知识，及时掌握最新的研究进展和治疗方法。对非专业医护人员，重点讲述高血压防治计划的目的和意义，教会他们正确测量血压、合理膳食、合理活动等方法。

（三）对高血压病人及其家属开展健康教育

要让人们意识到高血压是一种慢性的、可以引起严重并发症的疾病，但坚持合理用药是可以得到满意控制、减少并发症发生的。同时，改变不良生活方式在防治高血压中起了重要的作用。

三、计划的评价

（一）评价内容

评价是健康教育与健康促进干预的重要组成部分，贯穿于干预的始终。其目的是通过监测结果，评价干预活动的进展情况和效果，进行信息反馈，以及时调整计划，达到预期目标。评价包括以下几方面：

1. 行为危险因素　监测评价目标人群对高血压防治的知晓率、态度和行为变化情况。

2. 人文环境监测　评价政策和社区环境改变的情况，干预活动的参与率和覆盖率。

3. 患病人群监测　评价高血压病人的随访管理率、治疗率、服药率和控制率。

4. 死亡监测　评价目标人群的疾病死亡率的变化。

（二）评价方法

评价方法主要有：问卷调查、建立健康档案、随访等。设计调查表，通过问卷调查，了解人们对高血压的知晓率；为社区人群建立健康档案，并通过随访、测血压等，了解高血压病人的服药率、血压控制率以及危险因素的水平是否下降等；流行病学的调查统计可以监测人群中与高血压有关的心血管病（脑卒中、冠心病等）的发病率和死亡率是否下降。

四、高血压病的护理健康教育指南

建立高血压病人的护理健康教育指南的目的是向社区健康人群或病人提供有关高血压病的发病因素、特点、主要症状、治疗原则、预防措施、用药原则、良好的生活方式、合理的饮食结构、自我监测内容等护理方面的知识。指南内容如下：

1. 疾病特点与主要症状

（1）高血压是指未使用抗高血压药物情况下，收缩压 $\geq$ 18.7kPa（140mmHg）和（或）舒张压 $\geq$ 12.0kPa（90mmHg）。

（2）正常血压的标准：包括正常血压、临界高血压、高血压值。

（3）主要临床症状：如血压突然增高、头疼、眩晕、恶心、视力模糊等。

（4）明确高血压控制不良是导致脑卒中、心脏及肾脏功能损害的因素。

2. 发病因素

（1）遗传因素：如高血压、冠心病、糖尿病、脑血管病等慢性病的家族史。

（2）体重超重或肥胖。

（3）有过咸的饮食习惯。

（4）有吸烟（每天吸烟连续或累计六个月以上）、酗酒（一次喝3两以上白酒或3瓶以上啤酒）等不良的生活习惯。

（5）经常处于紧张的心理情绪，又不能进行自我调适。

（6）静式生活方式，缺乏体育锻炼与运动。

（7）其他因素，如增龄、长期从事紧张作业、怀孕、口服避孕药等。

3. 常见并发症及发病因素

（1）心力衰竭：由于心室负荷增加、心肌肥厚所致。

（2）眼底出血或失明：由于眼底动脉受损所引发。

（3）脑卒中：由于脑血管受损所引发。

（4）肾衰竭：由于肾小球动脉硬化所引发。

4. 用药指导

（1）坚持遵医嘱长期合理用药，降压不宜过快及过低。

（2）不应自己随便换药、加药。

（3）避免擅自停药否则易引起反跳性心率加快、血压增高等停药综合征表现。

（4）避免影响药物治疗效果的因素，如大量饮酒等。

5．营养与饮食卫生

（1）限制钠盐的摄入，每天食盐量不超过 5g。

（2）多吃新鲜水果、豆类、牛奶和含丰富纤维素食物，尤其多吃芹菜、菠菜、大枣、蘑菇、花生、西红柿等。

（3）以清淡饮食为主，避免暴饮暴食，主张少量多餐。

（4）烟、酒嗜好者，应戒烟限酒。

（5）尽量少喝浓茶、咖啡。

（6）控制总热量摄入，控制体重。

6．活动与锻炼

（1）解释适当的活动与锻炼的意义，如维持体重、保持良好心情等。

（2）解释进行适量有氧运动的好处，如慢跑、爬山、太极拳、韵律操等。

（3）解释运动的强度、时间和频度范围应根据个性差异而定。

7．生活方式与行为调整

（1）积极配合治疗、改变不良生活习惯，如控制体重、适当活动、戒烟限酒等。

（2）保持良好的精神状态和平静的心境，如学习音乐欣赏、绘画和书法等。

（3）避免过度精神紧张、焦虑、情绪激动，可以多参加轻松愉快的业余活动，缓解紧张的情绪。

（4）保持良好生活规律，如定时作息、早睡早起、保持充足睡眠等。

（5）坐位或平卧位起立时，动作尽量缓慢，防止发生体位性低血压而致跌倒。

8．家庭医疗设备使用与管理

（1）家庭血压仪种类的选择和保管方法。

（2）阐述血压仪的正确使用方法：如测量前休息 5~10 分钟等。

（3）阐述血压仪测量注意点：如最好在每天同一时间测血压，测血压时环境保持安静，以坐位右上肢的血压为准。

（4）血压测量的偏差：如晨起时血压偏低，晚上及饱餐、劳动后的血压偏高。

（5）测压时穿着衣服应宽松。

9. 自我监管与复诊

（1）进行自我保健性血压监测，观察血压动态变化，并进行记录。

（2）当收缩压 ≥ 18.7kPa（140mmHg）或舒张压 ≥ 12.0kPa（90mmHg），并呈持续状态时，及时求医。

（3）自我检查治疗计划的实施情况。

（4）强调定期复查、按时服药，建立良好生活方式。

（5）复诊的预约程序和时间。

10. 信息与资料获取途径

（1）高血压预防手册或光盘获取处：如社区卫生服务中心（站）、医院等。

（2）个性治疗及保健书面处方获取处：如社区卫生服务中心（站）、医院等。

（3）高血压预防保健健康教育讲座地点、时间。

（4）获取其他社区卫生资源和信息的途径。

本 章 小 结

高血压健康教育是高血压病防治的重要手段，是高血压病人建立科学生活方式的必要途径。有效的高血压病管理涉及对病人及健康人群进行疾病教育、饮食控制及运动、合理用药、血压自我监测等指导。

高血压护理健康教育内容，包括不同人群的基本教育内容，即正常人群、高血压的高危人群、已确诊的高血压病人；血压的自我监测，即血压监测的方法；改善生活方式，即控制体重、合理膳食、加强运动与锻炼、减轻心理压力、戒烟限酒。

高血压的家庭管理是预防高血压病及高血压并发症发生的重要环节，包括树立家庭成员的健康意识、建立良好的生活习惯和生活方式、监控血压、提高治疗依从性、适量运动、心理调整。高血压病的预防管理策略与方法是高血压病及高血压并发症发生另一个重要环节，包括宣传与教育、改善环境、指导生活方式、高血压病人的检出和随访、干预内容。

高血压护理健康教育与健康促进规划的设计包括社区评估与诊断、制订护理健康教育策略。计划的实施包括组织协调与管理、人员培训、对高血压病人及其家属开展健康教育。计划的评价包括评价内容、评价方法。

（包家明）

边 学 边 练

刘先生，43岁，部门经理，大学文化。高血压病史10年，一周前无明显诱因下出现头痛、头昏伴左肩部放射痛，自服止痛药缓解，来医院就诊，胸闷、气急、心慌明显，测血压为 180/100mmHg。平时应酬很多，有烟酒嗜好；饮食口味偏重，喜辛辣；活动较少，开车上班，体态肥胖，不规律服药。如何运用护理健康教育程序对张先生进行健康指导？

一、评估资料与分析

1. 学习需求评估　对疾病诱发因素、治疗方法、预防保健有很强的学习欲望。
2. 学习能力评估　思维和学习能力很强，有查看科普书的嗜好。
3. 心理适应度　担心疾病的发展和预后，害怕影响工作。
4. 社会关系　经济状况良好，有医疗保险。
5. 生理因素　按高血压水平分类属三级，有疼痛，影响睡眠和休息，活动无力。

二、教育诊断

知识缺乏　与疾病发展、疾病防治、自我保健、治疗配合等知识缺乏有关。

三、学习目标

（1）一周内病人能陈述高血压危象的诱发因素。
（2）住院期间及出院后能按时正确服用药物。
（3）住院期间病人能够保持良好的心态，防止各种并发症的发生。
（4）出院后病人能合理饮食、运动与休息，掌握科学的生活方式。

四、教育计划制订

1. 确定教育诊断优先次序　次序是：疼痛控制方法、活动的范围及强度、高血压病基本知识、对药物治疗认识、合理膳食、生活方式调整。
2. 教学内容　急性期应注意休息，保持环境安静；指导排便，保持大便通畅，忌屏气用力，防止便秘；改变不良生活方式，如减少应酬与饮酒、减少吸烟次数和吸烟量直至戒烟；引导其尽量吃一些清淡的食物和低脂肪食物、忌食辛辣食物等；适当锻炼，以达到减肥和控制体重的目的；掌握测量血压的方法；意识到坚持服药的重要性等。
3. 教育方法选择　采用计划性教育、随机性教育、因病施教、反馈－评估－补充或强化方法。

五、教育计划实施

1. 实施时间安排　护士利用治疗期间进行指导，在下午探视的时间与家属共同指导。

2. 实施准备　①地点：病房示教室或健康教育室，病房必要时将窗帘拉起，保持相对的安静；②教具：运动器械；③指导内容：根据制订的教学内容分阶段进行。

六、教育评价

1. 目标的达成　病人正确认识疾病，对治疗方法有一定的了解，坚持健康的膳食和运动。

2. 评价方法，采用行为观察法、提问法、演示、指标测量等进行评价。

3. 教育效果　达到最终的知识的接受、行为改变、态度建立，保持良好的心态，使病人基本能胜任自己的社会和家庭角色。

练 习 题

【简答题】

1. 如何进行高血压的家庭管理？

2. 高血压的预防管理策略与方法是什么？

3. 如何制订与实施高血压健康教育与健康促进计划？

4. 目前我国在防治高血压的过程中，主要存在的问题是什么？

【选择题】

1. 有高血压家族史者是高血压病的高危人群，社区预防管理策略主要的内容是

  A. 并发症预防

  B. 建立健康生活方式

  C. 提高治疗依从性

  D. 预防药物副作用

  E. 看懂生化检查的项目

2. 高血压家庭管理主要内容有

  A. 适量运动　　　B. 改善生活习惯　　　C. 提高治疗依从性

  D. 心理调适　　　E. 以上均是

3. 某社区为了提高社区人群的健康水平，组织相关人员进行《高血压人群分布情况调查》，以便更好地掌握该地区高血压人群的患病情况，有效地提供健康教育和健康促进活动，该社区高血压预防管理策略应该是

  A. 适量运动　　　B. 宣传与教育　　　C. 监控血压

  D. 心理调适　　　E. 减轻心理压力

4. 周先生、王先生、童大爷、李奶奶等 15 名退休干部，平均年龄 67 岁，现住市区一高档小区内，小区内设有社区医疗点，15 名老人中患有高血压心脏病的 10 人，社区定期为老年人设计健康教育与健康促进项目。这项规划设计应包括

    A. 人员培训   B. 组织协调与管理   C. 社区评估与诊断

    D. 提高治疗依从性   E. 发病率评价

5. 王某，女性，45 岁。有高血压史 5 年，因头痛、头昏去医院就诊，测得血压为 180/100mmHg。平时应酬很多，有烟酒嗜好，饮食口味偏重，喜辛辣。对其进行健康指导正确的是

    A. 少食蛋白质高饮食   B. 多吃碳水化合物食物

    C. 少食高脂肪食物   D. 控制水的摄入

    E. 少食富含矿物质食物

第十一章

糖尿病与护理健康教育及健康促进

【学习目标】完成本章学习后，学生应该能够

识记：1. 熟记糖尿病家庭护理管理的基本内容。

2. 描述糖尿病预防管理策略与方法。

理解：1. 阐述制订糖尿病护理健康教育计划的策略。

2. 解释糖尿病的健康教育活动实施方法。

运用：1. 选择糖尿病教育计划设计的流程。

2. 叙述糖尿病教育计划实施的注意事项。

糖尿病是由遗传和环境因素相互作用引起的一组以慢性血葡萄糖水平增高为共同特征的代谢异常综合征。糖尿病患病人数正随着人口老龄化、生活方式的改变和生活水平的提高而迅速增加，它已经成为我国人口继肿瘤、心血管病变之后的第三大死亡原因，成为严重威胁人类健康的世界性公共卫生问题。糖尿病健康教育与健康促进是糖尿病防治的重要组成部分，它对提高糖尿病病人自我管理能力，对降低发病率、提高病人生活质量、延缓并发症的发生具有重要意义。

第一节 糖尿病的流行病学特征与主要危害

一、流行病学特征

近年来，由于人们生活水平的提高、饮食结构的改变、生活节奏的加快以及少动多坐的生活方式等诸多因素，促使糖尿病（diabetes mellitus）发病率增长迅速。从 1995 年到 2025 年，发展中国家糖尿病病人的数量将增加 1.7 倍，由 8400 万增加到 2.28 亿，在世界糖尿病病人总数中所占比例也将由 62% 上升为 76%。发达国家的糖尿病病人将增加 41%，由 5100 万人上升到 7200 万人。中国糖尿病病人的人数已达 1.14 亿，数量达到世界第一，未来 30 年内糖尿病将是中国一个严重的公共卫生问题。

二、危险因素与疾病特点

（一）危险因素

糖尿病健康史与发病机制复杂，至今未完全阐明。目前公认，糖尿病不是唯一健康史所致的单一疾病，而是复合健康史的综合征，与遗传、自身免疫和环境等因素有关。

1. 遗传因素　糖尿病发病具有种族和家族遗传易感性。1 型糖尿病的健康史不明，其中遗传因素的作用是肯定的，但遗传的不是糖尿病本身，而是糖尿病的易感性，且在外界因素和体内环境的共同作用下，糖尿病才会诱发出来。2 型糖尿病的遗传具有很明显的家族性。

2. 病毒感染　与 1 型糖尿病发病有关的病毒有风疹病毒、巨细胞病毒、腮腺炎病毒、腺病毒及脑、心肌病毒等。

3. 精神因素　精神的紧张、情绪的激动及各种应激状态会引起胰高血糖素、糖皮质激素等对抗胰岛素的激素增加，使部分人群发生高血糖现象，长期不加以注意则会转变成为糖尿病。

4. 肥胖和饮食生活方式　肥胖是 2 型糖尿病的最重要的诱发因素之一，40 岁以上发病的 2 型糖尿病约 2/3 于发病前体重超重 10%，女性更为显著。肥胖的程度与糖尿病的发病率呈正比。中度肥胖者糖尿病发病率比正常体重者高 4 倍，且腹部肥胖较臀部肥胖者发生糖尿病的危险性更大。

5. 胰岛素抵抗（IR）　糖尿病的发病除了与遗传因素有关外，更主要的是与胰岛素抵抗有关。胰岛素抵抗是指对胰岛素促进葡萄糖摄取的作用发生抵抗。

（二）疾病特点

近年来糖尿病患病率的迅速增长使其成为目前临床上的一种常见病，而复杂的发病过程使人类至今尚未找到根治的方法，这就意味着病人需要终生接受治疗。如果高血糖未加以较好的控制，会逐渐发生心、脑、肾脏等并发症，并可能导致死亡，因此糖尿病是一种渐进性疾病。当然经过饮食控制和运动疗法、改变生活方式并加用药物治疗后，血糖可控制良好，疾病进展得到延缓，因此糖尿病是一种可自我管理和可控制的疾病。

糖尿病起病时的症状是多种多样的，可以有典型症状，也可以无明显症状；也可因出现糖尿病并发症症状，或因诊治其他疾病体检时发现糖尿病。

三、主要危害及后果

1. 糖尿病对心脑血管的危害　主要体现在主动脉、脑动脉粥样硬化和广泛小血管内皮增生及毛细血管基膜增厚的微血管糖尿病病变，包括冠心病、脑出血和糖尿病心力衰竭、心率失常等。糖尿病人心、脑血管病并发率和病死率为非糖尿病人的 3.5 倍，是 2 型糖尿病最主要的死亡原因。

2. 糖尿病对肾脏的危害　主要是可导致肾衰竭，同时肾衰竭也是 2 型糖尿病最重要的死亡原因之一。

3. 糖尿病对周围血管的危害　主要是可引起周围血管病变，引发局部组织对损伤因素的敏感性降低，临床表现为下肢疼痛、溃烂、供血不足可而引发肢端坏死。如果出现这种情况，可导致残疾，甚至会截肢。

4. 糖尿病对神经的危害　神经病变是糖尿病慢性并发症之一，是糖尿病致死、致残的重要因素。

5. 糖尿病对眼的危害　糖尿病视网膜病变与糖尿病性白内障为糖尿病危害眼球的主要表现。

第二节　糖尿病的预防与健康教育策略

一、饮食疗法

糖尿病病人的医学营养治疗（MNT）是有步骤的、系统的。给糖尿病病人提供营养保健及糖尿病相关具体生活方式的建议，是糖尿病管理和糖尿病自我教育的组成部分，在达到治疗目标方面起重要作用。糖尿病病人改变饮食结构和生活方式，能防治糖尿病慢性并发症（合并症）。

（一）糖尿病饮食治疗总原则

糖尿病饮食治疗总原则是：控制总热量、适量主食（糖类）、充足蛋白质、适量脂肪、丰富维生素、无机盐、膳食纤维。

（二）体质指数（body mass index，BMI）

1. 计算公式　$BMI = 千克体重 / 身高^2（kg/m^2）$

2. 临床意义　BMI>24 为超重、BMI> 28 为肥胖、BMI<18.5 为消瘦（表 11-1）。

表11-1　成年糖尿病人的能量供给量（kcal/kg·d）

体型	卧床	轻体力	中体力	重体力
正常（标准体重）	20~25	30	35	40
肥胖（≥ 20%）	15	20~25	30	35
消瘦（≤ 20%）	25~30	35	40	45~50

（三）特定情况下的饮食管理

（1）糖尿病病人外出用餐或参加各种宴会前要监测血糖水平，药物治疗必须正常进行。

（2）准备适量的加餐食品，以应对宴会中的特殊情况。

（3）随身携带疾病卡，以便意外发生时提供给旁人信息。

二、糖尿病家庭护理管理

（一）血糖的自我管理

血糖自我监测（self monitoring of blood glucose，SMBG）的目的是了解自己血糖变化的特点及影响因素。它一是监测工具：反映血糖的即时变化；二是治疗工具：促使病人及时调整饮食、运动疗法及口服药或胰岛素剂量；三是教育工具：让病人直观感受到饮食、运动、药物治疗对血糖的影响。

SMBG 全球专家共识会议建议 SMBG 监测频率：

（1）SMBG 应在 1 天的不同时间进行，包括餐前以及餐后 1~2 小时，以得到血糖谱。

（2）每日多次注射胰岛素或胰岛素泵治疗的病人，每日检测 ≥ 3~4 次（血糖未达标或频发低血糖者应监测更多次数，包括餐前、餐后血糖，必要时监测夜间 2~3 点时血糖）。

（3）每日 1 次胰岛素注射或口服药加每日 1 次胰岛素治疗未达标者，每日检测 ≥ 2 次。

（4）口服药治疗或每日 1 次胰岛素注射血糖达标者，每日 ≥ 1 次，每周 1 次血糖谱（目的是指导营养和运动治疗，检测餐后高血糖或预防低血糖）。

（5）口服药 + 每日 1 次胰岛素治疗血糖达标者，每日 ≥ 1 次，每周 >1 次血糖谱（目的同上）。

（6）非药物治疗者，每周 ≥ 1 次血糖谱，目的是指导饮食和运动治疗。如果血糖持续高于目标值需开始药物治疗。2013 年版中国 2 型糖尿病防治指南（表 14-2）。

表11-2　中国2型糖尿病控制目标

		目标值
血糖（mmol/L）*	空腹	4.4 ~ 7.20mmol/l
	非空腹	<10.0 mmol/l
HbA1c（%）		<7.0

　* 表示毛细血管血糖

（7）正确记录血糖监测结果：血糖监测的目的是为调整治疗方案提供依据，更好地控制疾病。血糖监测记录并不仅仅记录"血糖值"，而需要同时记录饮食、运动、药物、情绪等，特别要注意记录监测的时间、特殊情况、处理方法等，这样才是一个完整、正确的血糖监测记录。

（二）家用血糖检测仪管理

1. 家用血糖检测仪的类型　以微创血糖仪为主，目前市场上的家用血糖仪主要分为电化学法和光反射技术两大类。

2. 选择一台适合的家用血糖检测仪　首先应了解血糖仪的种类，参考它工作的稳定性、结果准确性、影响血糖检测的外部环境、操作简单、屏幕显示大、售后服务情况、保修等各种因素。

3. 要正确保管血糖检测仪试纸　血糖的结果与血糖试纸关系密切，妥善地保管好血糖试纸可以提高血糖监测结果的可靠性。

4. 血糖监测的注意事项

（1）进行家庭血糖监测前要接受正规的培训。

（2）血糖检测仪应定期到医院或售后服务点进行校正核准。

（3）血糖试纸从冰箱中取出后等待 10 分钟以上再打开使用。

（4）采血选择在手指的指腹两侧，因为指尖痛觉敏感，影响监测的依从性；采血时尽量一次取足够的手指血，血量不足将影响结果，血量过多会造成仪器污染。

（5）血糖检测要在某一天的不同时间点进行要比在每天的同一时间监测血糖效果好。

（6）正确记录血糖结果，就诊时带上检测结果，供医生调整治疗方案。

（三）糖尿病家庭管理

（1）合理安排日常生活，如饮食营养要均衡、运动、休息等。

（2）在医生的指导下正确使用口服降糖药，不擅自调整药物剂量。

（3）掌握正确的胰岛素注射方法及护理，妥善保管胰岛素及注射用品。

（4）科学膳食，在营养师的指导下制订合理、充分的个体化饮食方案。

（5）做好皮肤及口腔护理，预防感染。

（6）加强足部日常检查和护理，防止糖尿病足的发生。足部出现溃疡时不得自行处理，必须及时到医院就诊。

（7）糖尿病人外出时随身携带个人资料卡和食物，防止意外发生。

（8）加强血糖的自我监测，掌握监测方法，做好血糖仪维修与保养。

（9）制作家庭日常记录本，记录治疗方案、饮食情况、血糖监测结果、运动方案、血压等代谢指标监测结果，每次就诊时带上记录本。

（10）定期进行并发症的检查，防止各种急、慢性并发症的发生，出现任何不适及时到医院就诊，切忌在家自行处理。

（11）保持心情愉快，适当参加集体活动，加强人际交往，病友间要互相交流学习。

（12）做好糖尿病的三级预防，强调防重于治，积极参加各种形式的糖尿病教育活动，提高糖尿病自我管理的水平。

（13）定期复诊，每2~3个月复查糖化血红蛋白，每半年查血脂，做好血压的监测，及时了解并发症情况。

（14）指导病人做好监测记录，为及时调整治疗方案提供依据。

三、预防管理与方法

（一）2型糖尿病一级预防管理策略及方法

2型糖尿病的一级预防是预防尚未发生糖尿病的高危个体或预防糖尿病前期病人发展为2型糖尿病。

一级预防的策略与方法：

1. 高危人群的筛查　定期健康体检，早期发现高血糖、高血压、高血脂和冠心病。筛查方法推荐应用口服糖耐量试验（OGTT）。

2. 强化生活方式干预预防2型糖尿病　科学膳食、适当运动、戒烟限酒、心理调适。

3. 建立糖尿病防治体系　形成规范的糖尿病防治体系，层层负责，年有计划、月有安排、日有重点。

4. 药物干预预防2型糖尿病。

（二）2型糖尿病二级预防管理策略及方法

2型糖尿病的二级预防是在已诊断的2型糖尿病病人中预防2型糖尿病并发症的发生和发展。

二级预防的策略与方法：

1. 定期筛查　2型糖尿病病人每年进行一次并发症筛查。

2. 危险因素的评估　吸烟、高血压、血脂紊乱、微量（大量）蛋白尿、致病危险因子、肥胖、血糖控制情况。

3. 并发症的评估　眼、心脏、足部检查、肾功能、血液生化检查等。

（三）2型糖尿病三级预防管理策略及方法

2型糖尿病的三级预防是减少2型糖尿病并发症的加重和降低致残率和死亡率，改善2型糖尿病病人的生活质量。

三级预防的策略与方法：

（1）尽可能使血糖降至正常或接近正常，提倡早期使用胰岛素治疗。

（2）控制血压、血脂，提倡健康的生活方式。

（3）选择科学的治疗方法，定期随访。

第三节　运用护理健康教育程序完成计划的实施

一、计划的设计

糖尿病护理健康教育计划的设计是指在进行糖尿病知识教育的基础上，有计划、有目的、有针对性地协助糖尿病病人或高危人群学习和掌握必要的技能，改变不良的行为习惯，采纳健康的行为，全面控制疾病（图 11-1）。

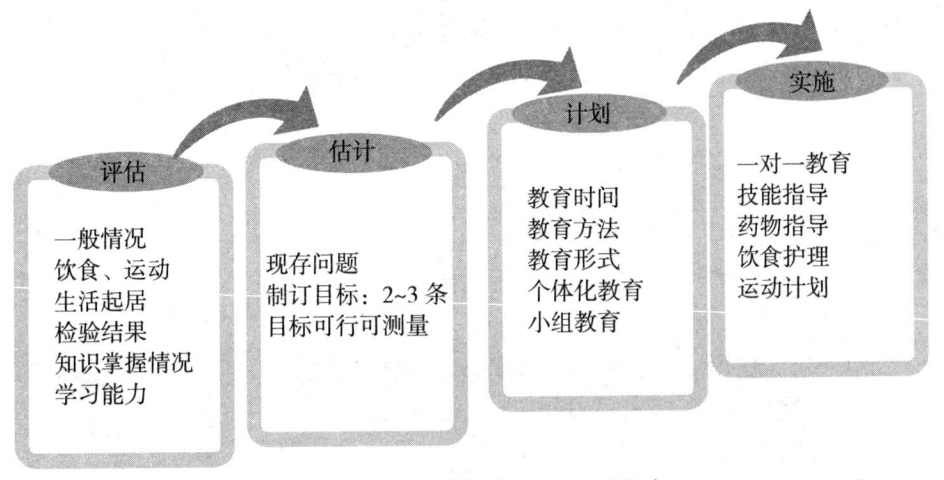

图 11-1　糖尿病健康教育计划的设计

（一）应用 PDCA 法设计糖尿病教育计划

（二）设计教育计划的流程

1. 评估教育需求　评估教育需求是实施病人教育的必要前提，评估内容包括：

（1）有无疾病或健康问题的知识水平。

（2）有无学习的动机。

（3）教育对象的学习能力。

（4）环境因素对教育对象的影响。

2. 进行教育诊断　根据评估取得的资料，做出教育诊断及教育对象主要存在什么问题及导致该问题的原因所在。诊断由问题＋原因组成。

3. 制订教育计划　计划包括四方面内容：目标、内容、方法、评价。

（1）教育目标：教育目标应是具体的、可测量的、可观察到的改变，是健康教育的结果。

1）糖尿病教育目标可分为三类：①知（知识）：即对糖尿病基本知识的理解和接受，如疾病的危害、胰岛素的作用等；②信（态度）：即健康相关态度的形成或改变，如糖尿病病人接受疾病的事实，对自我保健的责任；③行（技能）：糖尿病病人胰岛素的注射、血糖自我监测等技能的掌握和运用能力（图 11-2）。

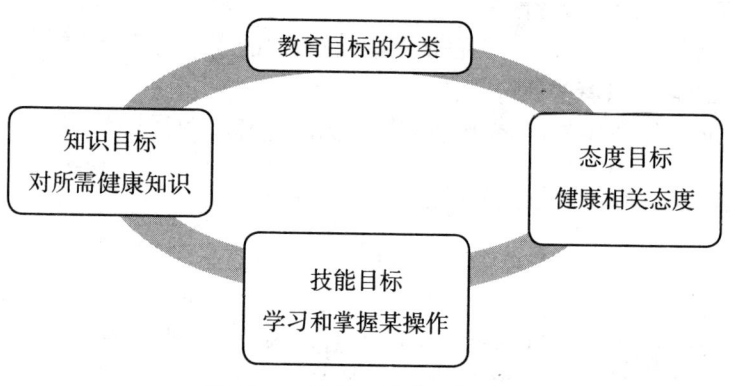

图 11-2　糖尿病健康教育目标

2）制订教育目标要考虑的因素：病人缺乏的知识、技能；病人的兴趣；病人的文化程度、接受能力；达成目标的困难程度；实现目标的先后顺序：短期目标、长期目标。

（2）教育内容：糖尿病治疗五驾马车，心理治疗等。

（3）教育方法：一对一教育、专题讨论、小组讲座、角色扮演、示范法、网络教育法等多种形式。

（4）效果评价：分为短期结果、中长期结果评价二种。

1）评价方法：观察法、提问法、问卷调查法、访谈法等。

2）评价内容：学习需要的评价、教学方法的评价、计划目标的评价、知识行为的评价、教学质量的评价。

二、计划的实施

实施教育计划应注意的几个问题：

（1）注重信息的双向沟通。

（2）适当重复重点内容，以不同方式加以强化。

（3）使用适宜的教育辅助材料。

（4）适当组织开展集体学习，利用群体动力，提高教育效果。

（5）充分体现教育者的诚意，缩短医患距离，取得合作。

三、计划的评价

计划的评价包括三部分：

（一）教育过程的评价

是否按计划对病人实施健康教育，教育目标是否准确，教育的方法、内容及材料是否适用。

（二）对病人的评价

评价病人学习效果，即在知、信、行方面的变化及其变化的程度。

（三）对教育者的评价

评价病人对医护人员健康教育质量的满意度。

四、糖尿病护理健康教育指南

建立 2 型糖尿病护理健康教育指南的目的是向社区健康人群或病人提供有关糖尿病发病防治的基本知识和技能。通过贯彻与推广指南，使我国糖尿病防治规范化，降低糖尿病发病率，提高糖尿病病人生活质量，从而使中国 2 型糖尿病的整体达标率提高。

（一）疾病特点及主要症状

1. 疾病特点　2 型糖尿病病人占全部糖尿病病人的 90% 左右，其患病率急剧增加，发病年龄年轻化；多数 2 型糖尿病起病缓慢，半数无任何症状，血糖升高但未达到糖尿病诊断标准者大量存在；农村城市化使糖尿病患病率增加。近年来，儿童 2 型糖尿病患病率迅速增加，值得关注。

2. 主要症状　2 型糖尿病病人早期多无症状，病人也无任何不适。早期诊断糖尿病的关键是提高对糖尿病的警惕性和加强对高危人群的筛查工作。糖尿病主要症状有：

（1）三多一少：食量明显增加，而体重下降，伴多饮多尿。

（2）尿路感染：尿频、尿急、尿痛症状。

（3）胆道感染：糖尿病伴发胆囊炎的发病率甚高，而且可不伴有胆石症，有时胆囊会发生坏疽及穿孔。

（4）手足麻木：糖尿病可引起末梢神经炎，出现手足麻木、疼痛以及烧灼感等，也有的人会产生走路如踩棉花的感觉。

（5）视力下降：糖尿病可引起白内障，导致视力下降。

（6）皮肤瘙痒：皮肤瘙痒往往使人难以入睡，特别是女性阴部瘙痒更为严重。

（7）排尿困难：男性病人出现排尿困难者约为 21.7%。因此，中老年人若发生排尿困难，除前列腺肥大外，应考虑糖尿病的可能。

（8）腹泻与便秘：糖尿病可引起内脏神经病变，造成胃肠道功能失调，出现顽固性的腹泻与便秘，其腹泻使用抗生素治疗无效。

（9）有些糖尿病病人无明显糖尿病症状，而仅出现合并症的表现，如突然视物模糊、视力障碍，无原因的周身皮肤瘙痒或反复起疖子，女性病人外阴瘙痒，频繁尿路感染，后脚发凉，四肢麻木或疼痛，以及突然出现脑血栓、意识障碍及昏迷等。出现以上情况均应立即去就诊，以便及早诊断是否患有糖尿病。

（二）糖尿病的危险因素

1. 年龄增长

2. 家族史

3. 肥胖

4. 高血压与血脂异常

5. 体力活动减少及（或）能量摄入过多

6. 其他危险因素　既往有 IFG（空腹血糖异常）或 / 和 IGT（糖耐量受损）、心脑血管疾病史、巨大胎儿分娩史、低出生体重儿分娩史、吸烟。

（三）糖尿病的并发症

1. 慢性并发症

（1）大血管病变包括心血管疾病、脑血管病。

（2）微血管病变包括糖尿病眼病、糖尿病肾病、糖尿病足。

（3）其他：糖尿病与高血压、血脂紊乱；糖尿病与胃肠病；糖尿病与性功能障碍；糖尿病与感染（包括口腔、呼吸系统、皮肤、泌尿系统等）。

2. 急性并发症

（1）酮症酸中毒及昏迷。

（2）糖尿病非酮症性高渗状态。

（3）乳酸性酸中毒。

（4）糖尿病低血糖症。

3. 糖尿病的诊断　有糖尿病症状（典型症状包括多饮、多尿和不明原因的体重下降）加随机血糖（指不考虑上次用餐时间，一天中任意时间血糖值）≥ 11.1mmol/L（200mg/dl）；或空腹血糖（空腹至少 8 小时）≥ 7.0mmol/L（126mg/dl）；或葡萄糖负荷后 2 小时血糖（葡萄糖负荷是指以 75 克无水葡萄糖或 82.5 克含 1 分子水葡萄糖为负荷量，溶于水内口服）≥ 11.1mmol/L（200mg/dl）。

4. 糖尿病用药指导　糖尿病人用药有着高度的个性化，针对不同的病人药物治疗的方案不同，要充分体现治疗的个性化。

（1）强调药物治疗是建立在饮食和运动治疗的基础上。

（2）初步了解药物的名称、剂量、使用方法、主要副作用，如达美康、优降糖、美迪康等。

（3）提高治疗的依从性，严格遵医嘱执行，不随意增减药量。

（4）指导胰岛素的管理与使用：如胰岛素的贮存、注射方法、胰岛素注射的注意事项等。

5. 足部及伤口护理 糖尿病足是许多国家病人截肢的首位原因，约有5%~10%糖尿病病人有不同程度的足溃疡，1%的糖尿病病人因足部问题截肢。糖尿病病人的截肢率是非糖尿病病人的15倍，所以做好足部护理对糖尿病病人来说尤为重要。

（1）每天检查双足、并定期进行糖尿病慢性并发症的筛查。

（2）日常生活中选择合适的鞋和袜：选择合适尺码的鞋，尽量不穿尖头鞋、高跟鞋，鞋底要平软，穿鞋以前要看看鞋内有否异物。袜子宜选择棉质、柔软的材料，及时更换，保持袜子的柔软性。

（3）保持足部清洁、干燥，防止烫伤；洗脚前先用手试水温，每日用温水（39℃~40℃）泡脚20分钟，用柔软毛巾轻轻擦干足部皮肤，特别是趾间，勿用力搓揉；修剪趾甲时要注意不要剪得过短。

（4）禁止赤足行走以划伤皮肤。

（5）戒除不良的生活方式如吸烟等。

（6）定期看医生，足部出现红、肿、热、痛及化脓时应及时就诊，不要在家自行处理。

6. 糖尿病饮食管理

（1）影响血糖的因素：碳水化合物的数量、糖的种类（葡萄糖、蔗糖、果糖、乳糖）、淀粉种类（直链、支链、抗性）、食物的加工方法（淀粉分解水平、颗粒大小）、食物的混合成分（脂肪、蛋白质、植酸、草酸）。

（2）糖尿病病人饮食安排

1）一日至少三餐，使主食及蛋白质等较均匀地分布在三餐中，并定时定量，一般按1/5、2/5、2/5分配或1/3、1/3、1/3分配。

2）注射胰岛素或口服降糖药易出现低血糖者，可在正餐中匀出小部分主食作为两正餐之间的加餐。

3）睡前加餐除主食外，可选用牛奶、鸡蛋、豆腐干等蛋白质食品，因蛋白质转化成葡萄糖的速度较慢，对预防夜间低血糖有利。

（3）保持饮食均衡，每天的食谱要尽量包括4类基本食物，即谷类、蔬菜、肉和奶，多选用粗纤维食品，如糙米、全麦面包、麦片、水果及豆类；忌甜食如糖果、雪糕、甜饼、市售饮料、中西式点心，可食代糖物如氨基酸糖、健益糖、阿斯巴糖等；少用煎炸烹调方式及少吃动物脂肪，烹调时用植物油。

（4）总的热量摄入（即全天食物数量）按标准体重及活动强度计算：

1）理想体重的计算

理想体重（kg）= 身高（cm）–105。体重在 ±10% 以内均属正常范围，低于此值 20% 为消瘦，超过 20% 为肥胖。

2）目前国际上多用体重指数（BMI）来评估病人的体重以鉴别病人属于肥胖、消瘦或正常。WHO 建议 BMI 以 18.5~22.9 为正常，< 18.5 属于消瘦，≥ 23 属于超重。

体重指数的计算方法（kg/m^2）：BMI= 体重（kg）÷ [身高（m）]^2

（5）进食水果后要减少主食的摄入量。采用食物交换份来进行替换，如少食 25 克的主食可换苹果、橘子、桃子 150 克，梨 100 克，西瓜 500 克等。水果应根据病情食用，一般应在全天碳水化合物的总量范围内使用。香蕉、西瓜、梨等含糖量高的水果不宜多食。

（6）限制饮酒：酒精可提供热量，一个酒精单位可提供 90 千卡的热量，相当于 360 毫升啤酒或 150 毫升果酒，或 40° 白酒 45 毫升。糖尿病病人应有节制地选择酒类，避免甜酒和烈酒，在饮酒的同时应适当减少碳水化合物的摄入。

7. 糖尿病运动指导

（1）糖尿病患者运动的益处

1）增强组织对胰岛素的敏感性。

2）动员肝糖原和肌糖原，消耗血糖。

3）加速脂肪分解，改善脂类代谢。

4）改善糖耐量，可以预防部分 IGT 发展成为糖尿病。

（2）以下情况不宜运动

1）病情控制不佳、血糖 >14mmol/L 或波动明显的。

2）有急性并发症或严重的慢性并发症伴有心功能不全、心律失常，且活动后加重。

3）合并各种急性感染。

4）频繁发生的脑供血不足者。

5）频发低血糖时。

（3）糖尿病运动方式：糖尿病运动采取有氧运动。

1）有氧运动：大肌肉群的运动，可消耗葡萄糖、动员脂肪、升高 ATP，并使心肺活动加强。有氧运动需要持续运动时间较长，需要氧。

2）有氧运动包括散步、慢跑、骑自行车、打太极拳等，其中快走最安全，易坚持，可作为首选方式。

（4）糖尿病运动的强度

1）运动强度可根据自身的感觉，如周身发热、出汗，但不是大汗淋漓、气喘吁吁，能说话，但不能唱歌即可。

2）糖尿病运动强度以"运动中的心率"来评定。运动中的目标心率（每分钟心跳次数）=[（220-年龄）-安静心率]+安静心率×50%。简单的方法为：运动中的目标心率=170-年龄。

（5）糖尿病运动处方

1）运动应在医生指导下进行，制订适合个性化的活动计划，如每周至少3次20~30分钟的有氧运动，如步行、慢跑、游泳、有氧体操等。

2）活动与锻炼宜在餐后1~2小时开始，避免发生低血糖，严禁在空腹时进行运动。

（6）糖尿病运动建议：

1）中国糖尿病防治指南建议：2型糖尿病运动要适量、经常性和个体化，以保持健康为目的的体力活动，每天至少30分钟中等强度的活动，如慢跑、快走、骑自行车、游泳等。

2）加拿大糖尿病学会临床实践指南：2型糖尿病患者每周有150分钟中等强度的有氧运动，分3天进行，应该鼓励糖尿病患者每周有3次阻力运动。

3）国际糖尿病联盟（IDF）关于2型糖尿病运动指南：推荐每天运动30~40分钟，每周3~5天。

4）美国运动医学学院推荐：每周多数天内运动20~60分钟。

8. 糖尿病心理护理

心理护理是从整体观念出发，通过病情观察进行身心护理。

（1）通过解释、说理、疏导、安慰等，进行支持性心理治疗，以帮助病人消除各种消极情绪反应。

（2）帮助病人对糖尿病基本知识的了解，消除不适当的预测、误解和错误信念，提高治愈疾病的信心。

（3）某些行为疗法技术可帮助病人遵从药物治疗和饮食控制计划，包括血糖自我监测、行为强化、行为塑造疗法等。

（4）平时多参加一些社交活动及适量的运动锻炼，这有助于改善心情。

（5）鼓励病人参加糖尿病专题讲座，了解糖尿病并发症的基本常识及应对措施，纠正错误认识及不良行为。

本 章 小 结

糖尿病健康教育与健康促进是糖尿病治疗的重要组成部分，是糖尿病病人建立科学生活方式的必要途径。成功的糖尿病管理涉及对病人进行疾病教育，饮食控制、运动、药物及病人的自我监测间的适当的平衡有利于达到良好的血糖控制。

　　糖尿病知识的教育，主要包括糖尿病的基本知识，让病人对疾病有正确的认识，包括糖尿病的诊断、糖尿病的治疗目标、糖尿病科学膳食方法及原则、糖尿病运动方式的选择、糖尿病科学生活方式的建立、糖尿病急慢性并发症防治、糖尿病的三级预防。

　　糖尿病家庭护理管理，包括血糖的自我监测、糖尿病家庭饮食管理、糖尿病家庭运动管理、糖尿病三级预防策略与方法等，着重指导糖尿病病人树立正确的生活方式，合理饮食、运动，保持健康的心理状态，以达到全面控制糖尿病、全面达标的目的。

　　糖尿病护理健康教育计划的实施是关系到糖尿病病人治疗成功的重要因素，在实施过程中要遵循病人健康教育程序的六个步骤。

　　制订糖尿病护理健康教育指南的目的是帮助社区人群和糖尿病病人了解疾病的发生、发展过程，掌握糖尿病预防管理知识、科学进行饮食和运动管理、建立良好的生活方式以及自我管理疾病与获取相关信息的途径。

（李　燕）

边 学 边 练

　　李某，女性，49岁，企业部门经理。4个月前开始自觉口渴、多饮，每日饮水量达2水瓶（约4000mL）。多尿，每日10余次，每次尿量均较多。近1个月来症状加重，并出现明显消瘦，体重减轻12kg。病人担心疾病严重影响日常生活来院就诊。门诊查随机血糖15.8mmol/L，尿糖（++++），收住院进行胰岛素强化治疗。病人吸烟史20年，每日一包左右；饮酒，每周约有4天赴宴；饮食不控制。如何为该病人提供护理健康教育？

一、护理健康教育评估

　　1. 学习需求　病人正处于中年时期，对如何确诊糖尿病、如何立即进行治疗、治疗方法的选择有很强的学习欲望。

　　2. 学习能力　思维和接受能力强，有查看科普书的嗜好。

　　3. 心理适应度　担心疾病的发展及预后，害怕影响其工作，处在心理适应期。

　　4. 社会关系　夫妻关系和睦，1个儿子在外地上大学，经济状况良好，有慢性病医疗保险。

　　5. 生理因素　尿量多，影响睡眠和休息；消瘦影响病人的生活质量。

二、护理健康教育诊断

　　（1）潜在并发症，如糖尿病足、感染，与糖代谢紊乱有关。

（2）知识缺乏与未接受系统糖尿病知识教育有关。

（3）焦虑与担心疾病影响工作，缺乏相关知识有关。

三、护理健康教育目标

1. 教育目标　帮助病人掌握糖尿病基本知识，保持良好的心情，建立健康科学的生活方式。

2. 学习目标

（1）两天能正确演示胰岛素的使用、血糖仪的操作，正确进行监测记录。

（2）一周内能陈述糖尿病药物治疗、饮食管理、科学运动的方法及注意事项。

（3）出院时能掌握科学的生活方式，坚信能改变日常生活中的不良习惯。

四、护理健康教育计划

1. 确定教育诊断优先次序　分阶段执行教育计划，根据诊断依次提供以下计划：

（1）胰岛素应用的护理。

（2）糖尿病饮食管理原则。

（3）糖尿病运动方法的选择、运动量的评估、运动的注意事项。

（4）指导科学的生活方式。

2. 教育方法选择

根据对病人的评估，选择适合病人的学习方式，采用语言教育法、文字教育法、实践教育法和影像教育综合方法。

（1）安排病人参加糖尿病课程。

（2）对阅读资料不理解的护士进行解读。

（3）护士演示胰岛素的使用方法。

（4）与病人共同讨论饮食和生活方式的调整。

（5）学习资料的获取，向病人推荐有关糖尿病基本知识的书籍、杂志等。

五、护理健康教育计划的实施

（一）时间安排

糖尿病护理是一个复杂的过程，技能操作多，指导内容多，可从以下几方面考虑：

（1）护士利用治疗间期进行技能指导，如胰岛素使用方法及注意事项、血糖监测方法等。

（2）利用进餐时间进行科学饮食管理的指导。

（3）安排在下午家属探视的时间。

（二）实施准备

1. 地点　病房示教室或健康教育室。

2. 教具　胰岛素注射用品、食物模型、血糖仪、运动器械等。

3. 指导内容　进行有针对性的教育，根据健康教育诊断可以提供以下具体的教育内容：

（1）胰岛素应用的护理：通过演示，指导病人掌握正确的注射部位，讲授胰岛素的保存方法等知识。

（2）低血糖的护理：低血糖的症状、急救处理等。

（3）糖尿病的饮食指导：包括食物模型进行饮食交换、升糖指数、糖尿病的科学膳食原则的指导等。

（4）科学的生活方式：教育烟、酒等控制原则，糖尿病病人如何应对节日、旅游，如何保持心理健康的方法等。

六、护理健康教育评价

（一）目标的达成

通过一系列的糖尿病健康教育活动，完全达到预期目标，使病人能正确使用胰岛素，进行血糖的自我监测，坚持科学的膳食和运动。

（二）评价方法

采用观察法和提问法、行为观察、技能演示、代谢指标的测量（血糖、糖化血红蛋白、血脂、血压等）等进行评价。

（三）教育效果

采用形成评价、过程评价使教育过程顺利进行，达到最终的知识接受、行为改变、态度建立，保持良好的心理状态；病人基本能胜任自己的社会和家庭角色，激发病人治疗、生存和学习的信心，提高生活质量。

练 习 题

【简答题】

1. 如何为糖尿病病人制订护理健康教育计划？

2. 简述糖尿病血糖达标的标准。

3. 糖尿病三级预防的策略是什么？

【选择题】

1. 病区收治了一位 2 型糖尿病患者，责任护士制订个性化教育方案时

就进行教育需求的评估，评估内容包括

  A. 有无疾病或健康问题的知识水平

  B. 有无学习的动机

  C. 教育对象的学习能力

  D. 环境因素对教育对象的影响

  E. 以上均是

 2. 王女士，45 岁，近期血糖控制稳定，来糖尿病中心进行教育咨询。该患者自购血糖仪，医生嘱咐他进行自我血糖监测，教育者应制订的血糖监测方案是

  A. 每月监测 1~2 天（4~7 次 / 天）

  B. 可暂停监测，出现症状时测血糖

  C. 每天监测 4 次

  D. 每次监测时以空腹血糖为主

  E. 以上均是

 3. 张先生，60 岁，5 月份确诊为 2 型糖尿病，糖尿病教育者为其制订了教育计划并进行了实施，两个月后来门诊复查，教育者针对制订的计划对病人进行了评价，评价应从包括

  A. 学习效果，即在知、信、行方面的变化及其变化的程度

  B. 以病人的血糖测定记录作为评价标准

  C. 通过病人的表述进行评价

  D. 以知识掌握情况进行评价

  E. 以上都是

 4. 刘先生，40 岁，近期体重增加，自己感觉疲劳、乏力来糖尿病中心咨询自己是否为糖尿病，教育者向其介绍了糖尿病的危险因素，主要有

  A. 家族史

  B. 肥胖

  C. 高血压和血脂异常

  D. 体力活动减少及（或）能量摄入过多

  E. 以上都是

 5. 张女士，55 岁，确诊糖尿病一年，由于工作原因平时饮酒多，血糖控制差，糖尿病教育者对其进行一对一指导，指出糖尿病患者可以少量饮用啤酒的情况是

  A. 血糖波动较大

  B. 血脂控制不好

  C. 在服药或胰岛素应用的情况下

D. 在血糖血脂控制良好的情况下，并且减去相应的热量

E. 无特别要求随意饮用

6. 关于糖尿病饮食，病人常存在下列问题，也是糖尿病教育者必须注意的问题。以下描述错误的是

A. 饮食治疗是糖尿病综合治疗中最基本的措施

B. 已服用药物和胰岛素治疗的患者不必进行饮食治疗

C. 饮食治疗可纠正已发生的代谢紊乱

D. 饮食治疗可减轻胰岛 B 细胞负荷

E. 饮食治疗必须坚持，贯穿治疗全过程

第十二章

肿瘤与护理健康教育及健康促进

【学习目标】完成本章学习后，学生应该能够

识记：1. 熟记恶性肿瘤三级预防方法与措施。

2. 描述肿瘤病人家庭护理管理的基本内容。

理解：1. 阐述制订恶性肿瘤护理健康教育计划的策略。

2. 解释恶性肿瘤的健康教育活动实施方法。

运用：1. 学会制订恶性肿瘤健康教育计划。

2. 叙述肿瘤病人及家属的健康教育内容。

　　肿瘤是人体正常细胞在发育过程中在不同因素长期作用下出现过度增生、分化而形成的新生物，通常形成肿块。肿瘤包括良性肿瘤和恶性肿瘤两类，恶性程度介于两者之间的称为"交界瘤"。其中恶性肿瘤，目前已有200多种类型，是当今人类三大主要死亡原因之一，也是世界上所有国家面临的一个重大健康问题。经常性地强化健康教育，通过健康促进干预措施可以改变社区人群行为危险因素水平，及时发现肿瘤的早期症状，做到早发现、早诊断、早治疗，可以降低肿瘤的发病率和死亡率。本章着重阐述对人类健康危害较大的恶性肿瘤的健康教育与健康促进。

第一节　肿瘤的流行病学特征与主要危害

　　恶性肿瘤（Malignant neoplasm）也称癌症（Cancer），是控制细胞生长增殖的机制失常而引起的疾病。癌细胞除了生长失控外，还会局部侵入周边正常组织甚至经由体内循环系统或淋巴系统转移到身体其他部分。

一、流行病学特征

　　人类受肿瘤危害的历史已经很久，据2012年资料表明，当今世界每年恶性肿瘤的新发病人数已经超过1200多万人，死亡人数超过760万，中国的情况则更为严峻。《2012中国肿瘤登记年报》数据显示，我国每六分钟就有一人被确诊为癌症，每天有8550人成为癌症病人，每7~8人中就有一人死于癌症，每年新发癌症病例约350万，因癌症死亡约250万。

　　我国大规模的恶性肿瘤死亡及发病调查数字表明，各地的恶性肿瘤发病率不完全一致，有地理分布特色。常见的恶性肿瘤有：肺癌、胃癌、食管癌、肠癌、肝癌、宫颈癌、乳腺癌、白血病、恶性淋巴瘤、鼻咽癌十大肿瘤。其中以肺癌、胃癌、食管癌、肝癌、乳腺癌、宫颈癌最为多见，约占全部恶性肿瘤的 70%~80%。城市居民中肺癌发病居首位，其次为肝癌、胃癌、结直肠癌、食管癌；在农村居民中肝癌居第一位，其次为肺癌、胃癌、食管癌、结直肠癌。我国男性恶性肿瘤发病前五位肿瘤（占 86%）分别为：肺癌、胃癌、肝癌、结直肠癌、食管癌。我国女性恶性肿瘤发病前五位肿瘤（占82%）分别为：乳腺癌、肺癌、胃癌、结肠直肠癌、宫颈癌。

二、危险因素与疾病特点

（一）发病的危险因素

　　引起恶性肿瘤的危险因素可分为行为及生活方式、环境理化因素、社会心理因素、药物因素、病毒因素、自体因素等七类。

　　1. 行为及生活方式　吸烟与多种癌症的发病有关，其中与肺癌的关系最为密切。吸烟可使肺癌死亡率增加 10 倍以上，且吸烟年龄愈早，吸烟量愈大，发生肺癌的危险性也愈大。吸烟除导致肺癌外，还可引起口腔、咽、喉、食管、胰腺、膀胱等器官的癌症；饮酒与口腔癌、咽癌、喉癌、直肠癌有关；饮酒又吸烟者可增加某些恶性肿瘤的危险性；经常食用腌制食品、咸菜等是胃癌的危险因素；黄曲霉菌污染的米、麦、玉米、花生、大豆等能产生黄曲霉毒素，有致癌作用。

　　2. 环境理化因素　世界卫生组织指出，人类恶性肿瘤的 80%~90% 与环境因素有关，其中最主要的是环境化学因素。目前已证实可使动物致癌的理化因素有 100 多种，对人类有致癌作用的多达 30 余种。城市大气污染物苯并芘与肺癌发生有密切关系，约有 10% 的肺癌病例是接触大气污染（包括与吸烟的联合作用）引起的；电离辐射可引起人类多种癌症，如急性和慢性粒细胞白血病、多发性骨髓瘤、恶性淋巴瘤、肺癌、甲状腺癌、乳腺癌、胃癌、肝癌等。

　　3. 社会心理因素　独特的感情生活史可导致癌症的发生。家庭的不幸事件，工作学习过度紧张，不协调的人际关系，儿时的父母早亡、离异，成年后的再遭挫折、丧偶、事业失败，悲哀和持续性精神压力引致绝望等，都是导致癌症的重要社会心理因素；个体的性格特征与恶性肿瘤也有一定关系，多愁善感、精神抑郁、易躁易怒、沉默寡言、对事物态度冷淡、性格孤僻，长期处于孤独、矛盾、失望、压抑状态，是促进恶性肿瘤生长的重要因素。

4. 药物因素 雌激素的长期使用可致阴道癌、子宫颈癌；砷剂可致皮肤癌；放射性核素、药物碘、过多地接触磷等可引起急性髓细胞性白血病；长期服用非那西汀会诱发肾盂病变；氯霉素会导致再生障碍性贫血，也是白血病的前期病变；环磷酰胺虽可治疗癌症，但也可诱发白血病、乳腺癌、膀胱癌等。

5. 职业因素 与职业有关的危险因素有电离辐射、紫外线、化学致癌物等。常见的已被确认的职业致癌因素，如理发店染发膏中的氨和二噁英具有致癌作用。

6. 病毒因素 目前认为与人类肿瘤可能有密切关系的是乙型肝炎病毒（原发性肝癌）、人类疱疹病毒（淋巴瘤、鼻咽癌）和单纯性疱疹病毒Ⅱ型、人类乳头瘤病毒（宫颈癌）。

7. 自体因素 在肿瘤形成过程中内部因素起到很大的影响，它包括：

（1）免疫功能低下：临床研究的资料证明，人体对肿瘤有免疫能力，有不少病人可以长期带瘤生存而不恶化，当机体的免疫功能受到抑制或损伤时，肿瘤的发生率提高，生长加速，并容易转移。

（2）内分泌紊乱：内分泌紊乱对某些肿瘤的发生、发展有一定的作用。临床观察资料表明，内分泌紊乱与甲状腺癌、乳腺癌、宫颈癌、卵巢癌等发生有关。

（3）遗传因素：遗传因素对人体肿瘤的直接影响尚无定论。到目前为止，在人体肿瘤中，只有视网膜母细胞瘤、肾母细胞瘤、神经纤维瘤病以及结肠息肉综合征被认为有明显的遗传倾向。

（二）疾病特点

1. 发病呈上升趋势 由于人们不良的生活习惯、自然生态平衡的破坏、环境污染加剧、人口老龄化到来等因素，导致人群恶性肿瘤发病的危险性增加。世界卫生组织公布2030年最常见死因预测报告，称在未来一百年里，癌症将继续位居人类"夺命杀手榜"首位。

2. 病变侵犯范围广 人体几乎每个部位都有可能遭受恶性肿瘤侵害，并且肿瘤不像病毒，不是体外入侵者，它的成分和正常组织一样，因此机体无法对它进行识别免疫。最终恶性肿瘤细胞使人体内的营养物质被大量消耗，同时还能释放出多种毒素，使人体产生一系列症状。

3. 预后欠佳 恶性肿瘤如果发现或治疗不及时，可转移到全身各处生长、增殖，破坏组织、器官的结构和功能，引起坏死出血合并感染，最后导致人体食欲不振、消瘦、无力、贫血、发热及脏器功能受损、衰竭而死亡。

4. 预防和治疗周期长 世界卫生组织（WHO）认为40%以上的恶性肿瘤是可以预防的。恶性肿瘤的发生是机体与外界环境因素长期相互作用的结果，肿瘤预防应该贯穿于日常生活中并长期坚持。人类在征服肿瘤的过程中，已认识到真正战胜恶性肿瘤，主要应该从两个方面入手：一是肿瘤是怎样发生的，也就是对病因学的研究，从而采取有效的预防。二是早期发现肿瘤，从而采取有效的治疗。现在看来，绝大多数恶性肿瘤的治疗还只停留在延长病人的生存时间和提高生存质量方面，治愈恶性肿瘤还未取得突破性进展。

三、主要危害及后果

恶性肿瘤由于分化不成熟，生长快，浸润破坏器官的结构，引起功能障碍，并可发生转移，因而对机体的影响严重。

1. 破坏原发组织器官的结构和功能　主要表现为局部压迫和阻塞症状，如食管癌肿可以堵塞食管，造成病人吞咽困难；肝癌由于肝细胞破坏和肝内胆管阻塞，可经起全身性黄疸。

2. 侵袭破坏邻近器官　肿瘤可因浸润、坏死而并发出血、穿孔、病理性骨折及感染。组织坏死可导致自然管道之间的瘘管形成（如食管癌的食管气管瘘）；胃肠道癌的穿孔可导致急性腹膜炎。

3. 坏死、出血、感染　恶性肿瘤生长迅速，癌组织常常因为供血不足而发生坏死。如果癌变组织侵犯血管，可引起出血，如鼻咽癌病人往往有鼻衄（即鼻出血）。肺癌病人常常合并肺部感染。

4. 疼痛　由于癌组织压迫或侵犯神经，可引起相应部位的疼痛，如晚期肝癌、胃癌都有剧烈疼痛。另外，癌症继发感染后，也可以引起疼痛。

5. 恶病质　是恶性肿瘤晚期对人体的影响，此时机体出现严重消瘦、无力、贫血和全身衰竭的状态，临床上称为恶病质，它可导致病人死亡。这种恶病质机制尚未完全阐明，可能由于进食减少、出血、感染、发热或因肿瘤组织坏死所产生的毒性产物等引起机体的代谢紊乱所致。此外，恶性肿瘤所致的顽固性疼痛、肿瘤快速生长消耗大量营养物质等，也是导致恶病质的重要因素。

第二节　肿瘤的预防与健康教育策略

一、意义和作用

肿瘤的发病与人们的生活习惯、生活方式、社会心理因素密切相关，肿瘤病人的心理状态、社会支持系统、恰当的选择康复方式，直接关系到疾病的预后和生活质量。肿瘤健康教育主要方法是面对面的教育（常用于高危人群）和利用媒体教育（常用于社区人群）。对肿瘤病人进行面对面咨询可提高他们的健康知识、技能、自信心和配合治疗的依从性，提升肿瘤病人生存期和生活质量。对于大众的健康教育可通过各种途径和宣传，以提高大众对肿瘤的认识，了解肿瘤的发病因素、危害以及预防知识，从而改变不健康的生活方式、减少危险行为，从而促进人群发病率的降低。

二、护理健康教育内容

（一）肿瘤的预防

健康教育内容包括：①坚持运动。体育活动可增强体质，提高身体抵抗力；②合理饮食。食物营养应均衡，不偏食、不专吃同一种食品；不吃过咸、过热、烧焦和霉变的食物，少吃腌制食物；多吃含有适量维生素 A、维生素 C、维生素 E 的食物，如动物肝脏、牛奶、胡萝卜、蔬菜等；多吃富含纤维素的食物，如蔬菜、薯类、豆类等。③不吸烟、不酗酒；④不过度晒太阳；⑤避免精神刺激，保持心理健康和乐观的情绪。⑥避免过度劳累，保持身体清洁卫生。⑦降低家庭化学物品，如含磷清洁剂的暴露。避免接触染发剂等有害的化学物品。⑧定期进行体检。

（二）病人健康教育

1. 疾病特点及检查　包括恶性肿瘤疾病进展过程；恶性肿瘤的危险因素、癌症主要并发症、诊断性检查的意义、检查的过程及检查过程可能出现的并发症、检查前的准备。

2. 疾病治疗　包括治疗计划及意义，如早期根治、晚期延长生命及提高生存质量等；治疗的方法，如手术、化疗、放疗、综合治疗；根据病人的心理承受能力，适当让病人了解病情；强调保持良好精神和心理状态的重要性；强调病人和家属参与计划制订和实施的重要意义。

3. 用药指导　包括药物与其他治疗联合使用的注意事项，如药物与放疗、西药与中药、食物与药物的相斥或协同作用；化疗药物的反应及应对方法，如脱发、恶心、呕吐、免疫力下降、感染等。

4. 疼痛自我管理　包括疼痛控制的重要性和疼痛控制的不同方法；麻醉止痛药使用方法，如三阶梯用药法、镇痛泵等；非药物止痛的方法，如放松疗法、认知疗法等。

5. 营养与饮食　包括自我评估营养水平情况；根据医嘱执行饮食计划；寻找最佳的健康饮食和合理膳食方法。

6. 活动与锻炼　包括可采用的活动项目，如骑自行车、散步、慢跑、打太极拳等。活动适宜的时间，即 10~60 分钟或根据医生指导。运动量的多少应参考运动时的心率，活动的适宜心率 = 170 - 年龄。要遵照医生的要求制订固定的日常活动计划，避免劳累。

7. 生活方式和行为调整 包括强调健康生活方式的重要意义；保持良好的心理状态，如控制情绪、适应环境、改变个性等；建立良好的日常生活及起居习惯，如心情愉快、注意饮食卫生、适度活动、保证充足睡眠和休息、保持大便通畅、生活有规律、忌烟与限酒。

8. 疾病家庭管理 包括制订家庭治疗计划；强调进行自我卫生保健和感染控制的重要意义；出现严重的症状和体征应迅速通知主管医生或护士；适当求助社区和临终医院的帮助和获取亲友、单位或社会团体的支持等。

9. 自我监管与复诊 包括教会病人如何针对疾病进行自我管理；与病人共同回顾治疗计划及实施情况；强调定期复诊、遵守治疗计划；对主要症状进行记录，妥善保管病历卡；强调病人保持连续性治疗和达到有效治疗目标的重要性。

10. 调整心态应对压力 包括确认病人心理状态；寻求病人的社会支持系统共同参与；集体心理治疗；个体心理辅导等。

三、肿瘤病人家庭管理

肿瘤病人康复期的家庭护理对治疗的效果和早日康复都有着非常重要的意义，包括身体恢复和精神恢复两个方面，是巩固各种治疗的延续。康复期家庭管理应注意以下几点：

1. 生活有规律 告知病人既不要长时间卧床，也不要过度劳累。作息时间、学习、娱乐都要遵循规律。规律的生活可使机体处于正常的工作状态，可以降低或延缓肿瘤的复发、转移。

2. 注意调节饮食 在康复期要设法为病人增加食欲，饭菜要清淡可口、荤素搭配、粗精兼食，既不能单调乏味又不可过于油腻，以易消化吸收为宜。进食环境要轻松，使人心情愉快。不偏食、不过多忌食，更不要暴饮暴食。

3. 注重情绪调理 病人要保持精神饱满、情绪乐观，生活安排得丰富多彩，为尽快重返工作岗位创造条件。如果精神上高度紧张，情感上过于脆弱，情绪波动等都会引起寝食不安、身体抗病能力下降，导致病情恶化。

4. 适当体育锻炼 告知病人要进行适当的体育锻炼，增强体质和抗癌能力。可根据自身体质情况或依据医嘱，选择活动项目。运动量要适宜，以不感到疲劳为度。

5. 康复治疗与复查 病人应根据身体情况，按医生建议参加门诊或社区的康复治疗，并遵医嘱定期复查。复查的时间应根据医生意见而定，如出现出血、消瘦、梗阻症状、发热、疼痛、肿块等异常情况应随时就诊。

6. 注意并发症治疗 由于肿瘤病人一般体质较弱，往往伴有并发症，如上呼吸道感染、肺炎、肠炎、糖尿病和心脑血管疾病等，在家庭康复中要积极治疗这些疾病，为全面康复创造有利条件。

7. 疼痛的管理

在恶性肿瘤病人的自觉症状中，疼痛的发生率最高，其中30%~50%有不同程度的疼痛，60%~90%的晚期病人会发生中、重度疼痛。

（1）正确对待止痛剂：由于病人及家属对麻醉药的药理作用缺乏了解，担心使用麻醉药会出现精神依赖，因而对麻醉药怀有恐惧心理。现代医学主张，恶性肿瘤病人不必忍痛，可根据医嘱或医生建议采取有效的止痛措施，设法解除痛苦，提高生存质量。

（2）疼痛管理：①正确评估疼痛：内容包括疼痛的程度、部位、性质、发作情况及并发症等。在评估疼痛时，除了身体因素外还必须注意心理、社会及经济等诸因素的影响，与医务人员一起制订合理的疼痛治疗方案。②准确、及时地给药并观察止痛药物的效果及副作用，改变病人对药物副作用及耐受性的错误认识。③给病人以安慰、解释及鼓励，使其从精神上摆脱对疼痛的恐惧、增加对生活的希望。

（3）自我放松控制疼痛：疼痛除了给予止痛药物治疗外，还可以运用非药物治疗的方法，即呼吸放松法、渐进性肌肉松弛法、自身调节法、想象法以及分散注意力、按摩、自我催眠法等。这些方法不仅可以缓解疼痛、防止疼痛加剧，而且在疾病的康复过程中，对有效地消除焦虑、帮助病人改善睡眠质量、充分休息、尽快恢复体力都很有效。

四、预防管理策略与措施

癌症并不可怕。世界卫生组织（WHO）提出，只要做到"三早"，1/3的肿瘤患者能够治愈，1/3的肿瘤患者能够长期生存，剩下的1/3也能得到临床明显的改善。

（一）一级预防

一级预防也称病因预防，指促进健康及减少危险因素。这第一道防线的作用是促进一般人群形成健康的生活方式，减少接触环境中的有害因素，以此来尽可能避免肿瘤的发生。也就是说，一级预防是以预防癌症的发生为目标，而不是通过治疗来消除肿瘤。

1. 目标　防止癌症的发生。

2. 任务　包括研究各种癌症病因和危险因素，针对化学、物理、生物等具体致癌、促癌因素和体内外致病条件，采取预防措施；并针对健康机体，采取加强环境保护、适宜饮食、适宜体育，以增进身心健康。对个人，这是0期，是重要的"防患于未然"时期。

3. 措施

（1）改变生活方式预防癌症的发生。

一是控制吸烟，预防癌症；二是调整膳食结构，改变不良饮食习惯；三是节制饮酒，预防癌症；四是尽量避免暴晒，减少皮肤癌的发生；五是要坚持锻炼身体，保持乐观的情绪。

（2）加强职业防护和环境保护。

（3）控制生殖因数相关的肿瘤高危因素。

（4）进行免疫接种。

（二）二级预防

二级预防又称临床前预防、"三早"（早期发现、早期诊断、早期治疗）预防。

1. 目标　防止初发疾病的发展。

2. 任务　包括针对癌症症状出现以前的潜在或隐匿的疾患，采取"三早"措施，以阻止或减缓疾病的发展，恢复健康。

3. 措施

（1）对常见肿瘤的普查。

（2）健康体检，肿瘤自检。

（3）对癌前状态及病变的预防，是肿瘤早期发现的重要途径之一。

（4）普及肿瘤早期"危险信号"知识。

（三）三级预防

三级预防又称临床预防或康复预防

1. 目标　防止病情恶化，解除痛苦和促进功能恢复。

2. 任务　即对已经确诊的癌症病人进行积极的医学治疗，争取获得最佳疗效。即使是晚期病人，也可以帮助他们减轻痛苦，改善生活质量，延长生存期。

3. 措施

（1）多学科综合治疗：借助手术、放疗、药物和生物治疗、中医治疗、靶向治疗、内分泌治疗及近年来开发的新技术手段，提高肿瘤治疗的有效率。

（2）肿瘤的综合康复治疗：目的是减少因肿瘤及其治疗引起机体功能、心理和情感方面的缺陷，提高肿瘤病人的生活质量。

第三节　运用护理健康教育程序完成计划的实施

一、计划的设计

（一）评估与诊断

1. 评估教育需求　是实施教育的前提，评估内容包括：

（1）有无疾病或健康问题的知识水平。

（2）有无学习的动机。

（3）教育对象的学习能力。

（4）环境因素对教育对象的影响。

2. 进行教育诊断 根据评估取得的资料，找出教育对象主要存在什么问题及导致该问题的原因所在，做出由"问题＋原因"组成的教育诊断。

（二）制订护理健康教育计划

根据评估的结果，确定目标人群，即健康人群、高危人群、恶性肿瘤病人，为不同的人群设计健康教育的目标、内容、教育方法、评价，有针对性地进行干预措施。

1. 教育目标 教育目标应是具体的、可测量的、可观察到的改变，是健康教育的结果。

（1）恶性肿瘤教育目标：可分为三类：①了解知识：即对恶性肿瘤基本知识的理解和接受；②树立信念：即健康相关态度的形成或改变，如糖尿病病人接受疾病的事实，对自我保健的责任；③掌握技能：糖尿病病人胰岛素的注射、血糖自我监测等技能的掌握和运用能力。

（2）制订教育目标要考虑的因素：目标人群缺乏的知识、技能、兴趣爱好、文化程度、接受能力；达成目标的困难程度；实现目标的先后顺序：短期目标、长期目标。

2. 教育内容 恶性肿瘤的危险因素、高危人群、疾病早期信号、三级预防方法、疾病治疗、家庭康复知识。

3. 教育方法 一对一教育、专题讨论、小组讲座、角色扮演、示范法、网络教育法等多种形式。

（三）教育效果评价

1. 评价内容 健康教育的组织网络、学习需要的评价、教学方法的评价、计划目标的评价、知识行为的评价、教学质量的评价。

2. 评价方法 通过观察法、提问法、问卷调查法、访谈法查阅宣教档案、随访等方法进行评价。了解人们对肿瘤防治的知晓率；为社区人群建立健康档案，并通过随访，了解肿瘤病人生存期和生活质量情况；流行病学的调查统计可以监测人群中肿瘤的发病率和死亡率是否下降。

二、肿瘤护理健康教育指南

建立肿瘤病人的护理健康教育指南的目的是向社区健康人群或病人提供有关肿瘤的病因、高危人群、早期危险信号、治疗指导、三级预防与健康教育等方面的知识。指南内容如下：

（一）病因

恶性肿瘤是外环境作用和人体内环境变化的结果。致癌物质可分化学因素、物理因素、生物因素三大类。不良生活方式、遗传因素都可导致恶性肿瘤的发生。

（二）高危人群

1. 具有家族遗传因素人群　许多常见的恶性肿瘤往往有家庭聚集现象。这些具有家庭遗传性的恶性肿瘤，往往发病年龄早，且有多发现象。当家里有人患恶性肿瘤时，其他人都应该做相关检查，如乳腺癌。

2. 有不良嗜好的人群　如长期吸烟、喜食过热饮料或过于刺激食物、常吃腌制食物的或过量酗酒、吸烟者。

3. 与癌相关的慢性病　长期患有慢性胃炎，尤其是萎缩性胃炎；子宫颈炎、宫颈糜烂者；乙型、丙型肝炎者；慢性皮肤溃疡者。这些疾病后期可能会恶变。

4. 职业易感人群　长期接触医用或工业用辐射线的人群，接受超剂量照射后易患白血病。长期接触石棉、石材、橡胶、塑料、玻璃丝等人群易患间皮瘤。长期吸入工业废气，空气污染严重地区的人群，易患肺癌。

5. 个体特殊易感人群　如精神长期处于抑郁、悲伤、痛苦、焦虑、自我克制的人群，易患疾病甚至是恶性肿瘤。

（三）肿瘤的早期危险信号

WHO 提出了恶性肿瘤的"十个"早期征兆提醒公众注意。例如身体出现硬结或肿块；食道有异物感；持续性消化不良；干咳或痰中带血；原因不明的大便带血；无痛性血尿；不规则阴道出血；久治不愈的溃疡；原因不明的体重减轻或低热等都是癌症的早期信号，如发生这些症状应高度警惕，立刻检查治疗。

（四）恶性肿瘤三级预防与健康教育

1. 健康人群教育　恶性肿瘤死亡率高。加强对健康人群的健康教育主要工作为一级预防，通过教育降低危险因素。

2. 高危人群教育　临床发现，每年新诊断的恶性肿瘤病人多数来自这一群体，因此对高危人群进行社区教育的主要内容是二级预防，帮助其克服危险因素，使之不成为癌症病人。根据不同类型恶性肿瘤其筛查指标不同。

定期进行身体检查，尤其是身体任何部位经久不愈的溃疡、肿块逐渐增大、不规则的阴道流血或分泌物增多、大便习惯改变或便血及无明确原因的消瘦等症状出现，应提高警惕，及早就诊，以便早发现、早诊断、早治疗。

3. 病人教育与指导

（1）树立治疗疾病信心：癌症病人的心理特征的突出的表现为恐惧、

焦虑和绝望。他们大多认为，癌症是不治之症，没办法治疗，因此，对医生提出的各种治疗方案都表示怀疑，同时有悲观情绪。科学研究证明，每个人都有一种超乎寻常的潜能，它一旦被激发出来，会产生意外收获，甚至出现奇迹。对病人来说，除了服从医生的治疗外，心理治疗也非常必要。可教会病人尝试以下几种心理疗法：

1）想象疗法：在放疗时，想象射线正在杀死自己体内的癌细胞；休息时，想象自己全身通畅，和正常人一样。

2）信心疗法：相信现代医学技术完全能治好自己的疾病，这样，心情状况及生活态度也会随之变得积极起来，身体的免疫力也会随之增强。

3）行为疗法：平时多听听音乐，以放松身心，但时间不宜过长，音量不宜太高；生活中多做些力所能及的事，以活跃身心。

4）运动疗法：多到室外参加一些自己喜爱的娱乐活动，如钓鱼、下棋、跳舞等，既锻炼了身体又愉悦了心情。

5）幽默疗法：多收听、收看一些幽默诙谐的喜剧段子，在笑声中摒弃杂念，达到忘我、忘形的境界。

6）发泄疗法：多与人聊天、沟通、交流经验等，在谈心中减轻思想负担，释放郁闷，消除顾虑。

（2）改变不良生活习惯：注意饮食营养的平衡，多摄入含维生素 C 的新鲜蔬菜、瓜果；食物加工要得当，粮食和食物、储存适当；注意饮食卫生，不食霉变、烧焦、烟熏、过度油炸等食物；不吸烟、不饮酒；适当休息，注意锻炼，保持乐观情绪和愉快的心情；讲究个人卫生，注意口腔卫生预防口腔癌；保证性器官卫生对预防生殖器官癌有重要作用；切忌滥用药物及放射线，尤其是妊娠期妇女的诊断性照射，以防止白血病、皮肤癌等；加强劳动保护、环境保护，减少或消除劳动和生活环境中的致癌因素。

（3）治疗期间病人的指导

1）化疗指导：①介绍知识：帮助病人正确认识癌症化疗的作用、副作用和解决的方法，消除恐惧心理，配合医生顺利完成治疗。②合理饮食：应少量多餐，避免过热、粗糙、酸、辣等刺激性食物，治疗前后 2 小时内避免进餐。③关注副作用，给予必要的处理，如定期检查血白细胞计数、鼓励病人多饮水，用药前后要常规检查心电图，观察病人的脉搏、心律变化等。④保持口腔卫生：长期服药，口腔可出现真菌感染，如点状白斑、溃疡等，应引起重视，妥善处理。⑤环境清洁：室内要保持干净、整洁，空气清新，经常开窗通风，被褥要经常拆洗和日光照射，以防继发感染。

2）放疗指导：①心理支持：及时掌握病人的思想状况，消除顾虑和紧张情绪。②保护照射野"标记"：放疗前医生会精确地为病人定照射部位，并画上红线，作为放射治疗标记，嘱病人切勿洗脱以免影响治疗效果。③饮食调理：以少量多餐为宜，忌烟酒，避免食用辛辣、煎炸等刺激性食物和过硬食物；鼓励病人多饮汤水，吃新鲜的水果和蔬菜。④照射野皮肤护理：射线照射后皮肤会发生不同程度的急性反应，表现为红斑、烧灼感、瘙痒、破损脱屑等；保持照射野皮肤清洁、干燥、防止感染；⑤头颈部放疗护理：口腔照射前，事先拿掉义齿，减少口腔黏膜反应；口腔黏膜照射后，唾液分泌减少，龋齿率增高，应嘱病人使用含氟牙膏，保持口腔卫生，多饮茶水；擤鼻涕、打喷嚏不要过于用力，勿用手挖鼻和刺激鼻咽黏膜。

3）手术后调养：①手术后活动：病人应适当进行散步、打太极拳等活动，切忌活动过度造成体力下降。②心理调适：为病人营造一个好的修养环境，使其有愉悦的心情，可引导病人将注意力集中在做感兴趣的事情上，如看书、听音乐、写字、画画、种花、养鱼等。③饮食：注意营养均衡，定时定量，饥饱适度，细嚼慢咽，多吃新鲜蔬菜水果，不能过分挑食偏食。④定期检查：手术后康复期间，应坚持定期对肿瘤标志物指数作动态观察，可作为治疗效果和疾病变化的评估依据，也可作为是否有恶性肿瘤复发和转移的追踪依据。

（4）出院后的家庭康复健康教育

1）坚持健康生活习惯：嘱病人生活规律，起居有常，注意休息和调适寒温。

2）保持心情愉快：坚持治疗，安心静养。

3）疼痛自我管理：教会病人非药物止痛方法，如放松训练、转移术，可缓解疼痛与恐惧。

4）培养兴趣爱好：引导病人经常听音乐、看书、看报、看电视，与人交谈、散步、体育锻炼、种植花草等，培养积极乐观的生活态度，积极配合治疗。

5）用药与复查指导：嘱病人坚持放疗和化疗，坚持服用遵医嘱服药，定期复查。

6）获取社会支持：鼓励参加社会支持组织，如康复组织及活动，正确对待疾病预后。

4. 病人家属的健康教育

（1）正确对待亲人患病：从医生那里了解病人的真实病情，协助医生选择最佳治疗方案，鼓励病人积极配合治疗，争取好的治疗效果。

（2）相信科学、合理治疗：以科学的态度对待疾病的治疗，忌乱投医、乱用药，以免贻误治疗时机。

（3）适当时机告知病情：根据病人的承受能力，逐步将病情告诉病人，调动其自身与疾病斗争的积极性。

（4）调整心态共同面对：家庭成员遇到困难或问题时要互相体谅、互相帮助；在病人面前，应和睦相处，争取创造良好治疗气氛，使病人不为家事而烦心劳神，专心地接受治疗。

（5）理解病人给予支持：病人由于疾病的痛苦，可能性情急躁、情绪不稳定，甚至会有一些过激行为。这时家属应给予谅解，耐心地做思想工作，稳定病人情绪，尽量减轻病人的痛苦，坚定病人同疾病抗争的信念。

（6）悉心照料鼓励病人：病人在治疗过程中容易出现食欲不好、恶心、呕吐等情况，家属应将饮食调配好，以利于病人康复；鼓励病人做一些力所能及的事情，如调理生活、参加文体活动和适当的工作等，都有利于病人的康复。

本 章 小 结

肿瘤的发病与人们的生活习惯、生活方式、社会心理因素密切相关。肿瘤病人的心理状态、社会支持系统、恰当的选择康复方式，直接关系到疾病的预后和生活质量。健康教育是恶性肿瘤防治的重要手段。

引起恶性肿瘤的危险因素可分为行为及生活方式、环境理化因素、社会心理因素、药物因素、病毒因素、自体因素七类。

世界卫生组织（WHO）提出，只要做到"三早"，1/3 的肿瘤患者能够治愈，1/3 的病人能够长期生存，剩下的 1/3 也能得到临床明显的改善。肿瘤的三级预防：①一级预防，促进健康及减少危险因素，尽可能避免肿瘤的发生；②二级预防，针对癌症症状出现以前的潜在或隐匿的疾患，采取"三早"（早发现、早诊断、早治疗）措施；③三级预防，防止病情恶化，解除痛苦和促进功能恢复，从而改善病人生活质量，延长生存期。

恶性肿瘤护理的健康教育与健康促进规划的设计包括，评估教育需求，明确教育诊断，制订护理健康教育计划，评价教育效果，针对健康人群、高危人群、患病人群及患病人群家庭实施健康教育策略。

（王撬撬　包家明）

边 学 边 练

李先生，48 岁，高三班主任，大学学历。慢性萎缩性胃炎病史十年，平素工作压力较大，常熬夜，饮酒、喜食辛辣刺激性食物，三个月前无明显诱因出现上腹疼痛、食欲下降、乏力、消瘦等症状，服用胃药无明显缓解。到医院就诊，经胃镜检查，诊断为早期胃癌。诊断结果对李先生犹如是晴天霹雳。李先生每日唉声叹气、愁眉不展、不愿意配合治疗，如何运用护理健康教育程序对李先生进行健康管理？

一、评估资料与分析

1. 学习需求评估　李先生对疾病诱发因素、治疗方法、预防保健有较强的学习欲望。

2. 学习能力评估　作为高中老师,李先生思路清晰、思维敏捷,学习能力很强,尤其喜欢对专项事务进行深入研究。

3. 心理适应度评估　癌症让李先生感到是不治之症,因而非常忧虑疾病的发展和预后。

4. 社会关系评估　家庭和谐美满、经济状况良好,有医疗保险。

5. 生理因素评估　有疼痛影响睡眠和休息;因食欲不振,导致消瘦、活动无力。

二、教育诊断

知识缺乏　与疾病发生、发展、治疗配合、预后知识缺乏有关。

三、学习目标

(1)病人能正确认识疾病,减轻恐惧、忧虑心理,积极配合治疗。

(2)了解胃癌治疗方案,掌握配合治疗的方法、各种疗法的副作用及应对措施。

(3)学会饮食管理原则,少食多餐,改善消瘦、乏力症状。

(4)掌握胃癌的并发症及预防方法,学会疼痛的自我管理与心理自疗方法。

(5)出院后继续保持良好心态、合理饮食、适度运动、劳逸结合、掌握科学的生活方式,坚持进行家庭康复和按时复诊。

四、教育计划制订

1. 确定教育诊断优先次序　心理问题、知识缺乏、疼痛等躯体不适、合理膳食、生活方式调整。

2. 教育内容　正确认识疾病,树立治疗信心;了解治疗方案、配合方法、副作用及应对方法;疾病的发生、发展、高危因素、预防方法;改变不良生活方式,如减轻压力、避免熬夜、不饮酒、尽量吃清淡的饮食和低脂肪食物、忌食辛辣食物等;适当锻炼;疼痛的自我管理与心理治疗方法。

3. 教育方法选择　采用计划性教育、随机性教育、因病施教、榜样教育、反馈－评估－补充或强化方法。

五、教育计划实施

1. 实施时间安排　护士利用治疗期间进行指导，在下午探视的时间与家属共同指导。
2. 实施准备　①地点：病房示教室或健康教育室。②教具：图版、宣传册、治疗成功案例。③指导内容：根据制订的教学内容分阶段进行。

六、教育评价

1. 目标的达成　病人正确认识疾病，对治疗方法有一定的了解，坚持健康的饮食和运动。
2. 评价方法　采用行为观察法、提问法、演示、指标测量等进行评价。
3. 教育效果　达到最终知识的接受、行为改变、态度建立，保持良好的心态，使病人基本能胜任自己的社会和家庭角色。

练 习 题

【简答题】

1. 恶性肿瘤病人的健康宣教包括哪些方面？
2. 恶性肿瘤病人如何进行家庭管理？
3. 恶性肿瘤的三级预防内容及措施是什么？
4. 如何制订与实施恶性肿瘤健康教育与健康促进计划？

【选择题】

1. 请问癌症普查的最佳对象是
   A. 一般人群
   B. 健康人群
   C. 具有可疑癌症症状的人群
   D. 高危险人群
   E. 中老年人群

2. 在预防恶性肿瘤的健康宣教中，社区护士介绍了肿瘤的预防方法，概念错误的是
   A. 肿瘤是可以预防的
   B. 一级预防的目的是防止恶性肿瘤发生
   C. 二级预防的目的是防止初发疾病进展
   D. 三级预防的目的是防止疾病恶化
   E. 早期发现、早期诊断、早期治疗属一级预防

3. 病人患肝癌晚期，癌痛一直折磨着他。为该病人止痛的原则是
   A. 止痛药会上瘾，能忍则忍

B. 为尽快发挥药效，最好的给药方法就是静脉注射

C. 疼痛严重时止痛药就应该加量

D. 疼痛即可用药，但病人不要自己擅自用药，要按医嘱给予止痛药

E. 为减轻病人痛苦，疼痛就可用强效止痛药

4. 肿瘤的早期信号包括

A. 异常肿块

B. 不规则阴道出血

C. 食道有异物感

D. 不明原因体重减轻

E. 以上都是

5. 肿瘤医院的护士小刘近期接受了一项宣传恶性肿瘤防治的教学任务，平时给住院病人进行健康教育她可是个不错的老师，现在她的任务增加了。请问医院的健康教育面向人群是

A. 对病人及家属进行健康教育

B. 对病人、家属及陪护人员进行健康教育

C. 对医务人员及社区人群进行健康教育

D. 对门诊、住院病人进行宣教

E. 对病人、家属、陪护人员、医务人员、社区人群进行健康教育

主 要 参 考 文 献

1. 包家明. 护理健康教育与健康促进. 杭州: 浙江大学出版社, 2008

2. 包家明, 霍杰. 护理健康教育学概论. 北京: 中国科学技术出版社, 2003

3. 包家明. 高血压的护理与康复. 北京: 人民卫生出版社, 2008

4. 包家明. 肿瘤病人的护理与康复. 北京: 人民卫生出版社, 2008

5. 何国平. 家庭护理与健康. 北京: 高等教育出版社, 2005

6. 何国平, 王秀华. 健康评估. 长沙: 中南大学出版社, 2011

7. 何国平, 喻坚. 实用护理学. 北京: 人民卫生出版社, 2002

8. 何国平, 赵秋利. 社区护理理论与实践. 北京: 人民卫生出版社, 2012

9. 黄津芳, 刘玉莹. 护理健康教育学. 第2版. 北京: 科学技术文献出版社, 2006

10. 吕姿之. 健康教育与健康促进. 第2版. 北京: 北京大学医学出版社, 2008

11. 黄敬亨, 刑育健. 健康教育学. 第5版. 上海: 复旦大学出版社, 2011

12. 杨廷忠, 郑建中. 健康教育理论与方法. 杭州: 浙江大学出版社, 2004

13. 马郑萍, 实用护理健康教育手册. 兰州: 甘肃民族出版社, 2010年

14. 刘天鹏. 健康管理师培训教材. 北京: 人民军医出版社, 2006

15. 施榕. 社区预防与保健. 北京: 人民卫生出版社, 2006

16. 常春. 健康教育与健康促进学习指导. 北京: 北京医科大学出版社, 2003

17. 赵禾欣. 社区人群保健. 北京: 中国协和医科大学出版社, 2006

18. 赵淑英. 健康教育与健康促进学. 北京: 世界图书出版公司, 2005

19. 姜乾金. 护理心理学. 杭州: 浙江大学出版社, 2006

20. 顾瑜琦, 刘克剑. 心理健康学. 北京: 北京科学技术出版社, 2004

21. 燕良轼. 大学生心理健康教程. 长沙: 中南大学出版社, 2007

22. 沈贵鹏. 心理教育活动论. 北京: 高等教育出版社, 2005

23. 盖凤武. 心理健康教育. 南京: 东南大学出版社, 2003

24. 杨玺. 防治高血压. 北京: 人民军医出版社, 2007

25. 中国高血压防治指南修订委员会. 中国高血压防治指南. 北京: 人民卫生出版社, 2006

26. 中华医学会糖尿病学分会糖尿病护理及教育学组. 中国糖尿病护理与教育指南 2009
   北京: 中华医学会糖尿病学分会

27. 葛均波, 徐永健. 内科学. 第8版. 北京: 人民卫生出版社, 2013

28. 王撬撬, 王东. 心理学——解读心灵的密码. 长春: 吉林大学出版社, 2009

29. Marion J. Nursing Outcomes Classification. St Louis: Mosby, 2000

30. Janice A. 护理健康促进. 王培玉, 译. 北京: 北京大学出版社, 2006